感染症非専門医・薬剤師のための

感染症
コンサルテーション

実症例から迫るアプローチ！

岸田 直樹
感染症コンサルタント

じほう

まえがき

　臨床感染症は近年大きく変化しています。今後もまだ10年，いや20年近くはさまざまな点で変化の連続と思いますが，それにキャッチアップできている医療従事者とそうでない人の差が現場ではとても大きくなってきている印象です。適切に教育を受けた専従の臨床感染症専門医が各病院に数名以上常駐して臨床感染症のコンサルテーションに対応するというのが理想なのかもしれませんが，そのような時代はまだまだ先かもしれません。なぜなら，日本はこれから世界に類を見ない未曾有の少子高齢化社会を迎えます。人口が全体的に減少ではなく少子高齢化です。つまり，感染症専門医にかかわらず，医療従事者にかかわらず，すべてにおいて人が足りなくなることが予想されています。よって，これから日本が迎える未曾有の少子高齢化社会においては新しい職種が爆発的に増えるという状況はなかなか難しいのが現状なのですが，抗菌薬適正使用は急務の問題です。

　そんななか，臨床感染症はすでに感染症非専門医（特に総合診療医の先生方）が院内で信頼されコンサルテーションを受け，素晴らしいマネジメントをされていたりします。また最近では，Infection Control Nurse（ICN）の活躍により，Infection Control Doctor（ICD）の役割が変化してきていて，ICDにこのような臨床感染症の相談が来て対応していただいています。相談する医師が少ない医療機関では，ICNが対応しているところも正直あります。さらに臨床薬剤師が病棟で活躍するようになり，病棟薬剤師さんにも抗菌薬に関する相談が来ています。意外に聞くのは，細菌検査室からの培養結果の報告時に細菌検査技師さんに「抗菌薬どうしたらいいの？」と聞いてくる場合も少なくないようです。このように，臨床感染症はすでに多くの感染症非専門医（特に総合診療医），メディカルスタッフのご活躍により支えられており，これ

からもよりいっそうその傾向は強くなると感じます．しかし，実際の現場で対応していただいている感染症のコンサルテーションはまだまだ変化し続けている日本の臨床感染症の現状においては，さまざまな意味で難しいものも多く，そのような困った症例の相談がよく自分のところにも来ます．

　そこで，この領域においては特に臨床薬剤師さんに臨床感染症のサポートをしていただくことが，その専門性も活かして活躍でき重要と考え，じほうの雑誌『月刊薬事』での連載が開始されました．多くの薬剤師さんが活躍していただくことが目的だったのですが，意外にも総合診療医や研修医など感染症非専門医の先生方からもご好評で，実際の症例やコンサルテーションへの対応にとても役立つとのお言葉をいただきました．感染症はチーム医療で，欧米のようにできれば明確な役割分担といきたいところですが，どの職種も人材不足で，かつ未曾有の少子高齢化を迎える日本の現状からは難しいかもしれません．しかし，このまま日本はできないとあきらめるのもどうかと思います．何より耐性菌が増加している現状への対応は急務と考えます．日本型の感染症チーム医療としてこのような職種をまたいだ臨床感染症コンサルテーションへの対応は，日本が医療界においてこの未曾有の少子高齢化社会を軟着陸する世界に誇れるハイコンテクストなチーム医療，そして，日本ならではのAntimicrobial Stewardshipではないかと感じています．ぜひ，感染症非専門医，メディカルスタッフの方のお力を臨床感染症のマネジメントにお貸しいただけたら幸いです．

　PK-PDに基づいた抗菌薬の投与法についてだけでなく，適切な培養提出とその解釈，そして適切な治療期間への知識とそこへのサポートを，感染症に興味を抱いていただいた皆さんにもお願いできればと考えます．特に感染症は，医師だけではなく看護師・薬剤師・細菌検査技師でのチーム医療が重要な代表的分野と思います．医師がいなくとも嘆かずに，薬剤師・看護師・細菌検査技師でチームをつくり，このチームで手分けして介入することでもかなりのアプローチが可能と感じます（いや，むしろ医師からアプローチするよりも何倍も良かったりすることも

あると感じます）。

　本書では，感染症チーム医療の一員として，感染症診療をサポートするために皆さんに知っておいてほしい知識などを実際の症例をもとに提示します。特に，「具体的な診断名が下されているなかでの適切な抗菌薬の選択・量・投与間隔・投与期間へのサポート」では薬剤師さんの存在はとても大きいと感じます。またチーム医療では，適切な知識をもっていても，それを伝えるコミュニケーションスキルが重要になります。そのような伝達方法についても可能なかぎり提示し，明日から使える実践的な内容を提供できればと考えています。

2014年5月

岸田　直樹

本書の使い方

本書に収められているケース1〜19は，それぞれ3つのパートから構成されています。①から読んでいただくことが基本ですが，興味のある方は②や③から読んでいただいても構いません。

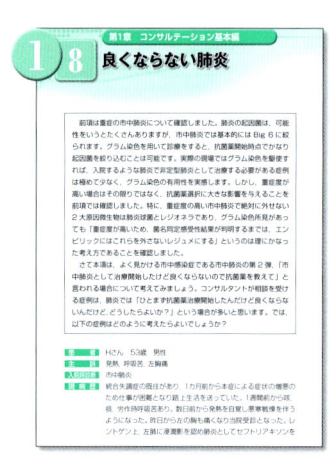

冒頭の症例に対して，①治療の考え方，②患者情報・病歴・身体所見の評価，③検査結果の解釈，④薬の選び方，⑤経過観察の見極めという5つのStepで解説が展開されます。コンサルテーションのコツも随所に散りばめられています。

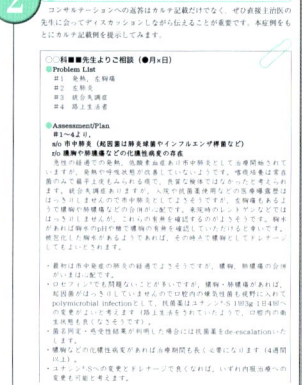

コンサルテーションの基本となるカルテ記載。症例の評価や治療の提案など，主治医に受け入れられるカルテの記載例が具体的に示されます。

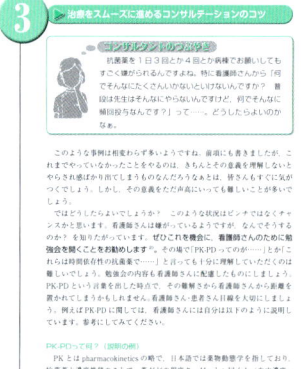

コンサルタントとして避けたいのが主治医とのConflict。治療を円滑に進めるためのコミュニケーションのポイントや，感染症診療のヒントが解説されます。

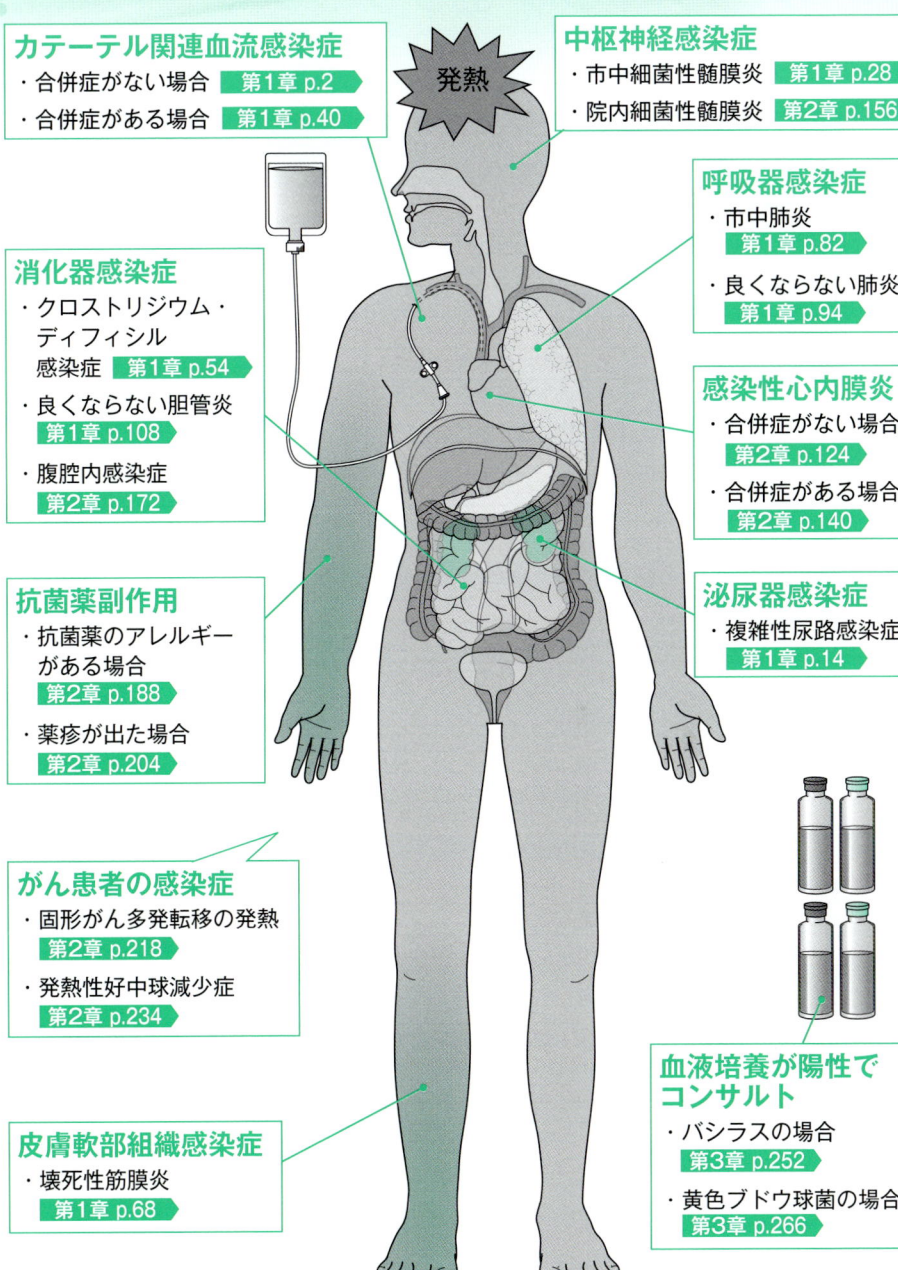

治療の指標となるパラメータチェックリスト

指標となるパラメータ	改善の指標	注意事項
呼吸器感染症　肺炎の場合		
酸素飽和度（SpO$_2$）	正常化（上昇）	グラム染色は改善の順番は菌の消失→白血球数の減少の順である。高齢者の場合，治療開始後数日は補液によりむしろ痰の量が増えることがある。咳は良くなっていても1カ月程度持続しうる。浸潤影は治療開始後数日はむしろ悪化するし，完全消失までは1カ月程度かかるため改善の指標には向かないことが多い。
呼吸数	正常化	
呼吸苦	改善	
呼吸音	crackleの消失	
喀痰のグラム染色	菌の消失，白血球数の減少	
喀痰の量・色調	量の低下，黄色から透明へ	
血液ガス分析	正常化	
咳	回数の減少	
胸部レントゲン	浸潤影の縮小	
膿胸や肺膿瘍も改善の指標は原則肺炎に準じる。胸痛があればその改善をみる。肺膿瘍では画像での膿瘍の消失が重要である。		
泌尿器感染症　腎盂腎炎の場合		
背部痛	消失	グラム染色は改善の順番は菌の消失→白血球数の減少の順である。発熱は2～3日程度続くことが多い。膀胱炎症状はないことが多いが，あれば指標となる。
CVA叩打痛	消失	
尿のグラム染色	菌の消失，白血球数の減少	
膀胱炎症状（頻尿，排尿時痛，残尿感）	消失	
腎膿瘍も改善の指標は原則腎盂腎炎に準じる。腎膿瘍では画像での膿瘍の消失が重要である。腎盂腎炎で特徴的な腎の楔状のlow density areaや腎周囲の毛羽立ち（dirty fat sign）はあっても治療の指標としてフォローは不要である。		
消化器感染症　腹膜炎の場合		
腹痛	消失	腹痛の改善は，程度だけではなく，その広がり（範囲）も丁寧に確認しその縮小が改善の指標となる。
便通異常（下痢・便秘）	改善	
食事量	開始しても腹部症状なし	
圧痛（percussion tenderness含む）	消失	
胆道系，虫垂炎，憩室炎なども腹膜炎の指標に準じる。肝膿瘍・腹腔内膿瘍があればその画像上の消失が重要な指標となる（腹水も伴えばその消失も有用である）。腹部単純レントゲンは改善の指標としては役に立たないことが多い。		

指標となるパラメータ	改善の指標	注意事項
中枢神経感染症　髄膜炎の場合		
意識状態（JCS, GCS）	スコアの改善	局所神経所見が新しく出た場合は程度が軽くてもすべて悪化と考える。特に第8脳神経症状（難聴）の有無には注意する。髄液所見は他の指標が改善していれば繰り返し提出する必要はない。
頭痛	消失	
項部硬直	改善	
Neck Flexion Test	改善	
局所神経所見（麻痺など）	改善	
痙攣	消失	
髄液所見	菌の消失，細胞減少，蛋白低下，糖上昇	
脳膿瘍・脳炎なども髄膜炎に準じる。脳膿瘍は画像での膿瘍の縮小・消失が重要となる。		
皮膚軟部組織感染症　蜂窩織炎の場合		
疼痛	消失	炎症の4徴（発赤，熱感，腫脹，疼痛）に注目する。広がりはマーカーを使うとよい。
発赤	縮小・改善	
熱感	消失	
腫脹	消失	
排膿・滲出液	量の減少	
壊死性筋膜炎や表層の手術部位感染症もこれに準じる。壊死性筋膜炎では肉眼所見だけでなく画像でのドレナージ不良部位の確認も重要となる。		
循環器感染症　感染性心内膜炎の場合		
血液培養	陰性化	心内膜炎では改善の指標となる症状・所見が少ない。むしろ悪化のサインを見逃さないことが重要となる。フォローの血液培養でも陰性化しない場合には心筋内膿瘍や弁周囲膿瘍，転移性病巣などを積極的に確認する。
新規転移性病巣	出現しない	
心不全徴候	出現しない	
心雑音	増悪など変化しない	
感染性大動脈瘤，人工血管感染やペースメーカーリード感染もこれに準じる。		

目 次

まえがき　iii
治療の指標となるパラメータチェックリスト　viii

第1章　コンサルテーション基本編

1. カテーテル関連血流感染症① 合併症がない場合　2
2. 複雑性尿路感染症　14
3. 市中細菌性髄膜炎　28
4. カテーテル関連血流感染症② 合併症がある場合　40
5. 院内下痢症（クロストリジウム・ディフィシル感染症）　54
6. 皮膚軟部組織感染症　68
7. 市中肺炎　82
8. 良くならない肺炎　94
9. 良くならない胆管炎　108

第2章　コンサルテーション応用編

10. 感染性心内膜炎① 合併症がない場合　124
11. 感染性心内膜炎② 合併症がある場合　140
12. 院内細菌性髄膜炎　156
13. 腹腔内感染症（二次性腹膜炎）　172
14. 抗菌薬による副作用がある患者への対応①　188
15. 抗菌薬による副作用がある患者への対応②　204
16. がん患者の感染症① 固形がんで多発転移がある患者の発熱へのアプローチ　218
17. がん患者の感染症② 発熱性好中球減少症へのアプローチ　234

第3章　コンサルテーション血液培養編

- 18 「血液培養からこんな菌が生えてきたんだけど…」という相談①
  バシラスの場合　　　　　　　　　　　　　　　　　252
- 19 「血液培養からこんな菌が生えてきたんだけど…」という相談②
  黄色ブドウ球菌の場合　　　　　　　　　　　　　　266

付　録

主な抗菌薬・抗真菌薬の用量と使い方一覧　　　　　　282

索　引　　　　　　　　　　　　　　　　　　　　　　302

第 1 章
コンサルテーション基本編

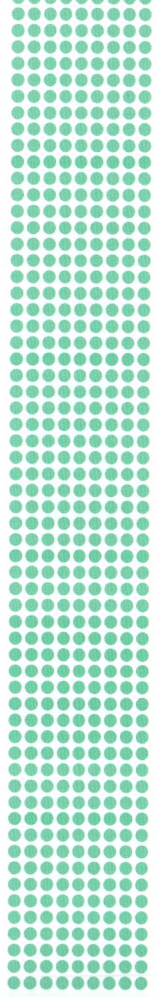

第1章 コンサルテーション基本編

1 カテーテル関連血流感染症
① 合併症がない場合

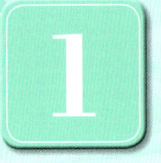

患　　者	Aさん　68歳　女性
主　　訴	発熱
入院時診断	術後麻痺性イレウス
現 病 歴	胃がん術後イレウスで入院中の患者。イレウスのコントロールに難渋し，中心静脈栄養を開始後7日目に悪寒戦慄を伴う39℃の発熱あり。尿検査を施行したところ膿尿・細菌尿を軽度認め，尿培養および血液培養（カテーテルと末梢より採取）を提出した。全身状態も良かったため，イレウスに伴う一過性のbacterial translocationの疑いとして経過を診られていた。翌日も発熱以外に症状を認めず，血液培養2セット中2セットからブドウ球菌様のグラム陽性球菌が検出された。末梢血培養よりカテーテル血培養のほうが2時間以上早く陽性となったという連絡を細菌検査室より受けたため，主治医より「カテーテル感染でよさそうかな。抗菌薬どうしたらよいかな」と相談があった。
既 往 歴	5年前に胃がん手術。その後イレウス4回あり
内 服 薬	なし
アレルギー	薬・食べ物なし
社 会 歴	飲酒：なし，喫煙：なし
家 族 歴	父親が胃がんで他界
身体所見	身長160cm，体重50kg
全身状態	良好
意　　識	清明
バイタル	血圧114/60mmHg，脈拍86回/分，体温39.2℃ 呼吸数18回/分，SpO_2 98%（室内気）
頭 頸 部	結膜貧血・黄疸なし，副鼻腔圧痛なし，咽頭発赤なし，頸部リンパ節触知せず
胸　　部	呼吸音：清，心音：整，心雑音なし，右鎖骨下の中心静脈（CV）カテーテル刺入部の発赤・熱感・腫脹・疼痛なし
腹　　部	腸蠕動音低下，腹部平坦軟・圧痛なし

1. カテーテル関連血流感染症① 合併症がない場合

背　　部　　脊柱叩打痛なし，肋骨脊柱角（CVA）叩打痛なし

☑ **血液検査**

WBC	3,840/μL (Neut 82.86%, Eos 1.3%, Lympho 10.7%, Mono 4.9%)	Ht	33.6%	Na	137mEq/L
		PLT	18.0×10⁴/μL	K	4.0mEq/L
		AST	22U/L	Cl	102mEq/L
		ALT	23U/L	BUN	12.4mg/dL
		LDH	178U/L	Cre	0.55mg/dL
Hb	11.1g/dL	γGTP	50U/L	CRP	5.68mg/dL

☑ **尿検査**

潜血	（−）	WBC	10〜20/HPF	RBC	1〜5/HPF
蛋白	（−）				

Step 1 はじめに，この症例をどうとらえる？

　診断基準についてはこの後述べますが，本症例は上記結果からカテーテル関連血流感染症（catheter-related bloodstream infection：CRBSI）が確定です。国内の現場だと，カテーテルを抜いて解熱すればCRBSIというマネジメントが多いかもしれません。しかし，その診断方法の違いという問題以前に，熱が出たということで抜くことができるカテーテルであったのであれば，もっと早期に抜くタイミングがあったのかもしれません。一方で，CRBSIが疑われたので抜いたけれども，その後の経過でCRBSIではなかったということは避けたいところです。**実際，CRBSIが疑われて抜いたカテーテルの70%ではその必要がなかった（カテーテルは無菌だった）というデータもあります**[1]。特に点滴を取りにくい患者では，カテーテル感染が黒か白かは重要な問題になります。

　血流感染症というその名のとおり，CRBSIの診断では血液培養陽性が必須です。問題は，陽性だった場合にその菌血症がはたしてカテーテル由来かどうかですが，そこにIDSA（The Infectious Diseases Society of America）によるCRBSIの診断基準[2]が参考になります。表1に示す診断基準のうち，a）は悪くはないのですが，カテーテルを抜いてしまっています。そこで，カテーテルを抜く代わりに，カテーテル血培養のほうが末梢血培養より菌がたくさんいることを示すことができるとよいと考えます。残念ながらc）d）

表1 CRBSIの診断基準

以下のいずれかが陽性でCRBSIと診断
a）末梢血培養と，抜去したカテーテル先端培養において，同一菌が検出される
b）カテーテル血の培養が末梢血の培養よりも2時間以上早く陽性化する
c）2つのカテーテルルーメンから血液を定量培養し，コロニー数に3倍以上の差がある
d）カテーテル血と末梢血の定量培養の結果，カテーテル血のコロニー数が3倍以上多い

国内で定量培養を行っている施設は限られており，c），d）による診断は困難。
〔Mermel LA, et al：Clin Infect Dis, 49：1-45, 2009より〕

にある血液培養の定量培養（コロニー数など）は多くの細菌検査室でできないため，一般にはb）のカテーテル血培養のほうが末梢血培養よりも2時間以上早く陽性になるという方法を使っています。これを differential time to positivity とよび，2時間をカットオフにすると感度85％（95％ CI 78〜92％），特異度91％（95％ CI 86〜96％）というデータがあり[3]．臨床的にも使える印象です。

ところが実際には，CRBSIが疑われているのに血液培養すらとられていないという現状も多いと思います。その場合は，ひとまずどなりつけたりせずに次回からの血液培養2セットの提出をお願いしてください。

Step 2 患者情報・病歴・身体所見で気になることは？

本症例で，本当にCRBSIのみを考えていればよいのかどうかが重要です。differential time to positivity で診断できても，実際にはほかに感染巣があって，そこからの菌血症の波及でカテーテルに菌がついてしまいCRBSIとなることもあります。その場合は抗菌薬の選択や治療期間も違ってきますので注意が必要です。CRBSIを疑う際に重要な患者情報としては，どこかに症状があるということではなく，急な発熱・悪寒戦慄程度しか症状がない場合が多いということです。CRBSIを起こす人は何らかの原疾患を治療していることが多いのですが，カルテ上ではそちらが落ち着いてきている所見がみられることが多いので確認してください。CRBSIを疑う所見としては，カテーテル刺入部の炎症所見（発赤・熱感・腫脹・疼痛）があると思いがちですが，これらを認めるのはCRBSI全体の3％程度とされています。

1. カテーテル関連血流感染症① 合併症がない場合

ADVICE

本症例では，やはりカテーテル刺入部の局所の炎症所見は認めませんでした。カルテ上でも，イレウスのコントロールに関しては，中心静脈栄養として腸管を安静にしていたので，むしろ腹部所見は良好とのことでした。原疾患の状態に関しては，改善してきているのか悪化してきているのか，その判断が難しい場合にはそれを直接主治医の先生に聞くのがよいと思います。

Step 3 血液・細菌検査結果をどう読む？

本症例は，相談を受けた時点では菌名同定・感受性結果は出ていませんが，血液培養のグラム染色では，グラム陽性球菌でブドウ球菌様という情報が入っています。ブドウ球菌様といわれた場合には，黄色ブドウ球菌か，表皮ブドウ球菌などのコアグラーゼ陰性ブドウ球菌（Coagulase-negative staphylococci；CNS）かのどちらかとなります。血液培養1セットのみの陽性であれば，特にCNSの場合コンタミネーション（汚染菌）の可能性がありますが，本症例は2セットとも陽性であるため，コンタミネーションではなく起因菌としての対応が必要となります。CRBSIでは血液検査でこれといった特徴はなく，軽度のWBC上昇，CRP上昇程度のことが多いでしょう。院内血流感染症の起因菌の頻度順は表2のようになっています[4]。抗菌薬選択の際に参考になります。

表2 院内血流感染症の起因菌の頻度

病原体	%
CNS	31.3
黄色ブドウ球菌	20.2
腸球菌	9.3
カンジダ	9.0
グラム陰性桿菌 ・大腸菌 ・クレブシエラ ・緑膿菌 ・エンテロバクター ・セラチア ・アシネトバクター	 5.6 4.8 4.3 3.9 1.7 1.3

〔Wisplinghoff H, et al：Clin Infect Dis, 39：309-317, 2004より〕

Step 4 さて，これまでを踏まえて薬は何を選ぶ？

1. 抗菌薬療法

　抗菌薬の選択は，感染臓器および微生物の推定なくして決定されません。これは感染症非専門医，薬剤師さんの皆さんとて同じことです。「自分は感染症専門医ではないので，病名さえ言ってくれたらわかるのに……」というスタンスはここではあてはまらないでしょう。本症例は，感染部位はカテーテルで，微生物は黄色ブドウ球菌かCNSとなりますが，現時点では黄色ブドウ球菌のうちMSSA（メチシリン感受性黄色ブドウ球菌）かMRSA（メチシリン耐性黄色ブドウ球菌）かはわかりません。よって，この時点ではバンコマイシンをお勧めしましょう。しかし，推奨する抗菌薬は，このような培養結果の①途中経過判明前，②途中経過判明中，③最終結果判明後の3つで違ってきます（表3～5）。

2. 抗菌薬療法以外に大切なこと

　皆さんは抗菌薬についてのみ返答ができれば，それでよいでしょうか？薬剤師ならよいでしょうか？　海外の薬剤師さんはどうかわかりませんが，ぜひJapan-orientedな病院薬剤師さんはそのようにならないでほしいものです。抗菌薬療法は，感染症治療の一つに過ぎません。抗菌薬療法をスムーズに進めるためにも，抗菌薬療法以外にも注目してください。特にCRBSIにおいて決められている治療期間は，「カテーテルを抜去している」ことが大前提です。ここは主治医への情報伝達に若干のスキルが必要になりますが，CRBSIが確定であれば，カテーテルの抜去を言葉を選んでお願いしてください（後述）。

> **ADVICE**
>
> 　本症例では，全身状態が良くバンコマイシンのみ推奨としました。適切な相談相手がいなく，例えば薬剤師さんのみで判断する場合は，状態が良くないなど少しでもマイナスの情報があるならば，血液培養・カテーテル先端培養の最終結果が出るまでは（国内の血液培養検査の多くは7日間培養），表3に示した抗菌薬の併用が現実的です。抗菌薬開始前にとられた培養の場合には，培養陰性であれば抗菌薬を中止してもよいでしょう。

1. カテーテル関連血流感染症① 合併症がない場合

表3　CRBSIが疑われ，培養の途中経過判明前

薬剤名	投与量（1回）	投与間隔
A. 全身状態が落ち着いている場合 バンコマイシン（バンコマイシン®）	15〜20mg/kg （実際の体重）	12時間ごと静注
B. 全身状態が悪い場合（ショックなど） Aに加えてセフェピム（マキシピーム®）	1g	8時間ごと静注
C. カンジダのリスクが高い場合 Bに加えてミカファンギン（ファンガード®）	100mg	24時間ごと静注

カンジダのリスクとは，広域抗菌薬を長期使用中，血液腫瘍患者，骨髄・固形臓器移植後の患者，鼠径部にCVカテーテル留置，複数カ所のカンジダのコロナイゼーションが確認されている場合を指す。

表4　CRBSI確定で，培養の途中経過判明中

薬剤名	投与量（1回）	投与間隔
A. グラム陽性球菌でブドウ球菌様の場合 バンコマイシン（バンコマイシン®）	15〜20mg/kg （実際の体重）	12時間ごと静注
B. グラム陰性桿菌の場合 セフェピム（マキシピーム®）	1g	8時間ごと静注
C. 酵母様真菌の場合 ミカファンギン（ファンガード®）	100mg	24時間ごと静注

・グラム陽性球菌で連鎖球菌もしくは腸球菌様の場合もAに準ずる。
・グラム陰性桿菌で腸内細菌が疑われるといった情報がある場合も，この時点ではBの抗緑膿菌作用のある抗菌薬選択が望ましい。セラチアやエンテロバクターなど耐性の強いグラム陰性桿菌も腸内細菌科であり，この時点ではグラム染色の限界もあり大腸菌などとの区別は難しい。
・全身状態が悪ければ，表3の途中経過判明前に準ずるのがよい（AもしくはBのみではなく，場合によってはCも選択）。時間が経ってからさらに培養陽性となることもある（特にカンジダの場合）。

表5　CRBSI確定で，起因菌判明後（感受性結果に応じて狭域の抗菌薬に変更する）

薬剤名	投与量（1回）	投与間隔
CNS，MRSAの場合 バンコマイシン（バンコマイシン®）	15〜20mg/kg （実際の体重）	8〜12時間ごと静注
MSSAの場合 セファゾリン（セファメジン®α）	2g	8時間ごと静注
腸球菌，グラム陰性桿菌の場合 感受性結果に応じて決定する		
カンジダの場合 ミカファンギン（ファンガード®） ※カンジダの感受性が確認できた場合は，フルコナゾール（ジフルカン®）1回400mg 24時間ごと静注の使用も可能	100mg	24時間ごと静注

Step 5 経過観察の見極めどころは？

　CRBSIでは，カテーテルを抜去して経過が良好な場合を前提として，明確な治療期間があります。経過が良好かどうかを判断する一つの指標としては「抗菌薬投与後72時間以内の解熱」があります。その場合には表6の治療期間をお勧めしてください。**注意事項として，カンジダが血液培養から陽性となった場合は，眼の症状がなくても真菌性眼内炎の検索のため全例眼科受診をお勧めしてください。**眼内炎がある場合は，治療期間の問題に加えて，ミカファンギンは眼球移行が悪いため，フルコナゾールもしくはアムホテリシンBへの変更が必要になります。また，カンジダの治療期間は，血液培養の陰性化を確認し，その陰性となった血液培養を提出した日から2週間となっています。したがって，血液培養の陰性化を確認せずに治療期間を提示することはできません。

　本症例は最終的に菌名がCNSとなり，7日間のバンコマイシン投与で終了となりました。

表6　CRBSIに対する治療期間

- **CNS**：5〜7日間
- **黄色ブドウ球菌**：14日間
- **グラム陰性桿菌**：10〜14日間
- **カンジダ**：最後の血液培養陰性の検体を提出した日から14日間

カテーテルが抜去され，経過が良好であることが前提となる。

カルテへの実践的記載例！

　コンサルテーションへの返答はカルテ記載だけでなく，ぜひ直接主治医の先生に会ってディスカッションしながら伝えることが重要です。手術で忙しい外科の先生の場合には，そのタイミングなどにも注意しましょう。本症例をもとにカルテ記載例を提示してみます。

○○科■■先生よりご相談（●月×日）
●**Problem List**
　#1　悪寒戦慄を伴う発熱
　#2　血液培養2セットよりグラム陽性球菌陽性
　　　——ブドウ球菌様
　　　——カテーテル血培養のほうが末梢血培養より2時間以上早く陽性

#3　胃がん術後
#4　繰り返すイレウス

● **Assessment/Plan**
#1, 2よりカテーテル関連血流感染症
　ご提出いただいた血液培養2セットからブドウ球菌様のグラム陽性球菌が陽性となっています。カテーテル血培養のほうが2時間以上早く陽性となっている点や，現在イレウスは安定しているようで，ほかに疑われる感染巣がはっきりしないとのことですので，カテーテル関連血流感染症と考えます。ブドウ球菌様のグラム陽性球菌が陽性となっており，MSSA/MRSAもしくはコアグラーゼ陰性ブドウ球菌（CNS）をターゲットとした治療が必要です。現時点では菌名同定・感受性の最終結果には至っておりませんので，バンコマイシン®の開始をお勧めします。

- 抗菌薬はバンコマイシン®1回750mg 1日2回（12時間ごと）の開始をお勧めします。
- TDM（薬物血中モニタリング）のため，5ドーズ目の投与直前にトラフの採血が必要になります。しかし，明日以降，菌名がMSSAと判明すれば不要になり，セファメジン®α 1回2g 8時間ごとへの変更となります。
- バンコマイシン®の目標トラフは15〜20μg/mLです。
- カテーテル関連血流感染症は確定ですので，カテーテルの抜去をお願いいたします。
- カテーテルを抜去していただき，72時間以内に解熱するなど経過が良好であれば，治療期間はMSSA/MRSAならば2週間，CNSであれば5〜7日間となります。

　引き続きフォローさせていただきます。病棟での抗菌薬投与のタイミングなどに関して不都合がございましたら，遠慮せず●●にご連絡ください。

　正直，びっくりするくらい丁寧なカルテ記載に見えるかもしれませんが，感染症が専門の医師ではない皆さんだからこのようにしたほうがよいというのではなく，感染症専門医である自分自身も普段からこのように記載しています。カルテは多くの医療従事者（多職種）が見ることのできる，ある意味で「公共の場」ですので，できるだけわかりにくい略語は避け，平易な文体で書くことが大切です。コンサルトしていただいた先生のマネジメントを非難するなんてもってのほかです。また抗菌薬投与のタイミングに関しては，まずは早めに1回目を投与することは重要ですが，その後の投与に関しては病棟の事情にも配慮できるようになりましょう。例えば，本症例で1回目の投与が16時になった場合は，「2回目は午前4時でないといけない！」とは

せずに，病棟の状況も踏まえて徐々に数時間ずつずらしたり，TDM 測定を早めてその値によって調整したりするなどの配慮が大切であり，それは薬剤師さんはむしろ得意とする手法だと思います．特に，βラクタム系は頻回の投与が重要ですので，もともと少なめの設定となっていることが多い国内の投与量程度であれば，投与間隔が狭まるのはむしろ良いことかもしれません．

▶ 治療をスムーズに進めるコンサルテーションのコツ

　感染症医の重要な役割の一つがコンサルテーションです．他科の医師が難渋している症例について相談を受け，一緒になって治療を考えていくのですが，ここで欠かせないのがコミュニケーションスキルです．「お互い医師なんだからうまくやれるでしょう」なんて思われた薬剤師の方，決してそんなことはありません！　主治医の方針や気持ちに十分配慮しながら関わっていかないと，医師同士でも関係がこじれてしまうことが多いのです．

　主治医をはじめとした病棟スタッフといかにうまく連携して治療を進めていくか——これって実は，薬剤師だけでなくどの職種にもあてはまる課題ではないでしょうか．そこで，感染症医からみた，病棟での振る舞い方，主治医とのコミュニケーションのヒントをご紹介します．

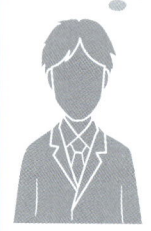

コンサルタントのつぶやき

　こないだ，うちの病棟にカテーテル感染の疑いが濃厚な患者さんがいたんですよ．抗菌薬を使っても全然熱が下がらなくて，主治医から相談を受けたので本で調べたら「カテーテルの抜去が必要」と．主治医に「カテーテルを抜去しないと良くなりません」と言ったんだけど，いろいろ理由をつけられて結局抜かずじまい．あげくに何だか機嫌を損ねたようで，せっかく伝えたのに，もうあの先生とは関わりたくないな……．

　正しいマネジメントの方法を知ることは重要ですが，「それをどのように伝えるか？」ということは，それとはまた別のスキルであると日々感じています．このような事例をときどき見かけますが，どのようにしたらよいで

1. カテーテル関連血流感染症① 合併症がない場合

しょうか？　まず一つは，本当にCRBSIなのでしょうか？　「疑い」であれば，最初に述べたとおりCRBSIではないかもしれず，「抜きなさい！」というのは失礼な話ではあります。もし確定していなければ，再度適切な血液培養の提出をお願いしましょう。CRBSIの診断基準を満たすのであれば，カテーテルが感染源である理由を丁寧に説明し，なぜ抜去しないといけないか（人工物感染はバイオフィルムを形成していて抗菌薬を届きにくくしている点や，治療期間設定の問題点など）を丁寧に説明しましょう。

　しかし，こうした説明は，正しいことを言ってはいるのですが，何か配慮に欠けてはいないでしょうか？　CRBSIが確定の場合でも，主治医が抜きたがらない理由がそこにはあるはずです。ただ「抜きなさい」ではなく，なぜに抜けないか，その事情を確認することが重要です。敗血症性ショックでノルアドレナリンがつながっているのであれば抜けないでしょう。その場合はひとまず交換でもしたほうがよいかもしれません。また，どうしても末梢ルートを取りにくい患者さんなのかもしれません。その場合はいったん抜去していただいて，ベストではありませんが血液培養の陰性化を確認して再挿入してもらうという方法もあります。仮に抜けない理由が見当たらなくても，「抜去しないと治療できません！」などと言ってはいけません。いまは抜去しないという選択肢を選んだとしても，「今後解熱しないなどがあれば，ぜひそのときは抜きましょうね」と未来の約束をするとうまくいくことが多いでしょう[5]。その他，皆さんでうまく対応できた方法などあったら，ぜひ共有することが大切ですね。

今回のおさらい！

- CRBSIで使える診断基準は「カテーテル血培養が末梢血培養より2時間以上早く陽性化」。適切な診断のためにも，次回以降の血液培養2セットの提出を皆さんから提案する。
- CRBSI特有の目立った症状は発熱や悪寒戦慄程度。カテーテル刺入部の炎症はCRBSIを疑う所見だが，CRBSIの3％程度にしか認められないとされている。
- 院内血流感染症の起因菌は，CNSと黄色ブドウ球菌で約半数を占める。

- CRBSIが疑われる段階での第一選択はバンコマイシン。全身状態やカンジダのリスクに応じてセフェピムやミカファンギンを追加する。
- CRBSIの治療期間は起因菌ごとに決められており、コンサルタントとしてきちんと提示する。ただし、この期間はカテーテル抜去が前提になっていることに注意。

- - -

【引用文献】
1) Mermel LA, et al : Guidelines for the management of intravascular catheter-related infections. Clin Infect Dis, 32 : 1249-1272, 2001
2) Mermel LA, et al : Clinical practice guidelines for the diagnosis and management of intravascular catheter-related infection: 2009 Update by the Infectious Diseases Society of America. Clin Infect Dis, 49 : 1-45, 2009
3) Safdar N, et al : Meta-analysis: methods for diagnosing intravascular device-related bloodstream infection. Ann Intern Med, 142 : 451-466, 2005
4) Wisplinghoff H, et al : Nosocomial bloodstream infections in US hospitals: analysis of 24,179 cases from a prospective nationwide surveillance study. Clin Infect Dis, 39 : 309-317, 2004
5) 大曲貴夫, 具 芳明, 岸田直樹, 他:「感染症かどうかわからない」場合. 感染症チーム医療のアプローチ；解決力・交渉力を磨く, 南江堂, pp146-153, 2009

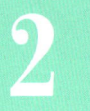

第1章 コンサルテーション基本編

複雑性尿路感染症

　前項では、カテーテル関連血流感染症へのアプローチを解説しました。カテーテル関連血流感染症はどの科でも遭遇しうる感染症ですので、抗菌薬の投与量、投与間隔に加え、投与期間などのサポートをよろしくお願いします。

　本項も、どの科でも遭遇しうる感染症の一つである複雑性尿路感染症へのアプローチに関して考えてみたいと思います。

患　　者	Bさん　78歳　女性
主　　訴	発熱
入院時診断	尿路感染症
現 病 歴	高血圧・脂質異常症・糖尿病・脳梗塞後遺症で左麻痺がある。神経因性膀胱があり、尿バルーンを留置した状態で自宅で診られていた。尿バルーンは1カ月に1回交換することになっている。認知症もあり、コミュニケーションが困難。数日前から尿の混濁と尿量の減少を認めていた。昨夕に悪寒戦慄を伴う発熱あり。本日も38℃の発熱を認め、嘔吐も認めたため受診した。嘔吐もあり胃腸炎の疑いとなっていたが、尿検査で膿尿・細菌尿も認めたため、主治医から「尿路感染症かなぁと思うので入院してもらおうと思うんだけど、抗菌薬どうしたらよいかな」と相談があった。
既 往 歴	10年前に高血圧・脂質異常症指摘 5年前に脳梗塞を認め、そのときに糖尿病が指摘された
内 服 薬	ノルバスク®錠5mg 1錠/分1、リピトール®錠10mg 1錠/分1、メトグルコ®錠250mg 3錠/分3、 バイアスピリン®錠100mg 1錠/分1
アレルギー	薬・食べ物なし
社 会 歴	飲酒：なし、喫煙：なし
家 族 歴	父親が心筋梗塞で他界
身体所見	身長152cm、体重52kg

2. 複雑性尿路感染症

全身状態	ぐったり
意識	ややぼーっとしている
バイタル	血圧92/50mmHg, 脈拍118回/分, 体温39.0℃, 呼吸数24回/分, SpO$_2$ 95%（室内気）
頭頸部	結膜貧血・黄疸なし, 副鼻腔圧痛なし, 咽頭発赤なし, 頸部リンパ節触知せず
胸部	呼吸音：清, 心音：整, 収縮期駆出性雑音が胸骨左縁第2肋間で （+）放散なし
腹部	腸蠕動音正常, 腹部平坦軟・圧痛なし
背部	脊柱叩打痛なし, 肋骨脊柱角（CVA）叩打痛なし

☑ 血液検査

WBC	17,200/μL (Stab 16%, Seg 65%, Eos 1%, Lympho 15%, Mono 3%)	Ht	31.2%	Na	132mEq/L
		PLT	10.1×10^4/μL	K	4.2mEq/L
		AST	42U/L	Cl	102mEq/L
		ALT	40U/L	BUN	26.4mg/dL
		LDH	182U/L	Cre	1.55mg/dL
Hb	10.1g/dL	γGTP	48U/L	CRP	12.6mg/dL

☑ 尿検査

潜血	(+)	WBC	30〜49/HPF	細菌	(+)
蛋白	(+)	RBC	10〜19/HPF		

☑ 尿グラム染色

WBC	(+++)	グラム陰性桿菌	(+++)	グラム陽性球菌	(−)

Step 1 はじめに，この症例をどうとらえる？

　本症例は長期臥床の高齢者で，尿バルーン留置中に起こった悪寒戦慄を伴う発熱です。尿の混濁も認め，尿検査では膿尿・細菌尿を認めており，尿路感染症として一見矛盾しないようにみえます。しかし，尿路感染症はその診断がとても難しい，除外診断が原則となる疾患であることを知っておくのがまずは重要です。感染症非専門医，薬剤師としては主治医が下した尿路感染症という診断名に対して適切に対処できることがまずは重要ですので，そこ

を中心に考えていきたいと思います。

尿路感染症は，その背景因子から単純性尿路感染症と複雑性尿路感染症に分けられます。複雑性とは，

> **ココに注目！**
>
> **複雑性尿路感染症とは**
> ①尿流を障害する解剖学的問題や異物の問題があるか？
>   例：前立腺肥大症，腫瘍，結石，カテーテル，神経因性膀胱，妊娠など
> ②患者さんの免疫状態に問題はないか？
>   例：悪性腫瘍，糖尿病，移植後，好中球減少，HIVなど

これに対して単純性とは，複雑性でないものを指します。つまり「若い（閉経前）女性で，かつ妊娠しておらず尿路に問題がない人」以外はすべて複雑性という，良くも悪くもシンプルな分類なのです。この違いにより起因菌が変わってきうるという意味で重要となります。

皆さんが相談を受ける尿路感染症のほとんどがおそらく複雑性尿路感染症になるものと思います。本症例は，尿バルーン留置に加え，神経因性膀胱があり，糖尿病もあることから複雑性尿路感染症になります。ちなみに，尿路感染症という言い方はあまり適切ではありませんよね。というのも尿路には，上から腎臓，尿管，膀胱，前立腺/精巣（男性），尿道があるわけですから，尿路の中のどの部位なのかを意識しましょう。管腔臓器では原則熱が出ませんので，本症例のように38℃以上の悪寒戦慄を伴う発熱を認めている場合は腎盂腎炎（男性では前立腺炎/精巣上体炎の可能性もあり）を指して言っていることになります。ここは実はとても重要です。なぜならば，膀胱炎と腎盂腎炎では治療期間も違いますし，また男性で前立腺炎の場合には抗菌薬の選択時に臓器移行性を考えなくてはいけないからです。一般的に，尿路感染症という言い方をするときは腎盂腎炎を指して言っていることが多いですが，確認が必要です。

Step 2 患者情報・病歴・身体所見で気になることは？

基本的には主治医の仕事であるはずですが，「本症例が本当に複雑性尿路感染症（腎盂腎炎）でよいのか？」もカルテ上だけでも最低限のチェックができるようになりましょう。腎盂腎炎は，病歴では悪寒戦慄を伴う38℃以

2. 複雑性尿路感染症

上の発熱，片側性の腰背部痛，先行する膀胱炎症状（頻尿，排尿時痛，残尿感）という教科書的な記載はありますが，特に尿路感染症を起こしやすい高齢者では次のようにいわれています。

> **ココに注目！**
> **高齢者の尿路感染症は難しい！**
> ・高齢者の尿路感染は無症候性（熱以外に症状がはっきりしない）ことが多い。
> ・特に長期臥床高齢者など，カテーテルが挿入されている場合は発熱のみのことが多い。

本症例でも，尿量の減少や混濁は認めていますが，基本的には発熱以外の腰背部痛や尿路症状は認めていません。身体所見ではCVA叩打痛が有名ですが，本症例では認めていません。

> **ADVICE**
> 本症例では嘔吐を認めていますが，尿路感染症（腎盂腎炎）では，嘔気・嘔吐はよくみかける症状の一つです。これは腎臓の炎症によるものなのですが，「発熱＋嘔気・嘔吐」となるとつい胃腸炎と診断されやすいので注意が必要です。

Step 3 血液・細菌検査結果をどう読む？

本症例は，尿検査でWBC（＋），細菌も（＋）であり，「尿路感染症に矛盾しないのではないか」と思うかもしれません。膿尿の定義は一般的にWBC＞10/HPFとされ，本症例はそれを満たします。しかし，高齢者ではこの尿所見は診断の目くらまし（フェイク）となりうるので注意が必要です。尿検査の解釈では「無症候性細菌尿」という言葉を知る必要があります。表1[1]にあるように，実は高齢女性では，2～3人に1人は熱の原因とは関係ない無症候性細菌尿である可能性があります。よって，臨床現場では「高齢者の尿検査がまったく異常なければ尿路感染症はなさそうだ」という言い方は可能ですが，膿尿・細菌尿があるからといって尿路感染症だと考えるのは必ずしも正しくありません。ですから，

> 高齢者の発熱のみ＋細菌尿＝腎盂腎炎？？

表1　無症候性細菌尿の頻度

健康な若い女性	1.0〜5.0%
妊　婦	1.9〜9.5%
糖尿病	女性：10.8〜16% 男性：0.7〜11%
高齢者	女性：25〜50% 男性：15〜40%

〔Nicolle LE, et al：Clin Infect Dis, 40：643-654, 2005より〕

　「本当に腎盂腎炎でよいのか」,「ほかに熱源はないだろうか」というスタンスが重要です。例えば薬剤師さんがこの診断・鑑別疾患に積極的に関与することは本当のGoalではないかもしれませんが,上のような理由からも,抗菌薬開始前には血液培養2セットの提出をぜひ推奨してください。尿培養と血液培養の結果が一致しなかった場合には,尿路感染症以外の疾患の可能性を考慮することになり,迅速に軌道修正することができます。

　また,尿道カテーテル留置患者さんの無症候性細菌尿の発生頻度ですが,1日あたり3〜10%の患者さんで細菌尿が起きるとされています。つまり,30日カテーテルを留置しているとほぼ全例で細菌尿が起こっている計算になります。カテーテルの管内にバイオフィルムが形成されているのですが,実際に感染症を来すのは10％以下（菌血症に至るのはさらにそのなかの3％）とされます。尿道カテーテル留置患者さんでは特に「発熱＋細菌尿・膿尿」が必ずしも尿路感染を意味しないと考えましょう。

　本症例は,相談を受けた時点では菌名同定・感受性結果は出ていません。しかし,尿培養のグラム染色では,グラム陰性桿菌のみ陽性という情報が入っています。尿路感染症（腎盂腎炎）の起因菌は表2 [2]のようになっています。

　この表からもわかるとおり,単純性であればそのほとんどが大腸菌となります。複雑性でも大腸菌が第1位なのですが,緑膿菌や腸球菌など他の菌の頻度も無視できなくなってくることと,複数菌の関与の可能性もあることがわかります。この頻度が抗菌薬選択に影響します。

2. 複雑性尿路感染症

表2 単純性・複雑性尿路感染症の起因菌の割合

	単純性尿路感染症（％）	複雑性尿路感染症（％）
大腸菌（*Escherichia coli*）	89	32
クレブシエラ（*Klebsiella*）	4	5
プロテウス（*Proteus*）	4	4
腸球菌（*Enterococci*）	0	22
緑膿菌（*Pseudomonas aeruginosa*）	0	20
複数菌（Mixed）	5	10
その他（Other）	2	20
酵母菌（Yeast）	0	1
腐性ブドウ球菌（*Staphylococcus Saprophyticus*）	0	1

〔Reese and Betts' A practical approach to infectious diseases 5th edition（ed. by Betts RF, et al）. Lippincott Williams & Wilkins, 2002より〕

Step 4 さて，これまでを踏まえて薬は何を選ぶ？

1. 抗菌薬療法

　抗菌薬の選択は，感染臓器および微生物の推定なくして決定されません。本症例では，感染部位は腎臓で，複雑性尿路感染症となり微生物はグラム陰性桿菌ですので，腸内細菌に加え緑膿菌などSPACEの関与が無視できなくなります。現時点では起因菌が大腸菌なのかクレブシエラなのか，それと

> **ADVICE**
>
> 　複雑性尿路感染症では緑膿菌などの院内で出会う耐性の強いグラム陰性桿菌が起因菌として無視できなくなります。このグラム陰性桿菌群を略してSPACEと覚えましょう。このなかでも代表的な菌が緑膿菌です。
>
> <u>S</u>erratia　　　　　　　　セラチア
> <u>P</u>seudomonas aeruginosa　緑膿菌
> <u>A</u>cinetobacter　　　　　　アシネトバクター
> <u>C</u>itrobacter　　　　　　　シトロバクター
> <u>E</u>nterobacter　　　　　　　エンテロバクター

も緑膿菌なのかはわかりません。またバイタルサインも，もともと高血圧のある患者さんでの血圧低値・頻脈ですのでショックバイタルと考えてよいでしょう。よって，この時点ではセフェピムをお勧めしましょう。しかし，推奨する抗菌薬は，このような尿培養の①途中経過判明前，②途中経過判明中，③最終結果判明後の3つで違ってきます（表3〜5）。

表3　複雑性尿路感染症が疑われ，培養途中経過判明前

薬剤名	投与量（1回）	投与間隔
タゾバクタム・ピペラシリン（ゾシン®）	4.5g	6時間ごと静注

【補足】
全身状態が極めて悪く，基質特異性拡張型βラクタマーゼ（ESBL）産生菌が過去に検出されている場合はメロペネム（メロペン®）も考慮する。

表4　複雑性尿路感染症が確定で，培養途中経過判明中

薬剤名	投与量（1回）	投与間隔
グラム陰性桿菌のみの場合 セフェピム（マキシピーム®）	1g	8時間ごと静注
グラム陽性球菌のみの場合 アンピシリン（ビクシリン®）	2g	6時間ごと静注
グラム陽性球菌とグラム陰性桿菌両方の場合 タゾバクタム・ピペラシリン（ゾシン®）	4.5g	6時間ごと静注

【補足】
グラム陰性桿菌で全身状態が極めて悪く，ESBL産生菌が過去に検出されている場合はメロペネム（メロペン®）も考慮する。

表5　複雑性尿路感染症が確定で，起因菌判明後（感受性結果に応じて狭域の抗菌薬に変更する）

薬剤名	投与量（1回）	投与間隔
感受性の良い腸内細菌の場合 アンピシリン（ビクシリン®）	2g	6時間ごと静注
緑膿菌の場合 セフタジジム（モダシン®） または セフェピム（マキシピーム®）	1g 1g	6時間ごと静注 8時間ごと静注
腸球菌の場合 *Enterococcus faecalis*の場合はアンピシリン（ビクシリン®）， *Enterococcus faecium*の場合はバンコマイシン（バンコマイシン®）		

2. 抗菌薬療法以外に大切なこと

　尿路感染症に対して抗菌薬を推奨する場合は，抗菌薬開始前に必ず血液培養を2セット提出するようにお願いしてください。これはStep 3でも述べたとおりで，尿路感染症は菌血症の頻度が高いから血液培養をとってもらうというよりは，尿路感染症は発熱くらいしか所見がないことが多く，除外診断が原則です。よって，実は尿路感染症ではなかったということも多いのですが，熱しかないことも多いので鑑別疾患も交えて他疾患の可能性をこの時点で指摘するのはやや難しいでしょう。しかし，血液培養さえとっていれば，重篤な感染症を拾い上げることは可能ですし，尿培養の結果と血液培養の結果が一致しなければ尿路感染症以外の疾患を検討する極めてまっとうな理由にもなります。また，診断が間違っていたとしても，血液培養の菌名から診断・治療の軌道修正が迅速に可能になります。

　カテーテル関連の尿路感染症の場合には，尿バルーンの抜去も検討課題です。絶対に必要というわけではないのに挿入されていて，尿路感染症を繰り返し起こしていることも多いでしょう。ここは主治医への情報伝達に若干のスキルが必要ですが，カテーテルの抜去を，言葉を選んでお願いしてください。

ADVICE

　本症例では，セフェピムを推奨としました。最終的には尿培養からも血液培養からも感受性の良い大腸菌が検出されたため，アンピシリンへde-escalationとなりました。尿のグラム染色でははっきりしませんでしたが，尿培養から *Enterococcus faecium* も 10^3/CFU 検出されました。複雑性尿路感染症では，このように当初の抗菌薬でカバーされていない菌が尿培養から出てくることが多いのですが，臨床的に改善しているようであれば無視してもよいでしょう。特に尿培養からの黄色ブドウ球菌やカンジダはよく検出されますが，起因菌であることはとても珍しいです。

Step 5 経過観察の見極めどころは？

　尿路感染症（腎盂腎炎）は，72時間程度は発熱が持続してもよい感染症とされます。よって，翌日に解熱しなくても焦らなくてよいです。もし3日たっても解熱しない場合は，尿管結石などの尿路閉塞や膿瘍形成の評価のためにCTなどでの画像検索をする必要があります。

とはいっても、3日を待たずに画像検索をしたほうがよい場合もあります。以下の場合には、72時間ルールに固執せず、積極的に早期に画像検索をお勧めしてください。尿管結石による閉塞の解除や膿瘍のドレナージを早期から行わないと、患者さんを救命できない可能性があります。

> **ココに注目！ 尿路感染症で早期に画像評価が必要な状況**
> ①入院の時点でショック状態など重症の場合
> 　—閉塞の解除、ドレナージをしないと全身状態の改善が期待できない可能性あり
> ②来院時から痛みが強すぎる
> 　—尿管結石や腎膿瘍の存在を示唆
> ③リスクが高い場合には積極的に考える
> 　—コントロール不良の糖尿病、HIV、その他の免疫不全
> 　—結石や先天性奇形などが疑わしい病歴

複雑性尿路感染症の治療期間はさまざまな病態を踏まえて明確には設定されておらず、ガイドラインによっても違います。血液培養陽性例では2週間の治療期間が望ましいですが、それ以外では解熱後もしくは複雑性の因子解除後（カテーテル抜去や結石除去など）3～5日間となっていたり、カテーテル関連の尿路感染症では、症状が迅速に改善した患者さんでは7日間の治療、反応が遅れた場合には10～14日間ともされます。

2. 複雑性尿路感染症

カルテへの実践的記載例！

　コンサルテーションへの返答はカルテ記載だけでなく，ぜひ直接主治医の先生に会ってディスカッションしながら伝えることが重要です。本症例をもとにカルテ記載例を提示してみます。

○○科■■先生よりご相談（●月×日）
● **Problem List**
　#1　悪寒戦慄を伴う発熱
　#2　尿量低下・混濁尿の経過
　#3　膿尿・細菌尿
　　　──尿グラム染色でグラム陰性桿菌のみ陽性
　#4　尿バルーン挿入中
　#5　神経因性膀胱
　#6　高血圧，脂質異常症，糖尿病

● **Assessment/Plan**
　#1～5より，複雑性尿路感染症（腎盂腎炎）

　悪寒戦慄を伴う発熱，膿尿・細菌尿あり，尿路感染症（腎盂腎炎）と考えます。尿グラム染色でグラム陰性桿菌のみ陽性のようです。尿カテーテル挿入中であり，複雑性尿路感染症ですので緑膿菌などの関与についても考慮が必要と考えます。

- 抗菌薬は，現在の腎機能ではCCrが25mL/minと低下しておりますので，マキシピーム®1回1g1日2回（12時間ごと）の開始をお勧めします。腎機能が改善した場合にはマキシピーム®1回1g　1日3回（8時間ごと）へ変更予定です。
- 尿バルーン管理ではなくおむつ管理が可能でしたら，尿バルーンの抜去をお願いします。
- 72時間たっても解熱しないようであれば，尿路結石などによる閉塞や膿瘍の評価が必要になります。ドレナージの必要性だけでなく，治療期間も変わります。
- 順調に解熱すれば1週間程度，血液培養が陽性であれば2週間の抗菌薬治療をお勧めします。培養結果にあわせてde-escalationをします。
- 血液培養の結果と尿培養の結果が一致しなければ，尿路感染症以外の疾患の可能性をご検討ください。

　引き続きフォローさせていただきます。病棟での抗菌薬投与のタイミングなどに関して不都合がございましたら，遠慮せず●●にご連絡ください。

CCr：クレアチニン・クリアランス

本症例は腎機能が悪いので，それにあわせた抗菌薬の投与量・投与間隔を推奨してください。ただし，今後改善した場合には迅速に変更できるようにフォローしてください。尿路感染症でも閉塞や膿瘍の評価や，尿路感染症以外の疾患の可能性に関しては，本症例では上の記載くらいがあたりさわりがなく良いと思います。腎機能は悪いですが，今後補液で改善も見込めるので，セフェピムの投与間隔に関しては，初期は若干狭まっても大きな問題はないと思います。

▶治療をスムーズに進めるコンサルテーションのコツ

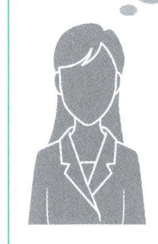

コンサルタントのつぶやき

　こないだ，尿培養からカンジダが生えてきた患者さんがいて，「何で治療したらよいの？」と聞かれたんだけど熱も何もないし，感染症の本をみると治療しなくてもよさそうだけど，主治医の先生は心配でどうしても薬を教えてほしいって言われて困っちゃって。どうしたらよかったのかしら……。

　尿培養からカンジダが検出されることはときどきあります。特にカテーテル挿入患者さんでは，それなりの頻度で出会います。しかし，実際には熱などの症状が何もないことが多いでしょう。これを無症候性カンジダ尿症といいます。理屈から述べると，そのほとんどの場合で治療不要です。フォーリーカテーテルが入っている場合は，抜去するだけで40％はカンジダが消失し，交換するだけでも20％で消失するとされます。カンジダによる尿路感染症からカンジダ敗血症に至ることもなくはないのですが，頻度は極めて低いといえます。治療が必要なカンジダ尿症は次の場合とされます。

2. 複雑性尿路感染症

> **ココに注目！ 治療が必要なカンジダ尿症**
> ・尿路感染症の症状あり
> ・腎移植を受けた患者
> ・好中球減少症時
> ・泌尿器系の手術や処置が予定されている患者
> ・低体重出生児

　さて，このような理論武装をもって主治医とうまくコミュニケーションできるでしょうか？　この知識を使ってうまく主治医に説明でき，治療をしないことで納得してもらえたらそれはそれで問題ないのですが，多くの場合は主治医を納得させるどころか，むしろ「おまえは治療するかしないかの口出しはしなくていいんだ。抗菌薬だけ言えばいい」などと言われてしまうかもしれません。このような場合の対応に関する明確な正しい答えなどは自分も知りたいのですが，大切なことは「相手の意見を尊重しつつ，最終ラインでは自分の考えを守る」という側面と，「患者さんのため」というラインを見失わないことだと思います[3]。つまり，自分の考えを絶対正義として主張するだけではなく，主治医の心配・不安な気持ちに耳を傾けることが重要です。そして，最終的には抗菌薬適正使用の観点からも，抗菌薬開始による耐性菌の発生が患者さんへ与える影響も説明し，「治療など不要です！」という言い方ではなく，「現時点では治療の必要がなさそうですが，今後必要になるかもしれませんので，本当に治療が必要かどうかを"一緒に経過をみながら判断させていただけませんか"」という形がとれればよいのではないかと日々思います。一緒にみていくというスタンスをとることで，主治医の漠然とした不安に配慮できることが多いでしょう。そして何よりそのほうが，conflict が生まれるよりも患者さんのためだと思いませんか？

　ところで，仮に治療するとしても，近年よく使われるミカファンギンは尿路移行が悪く，よろしくはありません。フルコナゾールやアムホテリシンBによる治療が必要になります。大切なことは，治療をすることではなく，一緒にみていくという姿勢と，尿バルーンの抜去ですね。

今回のおさらい！

- 尿路感染症は除外診断が原則。背景因子から，単純性尿路感染症と複雑性尿路感染症に分けられる。
- 高齢者では特に無症候性細菌尿の割合が多くなるため，検査により膿尿・細菌尿が認められた場合でも，必ずしも尿路感染症とは断定できない。
- 尿路感染症は発熱しか所見がないことが多い。鑑別疾患を考えるうえで，血液培養と尿培養の結果が一致しているかどうかが重要になるため，血液培養2セット採取を忘れずに提案する。
- 複雑性尿路感染症の治療期間は明確には設定されていない。血液培養陽性例では2週間の治療が望ましいが，それ以外では患者状態がスムーズに改善すれば7日間が示されている。

【引用文献】
1) Nicolle LE, et al : Infectious Diseases Society of America guidelines for the diagnosis and treatment of asymptomatic bacteriuria in adults. Clin Infect Dis, 40 : 643-654, 2005
2) Reese and Betts' A practical approach to infectious diseases 5th edition (ed. by Betts RF, et al). Lippincott Williams & Wilkins, 2002
3) 大曲貴夫，具　芳明，岸田直樹，他：相手と意見が合わない場合．感染症チーム医療のアプローチ；解決力・交渉力を磨く，南江堂，p188, 2009

MEMO

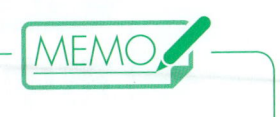

第1章　コンサルテーション基本編

3　市中細菌性髄膜炎

　前項では，複雑性尿路感染症へのアプローチを解説しました。尿路感染症はどの科でも遭遇しうる感染症ですので，抗菌薬の投与量，投与間隔に加え，投与期間などのサポートをよろしくお願いします。
　本項では，どの科でも遭遇しうる感染症ではありませんが，抗菌薬の投与量・投与間隔だけでなく臓器移行性も考慮した抗菌薬の選択が必要でコンサルトされやすい市中の細菌性髄膜炎です。また，薬剤師さんの専門性が活かされ，最もスピードが要求される感染症でもあります。そんな市中の細菌性髄膜炎へのアプローチに関して考えてみましょう。

患　　者	Cさん　63歳　男性
主　　訴	意識障害, 頭痛, 嘔吐
入院時診断	細菌性髄膜炎
現 病 歴	慢性副鼻腔炎・高血圧の既往がある。受診前日の昼に39.3℃の発熱あり。近医受診しインフルエンザ迅速検査をするも陰性で風邪薬を処方され帰宅。本日18時に36.1℃まで解熱し，夕食は普通にとれていたが，夕食後の19時30分に突然嘔吐し，19時45分頃から激しい頭痛でうずくまるようになり，その後呼びかけてもうなるだけで徐々に動けなくなったため22時42分救急車で搬送された。 　受診後2時間かかり細菌性髄膜炎の診断となった。「髄膜炎の抗菌薬ってちょっと違ったよね」と救急の医師より相談を受けた。
既 往 歴	慢性副鼻腔炎, 前立腺肥大症, 高血圧
内 服 薬	ノルバスク®錠5mg 1錠/分1, クラリス®錠200mg 2錠/分2, ムコダイン®錠500mg 3錠/分3, アレグラ®錠60mg 2錠/分2
アレルギー	薬・食べ物なし
社 会 歴	飲酒：なし, 喫煙：なし
家 族 歴	父親が胃がん, 母親が乳がんで他界
身体所見	身長165cm, 体重65kg

3. 市中細菌性髄膜炎

意識	JCS 30
バイタル	血圧158/98mmHg, 脈拍89回/分, 体温36.1℃, 呼吸数24回/分, SpO₂ 96%（室内気）
頭頸部	結膜貧血・黄疸なし, 副鼻腔圧痛ははっきりしない, 咽頭発赤なし, 頸部リンパ節触知せず
胸部	呼吸音：清, 心音：整, 雑音なし
腹部	腸蠕動音正常, 腹部平坦軟・圧痛なし
背部	脊柱叩打痛なし
神経所見	項部硬直ややあり, Kernig signなし

☑ **血液検査**

WBC	9,390/μL (Stab 31%, Seg 66%, Eos 0%, Lympho 3%, Mono 0%)	Ht	42.2%	Na	140mEq/L
		PLT	17.2×10^4/μL	K	3.3mEq/L
		AST	42U/L	Cl	107mEq/L
		ALT	45U/L	BUN	41.1mg/dL
		LDH	328U/L	Cre	1.3mg/dL
Hb	14.1g/dL	γGTP	138U/L	CRP	21.45mg/dL
				Glu	226mg/dL

☑ **髄液検査**

細胞数	168/μL（単核球17%, 多核球83%）
蛋白	498mg/dL
糖	4mg/dL
圧	50cm以上

☑ **髄液グラム染色**

WBC	（＋）
菌	グラム陽性双球菌（＋）

Step 1 はじめに，この症例をどうとらえる？

　本症例は典型的な細菌性髄膜炎の症例です．病歴にあるように，時間単位で進行・増悪となっていて，このような経過が典型例です．細菌性髄膜炎は見逃してはいけない疾患ですが，決して頻度の高い疾患ではありません．また，この症例のように髄膜炎の3徴といわれる発熱・項部硬直・意識障害がそろっているような典型的な症例は30％以下しかないとされ，「原因不明の意識障害＋発熱」というプレゼンテーションも多いでしょう．このように，疑い，診断するまでも難しいのに，極めて致死的な疾患のため，**抗菌薬開始**

は受診後 30 分以内が目標とされています。本症例では受診後すでに 2 時間経過しており，もたもたしてはいられません。相談を受けてから教科書を開いているようでは遅く，迅速かつ適切に抗菌薬などの治療に関して提示できるようになりましょう。

Step 2 患者情報・病歴・身体所見で気になることは？

細菌性髄膜炎の抗菌薬選択のためにも重要な患者情報があります。それは年齢（50 歳以上かどうか）と免疫不全の有無です。50 歳以上もしくは免疫不全がある場合には起因菌が変わってきます。ところで，細菌性髄膜炎の起因菌にはどのような微生物があげられるでしょうか？

市中細菌性髄膜炎の起因菌 Big 5
- 肺炎球菌
- インフルエンザ桿菌
- 髄膜炎菌
- B 群溶連菌
- リステリア

市中細菌性髄膜炎の起因菌 Big 5 はすぐに言えるようにしましょう。特に肺炎球菌は，市中の細菌性髄膜炎では全体の 60% 以上を占めるとされます。これらを年齢や免疫不全の有無からどこまで考えるかで抗菌薬が決まります。髄膜炎菌は，名前は有名ですが日本ではとても少ないとされます。しかし，宮崎県の学生寮で集団発生事例があったことは記憶に新しいと思います[1]。簡単にいえば，50 歳以下で免疫不全のない成人では肺炎球菌・髄膜炎菌・インフルエンザ桿菌をターゲットとした抗菌薬の選択となるのですが（日本では Hib ワクチン接種は近年になって開始），50 歳以上もしくは免疫不全患者（妊婦含む）では，さらにリステリアや B 群溶連菌を考慮した抗菌薬の選択となります。

ADVICE

本症例では免疫不全はありませんが，50 歳以上であることや，慢性副鼻腔炎で抗菌薬を長期に飲まれていたようですので，リステリアに加えて，通常の微生物でも耐性菌の可能性を考慮することが重要です。

3. 市中細菌性髄膜炎

　身体所見では，髄膜刺激徴候として項部硬直やKernig sign, Brudzinski signが有名ですが，特異度が高い身体所見であるものの，感度が極めて低いためはっきりしないことも珍しくはありません。これらの所見があった場合は今後の抗菌薬治療の効果判定として参考になるので，チェックしておくことが重要です。意識障害がある場合には，意識状態の改善が重要な指標であることはいうまでもありません。

Step 3 血液・細菌検査結果をどう読む？

　本症例は，髄液のグラム染色で菌が見えているので細菌性髄膜炎に矛盾しません。しかし，すでに抗菌薬が入っている場合や，起因菌のなかでもB群溶連菌やリステリアは培養でも生えにくいとされ，グラム染色ではっきりしない可能性があります。
　ところで，髄液検査で細菌性を疑うのはどのような値のときでしょうか？一般的には，以下の髄液検査結果の場合に細菌性を疑うとされます。

> **ココに注目！ 細菌性髄膜炎を疑う髄液検査**
> ・糖＜ 45mg/dL（血糖値の2/3以下）
> ・蛋白＞ 500mg/dL
> ・WBC ＞ 1,000/μL

　ところが，296例の細菌性髄膜炎の髄液所見をまとめた研究では，髄液の糖が＞ 40mg/dLだった症例が50％，蛋白＜ 200mg/dLだった症例が44％，WBC ＜ 100/μLだった症例が13％あったとされています[2]。また，細菌性髄膜炎での圧の平均は350mmH$_2$Oとされます。しかし大切なのは，髄液所見のみで判断するのはとても難しいということを知ることです。細菌性髄膜炎は見逃してはいけない重篤な疾患ですので，上記のどれかでも満たす場合や，軽度でも意識障害があり髄液が正常ではない患者さんでは，培養結果がはっきりするまでは細菌性髄膜炎として治療を開始するという判断が重要となります。
　本症例の髄液検査では細胞数はそれほど多くありませんが，蛋白が高く，髄液の糖も著明に低く，圧も高いため，髄液検査のみでも細菌性を強く疑います。また，髄液グラム染色でグラム陽性双球菌が見えており，肺炎球菌性髄膜炎と考えられます。

Step 4 さて，これまでを踏まえて薬は何を選ぶ？

1. 抗菌薬療法

　抗菌薬の選択は，感染臓器および微生物の推定なくして決定されません。本症例は，感染部位は中枢神経で，市中の細菌性髄膜炎となります。また，微生物はグラム陽性双球菌ですので，肺炎球菌の疑いが強いことになります。これまで本書でも示してきたように，推奨する抗菌薬は培養の「途中経過判明前」，「途中経過判明中」，「最終結果判明後」の3つで違ってきます。本症例は「途中経過判明中」にあたり，グラム陽性双球菌ですので肺炎球菌性髄膜炎としての治療を考えることになります。**しかし細菌性髄膜炎において，この「途中経過判明中」での抗菌薬の選択は若干リスクを伴うと考え，コンサルタントとしては避けたほうが無難ではないかと自分は考えます**。細菌性髄膜炎は，繰り返し述べますが極めて重篤かつ見逃してはいけない疾患で，他疾患と違い抗菌薬治療で外してしまうことは避けなければなりません。髄液のグラム染色は菌量が少ないことも多く，その判断はときとして難しく，グラム染色の情報があっても培養の途中経過判明前に準じたエンピリック治療で開始し，明確に菌名が同定され感受性がわかったところでde-escalationをするほうが安全です。よって，細菌性髄膜炎では髄液のグラム染色の情報があって菌が見えた場合には細菌性髄膜炎だなと思うところにとどまり，抗菌薬の選択は①途中経過判明前，②最終結果判明後の2つで行うほうが現実的でしょう（表1～2）。また，髄液移行を考慮した抗菌薬の選択が重要です。セファゾリンはグラム陽性球菌には優れた抗菌薬ですが，中枢移行が悪く，de-escalationとしても髄膜炎では選択することができません。

2. 他の微生物をどこまで考えるか？

　中枢神経感染症で重要なのは，より外さない治療を心がけることです。エンピリック治療でのレジュメ（表1～2）は，耐性菌の可能性も考慮したものとなっています。しかし，他の微生物に関してはどうでしょうか？　表1の【補足】でも述べましたが，グラム染色で菌が明確に見えない場合はヘルペス髄膜脳炎の可能性も考慮して，バンコマイシン，セフトリアキソン（50歳以上ではアンピシリンも）に加えてアシクロビル1回10mg/kgの8時間ごと静注も考慮することをお勧めします。

　ヘルペス髄膜脳炎も治療可能ですが，無治療では後遺症を残す可能性が高

3. 市中細菌性髄膜炎

表1 市中細菌性髄膜炎が疑われ，培養途中経過判明前

薬剤名	投与量（1回）	投与間隔
50歳未満・免疫不全なし バンコマイシン（バンコマイシン®） ＋ セフトリアキソン（ロセフィン®）	15〜20mg/kg 2g	8時間ごと静注 12時間ごと静注
50歳以上・免疫不全あり（妊婦含む） 上記に加えてアンピシリン（ピクシリン®）	2g	4時間ごと静注

【補足】
- グラム染色で菌が見えない場合は，ヘルペス髄膜脳炎の可能性も考慮して，上記に加えてアシクロビル（ゾビラックス®）1回10mg/kgの8時間ごと静注も考慮する。
- ヘルペスとして治療開始する場合は，髄液の単純ヘルペスPCRの提出をお願いする（陰性であればアシクロビルの中止を検討する）。検査は自費で数万円かかることが多いが，疾患の重篤性を説明すると拒否する患者家族は少ない。

表2 市中細菌性髄膜炎が確定で，起因菌判明後

薬剤名	投与量（1回）	投与間隔
肺炎球菌の場合 ・PCGのMIC＜0.1μg/mL 　⇒アンピシリン（ピクシリン®） ・PCGのMIC 0.1〜1.0μg/mL 　⇒セフトリアキソン（ロセフィン®） ・PCGのMIC＞2.0μg/mL 　⇒バンコマイシン（バンコマイシン®）＋ 　　セフトリアキソン（ロセフィン®）	 2g 2g 15〜20mg/kg 2g	 4時間ごと静注 12時間ごと静注 8時間ごと静注 12時間ごと静注
インフルエンザ菌の場合 ・βラクタマーゼ陰性 　⇒アンピシリン（ピクシリン®） ・βラクタマーゼ陽性 　⇒セフトリアキソン（ロセフィン®） ・BLNAR 　⇒セフトリアキソン（ロセフィン®）	 2g 2g 2g	 4時間ごと静注 12時間ごと静注 12時間ごと静注
髄膜炎菌の場合 ・PCGのMIC＜0.1μg/mL 　⇒アンピシリン（ピクシリン®） ・PCGのMIC 0.1〜1.0μg/mL 　⇒セフトリアキソン（ロセフィン®）	 2g 2g	 4時間ごと静注 12時間ごと静注
リステリアもしくはB群溶連菌の場合 アンピシリン（ピクシリン®）	2g	4時間ごと静注

PCG：ベンジルペニシリン，BLNAR：βラクタマーゼ非産生アンピシリン耐性

い微生物でそれなりの頻度で出会います。しかしヘルペスとして治療開始する場合は，髄液の単純ヘルペス PCR の提出をお願いすることが大切です。**というのも，さまざまな抗菌薬・抗ウイルス薬を開始することはたやすいですが，いったん治療開始とした場合には中止するときのことも考える必要があるからです。**ヘルペス髄膜脳炎では，髄液の単純ヘルペス PCR が感度も特異度も 95％以上とされ，陰性であればアシクロビルの中止を検討することができます。検査は自費で数万円かかることが多いですが，疾患の重篤性を説明すると拒否する患者家族は少ない印象です。

さて，そうなると他の微生物はどうでしょうか？ 院内ではなく市中の細菌性髄膜炎という前提としても，結核は？ クリプトコックスは？？ となると思います。ここはとても難しい判断になります。治療開始とするのはたやすいですが，これらを初期から治療対象とするのは，免疫不全の有無に加えて追加の検査情報（例えば水頭症があれば結核を，墨汁染色で見えればクリプトコックスを疑う）がある場合であり，細菌性髄膜炎患者でルーチンに開始とはなりません。そうしないと，治療開始としたはよいけれども中止できないという状況に陥ります。特に結核は，髄液の培養や PCR ともに感度が極めて悪いため，いったん治療開始とした場合には，その後の検査結果で他の微生物が明確に検出されないかぎり中止することはできません。

このような理由から，エンピリック治療としては表 1～2 のようなレジュメが現実的とされます。

ADVICE

本症例では，髄液のグラム染色で肺炎球菌を疑う菌は見えましたが，バンコマイシン，セフトリアキソン，アンピシリンとしました。最終的には髄液培養からも血液培養からも MIC の低い肺炎球菌が検出されたため，アンピシリンへ de-escalation となりました。中枢神経感染症では最初はあまりきれいな治療にこだわらず，泥臭くてもこのように外さない治療が重要です。「自施設近辺では PRSP（ペニシリン耐性肺炎球菌）は極めて少ないのでバンコマイシンは必要ない」とするのは危険と考えます。

3. 抗菌薬療法以外は？ ステロイドの使用をどうするか？

細菌性髄膜炎の治療手段の一つとして，ステロイドがあります。2002 年に The New England Journal of Medicine 誌に発表されたオランダでの細

菌性髄膜炎に対するデキサメタゾン投与の研究では，肺炎球菌性の髄膜炎でunfavorable outcome（つまり神経学的後遺症や死亡）がプラセボ群に比べて有意に減少した（26% vs. 52%，p = 0.006）とされ，成人の細菌性髄膜炎ではデキサメタゾン 0.15mg/kg 6時間ごとを抗菌薬投与前に始め，肺炎球菌が起因菌であれば2〜4日間続け，そうでなければ中止することが推奨されました[3]。ところがその後，他国でいくつかの追試が行われ，死亡率などの有意差ははっきりと出ませんでした[4),5)]。このような結果から，現時点では成人の肺炎球菌性の髄膜炎に対してもステロイドの使用は絶対適応とはいえず，controversialとされます。しかし，追試の多くは発展途上国で行われ，有意差が出なかったのはHIV患者や栄養状態の悪い患者が多くエントリーしていたことや，受診までに時間がかかった（アフリカなど）といった社会的な事情があったからだという考えもあり，「先進国ではオランダの研究に準じてステロイドは投与してもよいが，途上国では望ましくない」と，置かれている国の状況により線引きをする見解もあります。日本は前者に入るわけですが，皆さんはどうしますか？

Step 5 経過観察の見極めどころは？

細菌性髄膜炎の臓器特異的なパラメータは，髄膜刺激徴候である項部硬直やKernig sign，Brudzinski signの軽快，そして最も重要なのは意識状態や神経所見の改善となります。これらが改善傾向であれば髄液の再検査も原則不要です。48時間程度でこれらの症状・所見の改善がなければ，脳膿瘍などの検索のための画像検査や，結核やクリプトコックスなどの追加検査のためだけでなく，最も臓器特異的なパラメータである髄液所見の評価のために再度髄液検査が必要となります。治療期間は微生物ごとに以下のようになっています。

ココに注目！ 微生物ごとの治療期間

微生物	治療期間
肺炎球菌	10〜14日間
インフルエンザ桿菌	7日間
髄膜炎菌	7日間
B群溶連菌	14〜21日間
リステリア	21日間以上

第1章 コンサルテーション基本編

📖 カルテへの実践的記載例！

　コンサルテーションへの返答はカルテ記載だけでなく，ぜひ直接主治医の先生に会ってディスカッションしながら伝えることが重要です。本症例をもとにカルテ記載例を提示してみます。

○○科■■先生よりご相談（●月×日）

● **Problem List**
　　＃1　発熱，頭痛，意識障害の経過
　　＃2　髄液で細胞数・蛋白上昇，糖の低下
　　＃3　髄液グラム染色でグラム陽性双球菌陽性
　　＃4　慢性副鼻腔炎
　　　　—クラリス®長期内服中
　　＃5　高血圧

● **Assessment/Plan**
　＃1〜3より，細菌性髄膜炎（肺炎球菌の疑い）
　　時間単位での急激な経過で頭痛・意識障害となっています。髄液所見でも細胞数・蛋白上昇，糖の著明な低下に加え髄液グラム染色でグラム陽性双球菌陽性となっており，細菌性髄膜炎に矛盾しないと考えます。細菌性髄膜炎では迅速な抗菌薬が重要とされます（すでに電話でご連絡させていただき，以下を開始していただいています）。髄液のグラム染色からは肺炎球菌が疑われますが，菌名や感受性がはっきりするまでは以下の治療がよいと考えます。

- 抗菌薬はバンコマイシン®1回1g 8時間ごと＋ロセフィン®1回2g 12時間ごと＋ビクシリン®1回2g 4時間ごととなります。
- バンコマイシン®のTDM（薬物血中モニタリング）測定のため，5ドーズ目の投与直前にトラフの採血が必要になります。目標のトラフは髄膜炎では20μg/mL以上となります。
- しかし明日以降，菌名が肺炎球菌と確定し，MICが判明した時点でde-escalationいたします。PSSP（PCGのMIC＜0.1μg/mL）と判明されれば，ビクシリン®1回2g 4時間ごとのみへの変更となります。
- 肺炎球菌であれば2週間程度の治療期間となります。
- 本患者さんはニューモバックス®NP未接種のようです。順調に軽快した場合には，ニューモバックス®NPを接種していただく予定です。

　引き続きフォローさせていただきます。病棟での抗菌薬投与のタイミングなどに関して不都合がございましたら，遠慮せず●●にご連絡ください。

PSSP：ペニシリン感受性肺炎球菌

3. 市中細菌性髄膜炎

　本症例は，カルテ記載よりも先に，早く抗菌薬投与していただくことが重要です。ひとまずセフトリアキソン2gを早く入れてもらうようにお願いし，カルテ記載はその後でよいでしょう。この迅速投与の重要性を医師でも理解していない人が多いかもしれません。デキサメタゾンに関しては，本症例では抗菌薬が投与されていないので投与を検討してもよいと考えます。また，肺炎球菌の髄膜炎になった患者さんには，ぜひニューモバックス®NPを接種して退院としてください。

▶ 治療をスムーズに進めるコンサルテーションのコツ

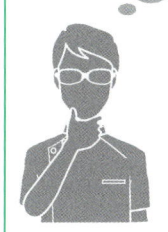

コンサルタントのつぶやき

　こないだ，髄膜炎疑いの40代の患者さんに，最初セファメジン®αで良くならないからってロセフィン®1回1g 1日1回に変更されていて……。主治医の先生に聞いたら「これまでもこれでやってきたんだ！」って怒鳴られちゃって……。髄液移行とか髄膜炎ドーズなど「海外のガイドラインにはこう書いてます！」って言ったら逆ギレされて，むしろ溝が深まっちゃって……。どうしたらよかったのかなぁ。

　このような事例は多いですね。それなりにしっかりとした成書を読んだり，適切な診療ガイドラインから学ぶと相手の間違いに目が行きやすくなり，つい「ガイドラインにはこう書いてます！」とか「こんなのグローバルスタンダードです！」なんて言ってしまいたくなるでしょう。けれど，そういう手法ではむしろうまくいかないことが多いかもしれません。

　特に医療界では，相手がいきなり感情的な会話をしてくる場合があります。人生経験の程度と，人間的にできているかどうかとはまったく相関しないことをよく経験するのですが，相手がすべて悪いわけではないことも多いと思います。しかし「これでいいんだ！」，「ここは日本だ！」など，体育会系のノリの医療従事者は意外に多いでしょう。たとえこちらがどんなに理論武装していたとしても，その場では正直あまり会話にならないことも多く，そう

いう場合にはいったん引くか，もしくは聞き流すことが大切なことも多いでしょう。

　ところが，言われたほうにしてみれば「なんでそんなこと言われないといけないの？」と困って悩んでしまい，つい自分も言葉に出したり顔に出してしまったりしますが，そうなってしまうと同類です．大切なのは，その場はいったんきれいに引くことです．そのときのおまじないが「さしすせそ」です．自分にとって明らかにおかしいことを言ってくる人の前でも表情を変えないおまじない．"し"や"そ"以外は口には出さず，心のなかで繰り返しましょう，"さ・し・す・せ・そ"と．「さ：さすがですね，し：しらなかったぁ，す：すごいですね，せ：先生最高です，そ：そうなんですね」と思うとよいでしょう．

　実際のところ，医療の世界は日々進歩しており，一見相手が明らかにおかしいことを言っていると思っても実は自分が知らなかっただけでよくよく調べたら相手の言っていたことが正しかったとか，状況を十分把握していなかっただけということも経験します．喧嘩をしてできてしまった溝の修復は困難ですので，その場はいったん引いて時と場所を改めましょう[6]．

3. 市中細菌性髄膜炎

> 今回のおさらい！

- 髄膜炎の3徴といわれる発熱・項部硬直・意識障害がそろっているような典型的な症例は30％以下しかないとされ，原因不明の意識障害＋発熱ということも多い。
- 50歳以下で免疫不全のない成人では，肺炎球菌・髄膜炎菌・インフルエンザ桿菌をターゲットとした抗菌薬選択となる。50歳以上か免疫不全患者では，さらにリステリアやB群溶連菌を考慮して選択する。
- 髄液所見のうち細菌性としての基準を満たす場合や，軽度でも意識障害があり髄液が正常ではない患者では，培養結果がはっきりするまで細菌性髄膜炎として治療を開始するという判断が重要である。
- 細菌性髄膜炎では，培養途中経過判明中での抗菌薬選択はリスクを伴うため，コンサルタントとしては培養の途中経過判明前と最終結果判明後の2つで選択するほうが現実的である。
- 細菌性髄膜炎の臓器特異的なパラメータは，髄膜刺激徴候である項部硬直やKernig sign, Brudzinski signの軽快，そして最も重要なのは意識状態の改善である。これらが改善傾向であれば髄液の再検査も原則不要である。

【引用文献】
1) 関谷紀貴，他：宮崎県における髄膜炎菌感染症集団発生事例．IASR, 32：298-299, 2011
2) Durand ML, et al：Acute bacterial meningitis in adults. A review of 493 episodes. N Engl J Med, 328：21-28, 1993
3) Tunkel AR, et al：Corticosteroids for everyone with meningitis？ N Engl J Med, 347：1613-1615, 2002
4) Scarborough M, et al：Corticosteroids for bacterial meningitis in adults in sub-Saharan Africa. N Engl J Med, 357：2441-2450, 2007
5) Nguyen TH, et al：Dexamethasone in Vietnamese adolescents and adults with bacterial meningitis. N Engl J Med, 357：2431-2440, 2007
6) 大曲貴夫，具　芳明，岸田直樹，他：困ったときのおまじない：「さしすせそ」の極意．感染症チーム医療のアプローチ；解決力・交渉力を磨く，南江堂，p225, 2009

第1章 コンサルテーション基本編

4 カテーテル関連血流感染症 ② 合併症がある場合

> 前項では，市中の細菌性髄膜炎へのアプローチを解説しました．細菌性髄膜炎はどの科でも遭遇しうる感染症ではありません．しかし，抗菌薬の投与量・投与間隔だけでなく臓器移行性も考慮した抗菌薬の選択が必要で，コンサルタントの腕の見せどころだけではなく，最もスピードが要求される感染症の一つです．よって，相談を受けてから教科書を開いて調べているようでは患者を救命することはできません．
>
> 本項は，どの科でも遭遇しうる感染症として本章①（2ページ）で扱ったカテーテル関連血流感染症の第2弾です．本項の症例にアプローチできるためには，1回目で扱ったカテーテル関連血流感染症のマネジメントができることが最低条件と考えます．ぜひ適切な治療，救命にご協力ください．

患　者　Dさん　75歳　男性

主　訴　発熱

コンサルト時診断　カテーテル関連血流感染症

現病歴　入院3カ月前に腹痛を契機に近医受診．肝機能障害および胆石を指摘され，腹部CT，MR胆管膵管撮影（MRCP）を施行したところ，上部肝門部胆管壁肥厚と狭窄を認めた．経皮経肝的胆道ドレナージ（PTBD）が施行され，このときの胆汁細胞診でclass Vのadenocarcinomaが認められ，胆管がんの精査治療目的で入院2カ月前に当院へ紹介となった．PTBD挿入されたまま術前の諸検査が施行されつつ，外来でフォローされていた．入院9日前に38.5℃の発熱あり．血液検査では肝・胆道系酵素の上昇を認めなかったが，PTBDを長期に留置していた経過での発熱であり，PTBDの閉塞などのトラブルによる発熱を疑われ，入院のうえPTBDの交換となった．交換後より悪寒を伴う38℃の発熱あり．

4. カテーテル関連血流感染症② 合併症がある場合

　PTBD交換に伴う発熱と考えられたが，持続するため急性胆管炎の疑いにて第3病日よりセフォペラゾン・スルバクタム1回1g 12時間ごと静注開始となった。数日で解熱し，第7病日で抗菌薬は終了となった。第12病日，上中部胆管がんに対して肝右葉切除・尾状葉切除・肝外胆管合併切除再建・胆道再建・Roux-en-Y吻合術施行。術中は手術操作など特にトラブルなく終了した。ただし術中に右内頸静脈より中心静脈（CV）カテーテル挿入が試みられたが，逆血はあるがカテーテル自体を挿入できなかったため，左内頸静脈よりCVカテーテルが留置された。

　周術期よりアンピシリン・スルバクタム1回1.5g 12時間ごと投与されていたが，術後に38℃前後の発熱があり持続した。第18病日（術後6日目）からは中心静脈刺入部に液漏れあり，発熱も持続していたため，感染の可能性を疑われ第20病日（術後8日目）にCVカテーテルを抜去した。カテーテル先端は培養検査に提出されたが，血液培養は未提出であった。第21病日（術後9日目）にはカテーテル抜去部（旧刺入部）より排膿を認めた。抗菌薬はイミペネム・シラスタチン1回1g 12時間ごとに変更された。同日にはカテーテル先端部の培養および抜去部（旧刺入部）膿から黄色ブドウ球菌（この時点では感受性結果は未着）が検出された。黄色ブドウ球菌によるカテーテル関連血流感染症が疑われたため，第22病日に相談があった。血液培養提出後にバンコマイシン1回750mg 8時間ごと静注を推奨し変更となった。しかし，第25病日（術後13日目）になってもスパイク状の38℃の発熱が持続したため主治医より「全然良くならないんだけど，抗菌薬をメロペン®とザイボックス®に変更したほうがよくない？」と連絡があった。

既往歴	65歳時：尿管結石，72歳時：前立腺肥大症
内服薬	アルダクトン®A錠50mg 1錠/分1，ガスター®錠20mg 1錠/分1，マイスリー®錠10mg 1錠/分1
アレルギー	薬・食べ物なし
社会歴	飲酒：1〜2合/day，喫煙：10本/day
家族歴	父親が脳梗塞で他界
身体所見	身長158cm，体重52kg

意　識	清明
バイタル	血圧92/60mmHg, 脈拍78回/分, 体温37.3℃, 呼吸数22回/分, SpO$_2$ 98%（室内気）
頭頸部	結膜貧血・黄疸なし, 副鼻腔圧痛なし, 咽頭発赤なし, 頸部リンパ節触知せず
胸　部	呼吸音：清, 心音：整, 雑音なし
腹　部	腸蠕動音正常, 腹部平坦軟・圧痛なし, 右季肋下にドレーン留置 あるも周囲の圧痛なし
背　部	脊柱叩打痛なし, 肋骨脊柱角（CVA）叩打痛なし
神経所見	項部硬直なし, Kernig signなし, ほか明らかな所見なし

☑ 血液検査

WBC	12,290/μL (Stab 3%, Seg 61%, Eos 0%, Lympho 13%, Mono 8%)	Ht	37.2%	Na	140mEq/L
		PLT	16.9×10^4/μL	K	4.6mEq/L
		AST	51U/L	Cl	103mEq/L
		ALT	43U/L	BUN	11.8mg/dL
		LDH	332U/L	Cre	0.89mg/dL
Hb	10.6g/dL	γGTP	142U/L	CRP	21.45mg/dL
				Glu	226mg/dL

☑ 培養検査（第25病日の時点）

第20病日提出 カテーテル先端培養	黄色ブドウ球菌（MRSA）
第21病日提出 カテーテル抜去部（旧刺入部）排膿培養	黄色ブドウ球菌（MRSA）
第22病日提出 血液培養	培養中

Step 1　はじめに，この症例をどうとらえる？

　本症例は，極めて典型的なカテーテル関連血流感染症（catheter-related bloodstream infection；CRBSI）の症例です。局所の炎症所見（発赤・熱感・腫脹・疼痛）を来すCRBSIは全体の3％程度しかいないとされ，本症例のように局所の炎症所見がはっきりしている症例はむしろ珍しいと考えてください。国内では，本症例のように「カテーテルを抜いて解熱すればCRBSI」というマネジメントを多く見かけるかもしれません。しかし，抜けるカテーテルであれば，もっと早期に抜いていたほうがよかったかもしれませんし，

4. カテーテル関連血流感染症② 合併症がある場合

　CRBSI が疑われて抜いたけれども，その後の経過で CRBSI ではなかったということは，ルートが取りにくい患者さんでは避けたいところです．よって，本章①でも解説したように，CRBSI は血流感染症というその名のとおり血液培養陽性が必須なのですが，本症例のように血液培養が提出されていないことはまだ見かけます．ぜひ，コンサルトをきっかけに皆さんから血液培養提出のサポートをお願いいたします．

　さて，本症例は見た目で CRBSI がわかるほどの症例であり，最初の相談時に血液培養の提出はありませんでしたが，すでに提出されているカテーテル先端培養から黄色ブドウ球菌が検出されており，バンコマイシンの開始を推奨しました．ところが治療開始して3日程度経っても解熱せず，主治医より抗菌薬の変更の必要性に関して相談を受けました．どのように考えたらよいでしょうか？　抗菌薬が効かない場合（というか，実際には「抗菌薬が効かないような気がすると思った自分がいた場合」という言い方が正しいですが）に考えることは，一般的には以下の5つになります．

> **ココに注目！　抗菌薬が効かないと思ったときに考えること Big 5**
> ① 投与量・投与間隔の問題
> 　―ピペラシリン1回1g 1日2回？？　アミノグリコシド系の量が少ない，トラフ値が不十分
> ② 抗菌薬が移行しにくい部位・転移病巣の感染の存在
> 　―移行性を考慮する臓器：中枢神経，眼球内，前立腺，骨髄
> 　　閉塞部位（胆管結石，膿胸，膿瘍）や壊死臓器への感染
> ③ 実は自然経過である（効かないと思っているのはあなただけ）
> 　―疾患の自然経過・回復パターンを知らないので，「待ち」ができない
> ④ 抗菌薬が起因菌をカバーしていない
> 　―耐性菌，真菌，抗酸菌，ウイルスなど
> ⑤ 病名が違う！（感染症の診断の間違い，もしくは感染症以外の疾患）
> 　―非感染症：薬剤熱，腫瘍熱，血腫吸収熱，血栓症，偽痛風など

　これらすべてを医師にはチェックしてほしいですが，薬剤師さんが細かくチェックするのは現実的ではないと思います．しかし，①の抗菌薬の投与方法に関してや，②の臓器移行性を考慮する必要がある感染症かどうかなどは確認してください．薬剤師さんでも，医師が下した病名が正しいという前提

で良くなっていない場合に考えることは知っておくべきと考えます。つまり，CRBSIとして適切に治療開始としたにもかかわらず改善しない場合には，どのようにアプローチしたらよいでしょうか？　このディスカッションをするためには，まずは"改善しない場合"とはどのようなときかを明確にする必要があるでしょう。それはどのようなときでしょうか？

CRBSI が改善しないと考えられる場合とは？

カテーテルを抜去し，適切な抗菌薬を十分量投与しているにもかかわらず 72 時間たっても解熱しない

±

腰が痛い　or　目の見えにくさの訴え　or　新たな心雑音がある場合

CRBSI は合併症を伴う場合があり，上記を満たす場合には以下の存在を考える必要があります[1]。

ココに注目！

CRBSI 4 大合併症と必要な検査

①感染性血栓性静脈炎
　―検査：カテーテルが挿入されていた部位の血管エコー
②骨髄炎
　―検査：疼痛部位の MRI
③感染性心内膜炎
　―検査：経食道心エコー
④真菌性眼内炎（カンジダが起因菌の場合）
　―検査：眼底検査

このなかで最も頻度が高いのは，①の感染性血栓性静脈炎です。②や③は検査の閾値は高いと思いますので，最初にすべきは頻度の点からも①を考えた血管のエコー検査となります。感染性心内膜炎を考えた場合，経胸壁心エコーは感度が悪いため疣贅がなくても否定はできません。しかし，経食道心エコーが気軽に迅速に行える施設も多くはありません。よって，経胸壁心エコーは感度が不十分ですが，特異度は高いためひとまず経胸壁心エコーでの確認ということが現実的ではあります（感染性心内膜炎については第2章⑩，⑪を参照）。

4. カテーテル関連血流感染症② 合併症がある場合

　また，血液培養からカンジダが検出された場合には，CRBSI にかぎらず，症状の有無によらず全例眼科受診が必要です。というのも，真菌性眼内炎は失明のリスクがありますし，抗菌薬の選択でも臓器移行性を考慮する必要があり，その有無が重要だからです。合併症の頻度や検査へのアクセスも考慮した推奨が重要です。コンサルテーション時には「○○の可能性があるので××検査をしないとわかりません！」とか「××検査しろと教科書には書いています！」とつい言ってしまいがちです。しかし，**コンサルテーションは「意見の一方的な押しつけ」ではありません。ときおり，コンサルタントはすべての誤りを指摘するのが仕事であると考えている人をみかけます**[2]。注意しましょう。

Step 2 患者情報・病歴・身体所見で気になることは？

　CRBSI で改善しないと考えられる場合は，上記合併症の存在を示唆する所見がないかどうかをチェックする必要があります。薬剤師さんの場合は細かい身体所見をとることは難しいですが，症状を拾い上げる一人になることは可能と思います。感染性心内膜炎の可能性に関しては，心雑音の有無だけではなく，結膜の点状出血や末梢塞栓症状（Osler 結節：指先に現れる有痛性紅斑，Janeway 斑：主に手掌足背に現れる無痛性紅斑）の有無も確認が必要です。「指先，足先など発疹があるとか痛いところはありますか？」と聞きましょう。

　骨髄炎では，身体所見での椎体の叩打痛がありますが，その前に腰痛の有無を確認しましょう。

　真菌性眼内炎は初期だとあまり症状がないことが多いので，症状の有無によらず全例眼科受診していただく必要があります。丁寧に聞くと「新聞がちょっと読みにくくなった」程度ですが，症状をとらえることができる場合もあります。

　感染性血栓性静脈炎では，多くは局所の所見・症状がありません。しいて言えば，カテーテルが挿入されていた場合にその側の所属リンパ節の腫脹・疼痛を認めることがありますが，頻度は多くありません（例：右鎖骨下静脈にカテーテルが挿入されていた場合に，右の腋窩リンパ節の腫脹・疼痛を認める）。

> **ADVICE**
>
> 本症例ではカテーテル刺入部から排膿がありました。このような場合は，上記合併症だけではなく，皮下に膿瘍を形成していることもあります。ドレナージの必要性や治療期間にも影響するので，積極的にエコーで確認することをお勧めするのがよいでしょう。血管エコーも含めた刺入部のエコー検査は非侵襲的で簡便です。感染性血栓性静脈炎の有無を確認する前に「経食道心エコーは必須です！」などすぐに言うと，やりにくくなるだけですので注意しましょう。

薬剤師さんの場合には身体所見は難しいですが，症状をより早期にとらえる一人となることは可能と思います。ぜひ，気がついたら教えていただけると医師としてとてもうれしいです。

Step 3 血液・細菌検査結果をどう読む？

本症例は，血液培養の結果は返ってきてはいませんが，相談を受けた時点で黄色ブドウ球菌がカテーテル先端培養や膿培養から検出されており，これが起因菌である可能性は高いでしょう。しかし，血液培養の結果が未着であることを考えると，黄色ブドウ球菌だけを起因菌としてもよいか？ という思考は重要です。特に，本症例のように良くなっていない場合は，「抗菌薬が効かないと思ったときに考えること Big 5」の④として，血液培養の結果がはっきりするまではグラム陰性桿菌やカンジダまで考慮するか？ という思考が重症度によっては重要となります。

> **ADVICE**
>
> グラム陰性桿菌やカンジダまで考慮するという姿勢は，薬剤師さんのみで対応する場合は決してやりすぎとは考えなくてもよいと感じます。起因菌のみをターゲットとしたきれいな治療は理想ですが，コンサルテーション構築過程ではそれ以上に信頼関係が重要です。大切なのはきれいな治療ではなく「泥臭くてもよいから治す」ことだと考えましょう。このような考えは，「抗菌薬をどうしたらよいだろう……」と判断が難しい状況で助けになる思考と思います。

4. カテーテル関連血流感染症② 合併症がある場合

コンサルト後の経過

適切なCRBSIの治療をしているにもかかわらず72時間での解熱を認めなかったため，カテーテルが挿入されていた左内頸静脈のエコーをお勧めし施行したところ，左内頸静脈から鎖骨下静脈合流部まで充実性のエコーを認め，血栓を疑う所見を認めました（図1～2）。また，第22病日提出の血液培養に関して細菌検査室に確認したところ，2セットからブドウ球菌様のグラム陽性球菌が今日になって生えてきたことがわかりました。細菌検査室が外注であるとか，院内であってもうまく連携がとれていないと血液培養陽性の報告も遅れがちですので，積極的に検査室に確認しましょう。

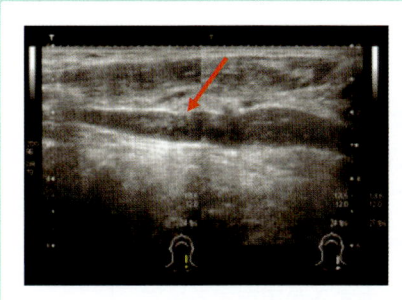

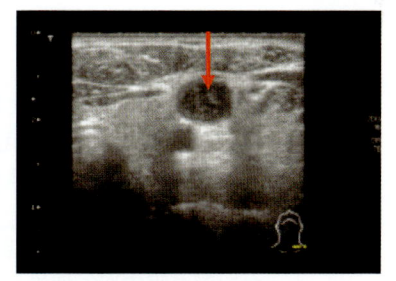

左内頸静脈から鎖骨下静脈合流部まで充実性のエコーを認め，血栓と考えられる。ドプラ血流は周囲にわずかにみられるのみで，閉塞に近い状態と評価。

図1　血管エコー①

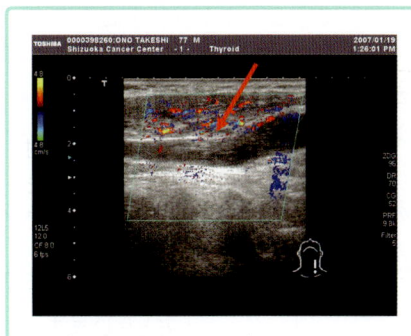

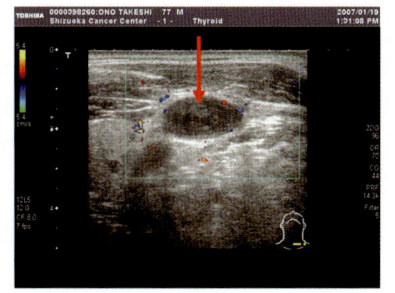

ドプラ血流は周囲にわずかにみられるのみで，閉塞に近い状態と評価。

図2　血管エコー②

Step 4 さて,これまでを踏まえて薬は何を選ぶ?

　抗菌薬の選択は,感染臓器および微生物の推定なくして決定されません。本症例は,カテーテル先端培養,カテーテル抜去部(旧刺入部)排膿培養で黄色ブドウ球菌が検出されていること,および頸部エコーで左内頸静脈から鎖骨下静脈合流部まで血栓を疑う充実性のエコーを認めたため,同菌による左内頸静脈感染性血栓性静脈炎と考えられます。おそらく,血液培養のブドウ球菌様のグラム陽性球菌も黄色ブドウ球菌と予想されます。解熱を認めていませんが,これは良くなっていないとか複数菌の感染という可能性よりは,感染性血栓性静脈炎が明確にあることが確認できたので治りが遅いという言い方が正しいと思われます。抗菌薬の選択に関しては,本章①と変わりはありません。**大切なのは治療期間がまったく違うということです**[1)]。

> **ココに注目!**
> **合併症ごとの治療期間**
> カテーテルを抜去したうえで,
> ・感染性血栓性静脈炎:4〜6週間
> ・骨髄炎:6〜8週間
> ・感染性心内膜炎:4週間
> ・カンジダ眼内炎:病巣が消失するか固定するまで

Step 5 経過観察の見極めどころは?

　感染性血栓性静脈炎は抗菌薬を投与していてもなかなか解熱を認めにくいのですが,基本的には抗菌薬の長期治療のみで軽快します。主治医の先生にはそのような感染症であることをしっかりと伝え,十分量の抗菌薬投与で経過をみることが重要です。長期に抗菌薬を投与することによる副作用(肝機能障害,腎機能障害,薬疹など)への注意が必要です。また,腎機能が安定しない患者さんでは,バンコマイシンの血中濃度への十分な配慮を忘れないでください。これこそ,特に薬剤師さんの専門性が活かされる状況の一つと考えます。

4. カテーテル関連血流感染症② 合併症がある場合

カルテへの実践的記載例！

コンサルテーションへの返答はカルテ記載だけでなく，ぜひ直接主治医の先生に会ってディスカッションしながら伝えることが重要です。本症例をもとにカルテ記載例を提示してみます。

○○科■■先生よりご相談（●月×日）
● **Problem List**
　#1　発熱
　#2　カテーテル先端培養，膿培養から黄色ブドウ球菌（MRSA）陽性
　#3　血液培養2セットからブドウ球菌様のグラム陽性球菌陽性
　#4　左内頸静脈に血栓
　#5　肝門部胆管がん術後
　#6　尿管結石，前立腺肥大症

● **Assessment/Plan**
　#1〜4より，
　s/o 黄色ブドウ球菌（MRSA）によるカテーテル関連血流感染症＋感染性血栓性静脈炎
　r/o 術創部感染症（SSI），胆管炎，尿路感染症

胆管がん術後であり，SSIや胆管炎などの可能性がありますが，カテーテル抜去部（旧刺入部）には排膿を認めるほどの局所炎症所見を認めております。また，細菌検査室に確認したところ，第22病日に提出していただいた血液培養2セットよりブドウ球菌様のグラム陽性球菌が陽性となっているようです。通常のカテーテル関連血流感染症ではカテーテルを抜去し，適切な抗菌薬治療となれば72時間以内には解熱を認めることが多いのですが，改善しない場合には合併症の存在が疑われます。カテーテル刺入部のエコーをしていただいたところ，血栓を認めており，感染性血栓性静脈炎の合併と考えます。すんなり解熱は認めませんが，十分量の抗菌薬を長期に投与することが重要です。

・抗菌薬はバンコマイシン®1回750mg 8時間ごとの継続をお願いします。
・バンコマイシン®のTDM（薬物血中モニタリング）測定を適宜行っていきます。目標のトラフは15〜20μg/mLと考えます。
・発熱が持続するようでしたら，血液培養の再提出をお願いします。黄色ブドウ球菌が起因菌ですので，陽性が持続する際は，感染性心内膜炎など他の合併症検索を積極的に行うのがよいと考えます。
・4〜6週間の点滴での治療が必要です。患者さんにもその必要性をこちらからも説明いたします。

> - 新たな合併症が出てこないか，抗菌薬の副作用が出ないかを注意してみていきます。
>
> 引き続きフォローさせていただきます。病棟での抗菌薬投与のタイミングなどに関して不都合がございましたら，遠慮せず●●にご連絡ください。

s/o：suspect of（疑い），r/o：rule out（除外）

　血液培養がなかなか陰性化しない場合には他の合併症の存在を考えて，積極的に画像検索（上記以外の部位への膿瘍病変の確認のため whole body での造影 CT）や感染性心内膜炎の検索をしてもよいと考えます。黄色ブドウ球菌は血管親和性が高く，合併症のリスクは高いと考えましょう。

治療をスムーズに進めるコンサルテーションのコツ

コンサルタントのつぶやき

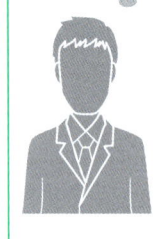

　こないだ，カテ感染の疑いの患者さんがいて，主治医の先生はきちんと血液培養を提出してくれていたんだけど，カテも抜去してカテ先培養も提出されていて……。まぁそれはいいんだけど，翌日にどちらも培養陽性となっていたけど解熱しちゃっていたので抗菌薬が投与されてなくって…。「血液培養が陽性となってますけど，抗菌薬は投与しないんですか？」って聞いたら「良くなってるからいらん！　おれはいままでこうやってきた！」って逆ギレされちゃって……。むしろ溝が深まっちゃったんだけど，どうしたらよかったのかなぁ。

　CRBSI の治療方針は IDSA（The Infectious Diseases Society of America）のガイドライン[1]で明確に記載されていますが，臨床の現場では必ずしもその方針どおりにはなされておらず，それでも改善している患者さんはいるでしょう。これは CRBSI に限ったことではなく，尿路感染症や肺炎でも同じで，治療をしないとはいかないまでも，驚くほど短期間しか抗菌薬が投与

4. カテーテル関連血流感染症② 合併症がある場合

されていないけれど良くなっている患者さんもいます。より短い治療期間でもよいのでは？ というデータも各疾患で出始めており，あながち問題ではないのかもしれませんが，まだよいというほどのデータもないのです。特にCRBSIに関しては，日本ならではの対応として，疑っても血液培養を提出せず，ひとまずカテーテルを抜去するという伝統があります。また，CRBSIとしても1～2週間といった抗菌薬治療を行うこと自体に慣れていない医師は多いでしょう。

さて，このような現状を踏まえ，今回の状況をさらに日本でよくあるシチュエーションとして言い換えるならば，「カテーテル感染が鑑別にあがる患者さんで，血液培養を2セット提出し，**カテーテルを抜去してしまい**カテーテル先端培養も提出し**抗菌薬なしで経過をみる方針**としたところ，すぐに解熱したが，血液培養・カテーテル先端培養ともに**数日後に陽性の連絡**となった。患者さんの全身状態は極めて良好である。治療しますか？」になると思われます。このような良好な経過をとる場合，多くは表皮ブドウ球菌といったコアグラーゼ陰性ブドウ球菌のことが多く，日本の伝統的な治療法として，カテーテルの抜去のみで良くなることもあるということを経験的に感じ，それで対応してきた医師は多いと思われます。しかし，これはあくまでも各人の経験の話であり，それでよいというデータはありません。よって現時点では，"それでよかったこともあったかもしれないけれど，それでよいというデータがない以上，それはラッキーなだけだった"といまのところは考える必要があるでしょう。

例えば，血液培養が陰性だった（もしくは提出していなかった）とか，カテーテル先端培養が陰性だったなどといった，CRBSIの診断基準すら満たしていない状況では，熱源がCRBSIだったかどうかさえ判断不能であり，抗菌薬なしで経過をみて再度熱発時に適切に血液培養を提出して熱源を検索し直すしかないでしょう。しかし，CRBSIの診断基準を満たしている場合，つまり「末梢血培養が陽性であり，かつカテーテル血培養も陽性で，カテーテル血培養のほうが2時間以上早く陽性になるとか（differential time to positivity），カテーテル先端培養も陽性となる」ようであればCRBSI確定となり，適切な治療期間をとるべきとなります。

抗菌薬治療をしなくても良くなるカテゴリーがないとは言いません。しかし，CRBSIは血流感染症であり，抗菌薬治療をしなかったためその後熱発し，不明熱として紹介され，結局はCRBSIの重篤な合併症（感染性心内膜炎，

骨髄炎，感染性血栓性静脈炎，真菌性眼内炎など）を起こしていたということをよく経験します。また最近では，明らかな血流感染症が証明されず（血液培養が陽性とならず）カテーテル先端培養のみ陽性でも治療すべき微生物として黄色ブドウ球菌があげられています。明確なエビデンスはありませんが，同様のカテゴリーの微生物として，カンジダやグラム陰性桿菌も同じような対応でもよいかもしれないと感染症専門医として感じます。このように，治療の閾値は微生物によってはより低く設定されるものもあるくらいです。

　さて，本命題ですが，このように良くなってしまっている患者で抗菌薬を再投与するのをためらう気持ちもよくわかります。しかし，CRBSIの診断基準を満たしているならば上記の理由から，不十分な治療期間による治療失敗（特に合併症併発）は最低限回避されるべきでしょう。特に黄色ブドウ球菌は血管親和性が高い菌ですので，一見良くなったとしてもしっかりと治療することが重要です。ただし，このような良好な経過の多くは表皮ブドウ球菌などのコアグラーゼ陰性ブドウ球菌が起因菌であることが多いので，"最低期間である5日間は治療しましょう"とするとよいでしょう。この場合は，バンコマイシンの血中濃度を測定することなく逃げ切ることもできる場合が多いと思います。また，個人的な言い方のコツですが，患者さんに今後化学療法や手術など重要な治療の予定があるかを確認しましょう。その場合には，「今後，化学療法がより順調にいくためにもしっかりと治療しておいたほうが患者さんのためかなぁと思います。再発したら治療が遅れますから」と言うと，「なるほど確かに…」と主治医の先生が思ってくれます。**感染症のコンサルタントは，患者診療全体をうまくいかせるためにこそ存在します。患者診療をうまくいかせることが究極の，そして最優先のGoalです**[2]。

4. カテーテル関連血流感染症② 合併症がある場合

今回のおさらい！

- CRBSIとして適切な治療を開始したが改善しない場合は，4大合併症の存在を考える．最も頻度が高い合併症は感染性血栓性静脈炎で，カテーテル挿入部位の血管エコーにより確認する．
- 感染性心内膜炎の合併では，心雑音に加えて結膜の点状出血や末梢塞栓症状の有無を確認する．真菌性眼内炎では失明のリスクがあるため，カンジダが血液培養で陽性となった場合には，症状の有無によらず全例眼科受診が必要となる．
- 血液培養の結果が不明な間はグラム陰性桿菌やカンジダを考慮することも，重症度が高い場合は大切になる．起因菌のみをターゲットとしたきれいな治療より，「泥臭くてもよいから治す」ことが大切な場合もある．
- 起因菌が黄色ブドウ球菌で合併症がないCRBSIの場合，カテーテル抜去後の治療期間は14日間だが，合併症が存在する症例ではより長期間の抗菌薬投与が必要になる．
- 長期間の抗菌薬投与による副作用に注意する．また，腎機能が安定しない患者ではバンコマイシンの血中濃度をきちんとモニタリングする．

【引用文献】
1) Mermel LA, et al : Clinical practice guidelines for the diagnosis and management of intravascular catheter-related infection: 2009 Update by the Infectious Diseases Society of America. Clin Infect Dis, 49 : 1-45, 2009
2) 大曲貴夫, 具　芳明, 岸田直樹, 他：感染症コンサルテーション一般論. 感染症チーム医療のアプローチ；解決力・交渉力を磨く, 南江堂, p134, 2009

第1章　コンサルテーション基本編

5 院内下痢症
（クロストリジウム・ディフィシル感染症）

　前項では，合併症を伴うカテーテル関連血流感染症（CRBSI）へのアプローチを解説しました。薬剤師さんの場合は基本的には医師が下した診断名のもとで適切な抗菌薬を提示できる必要があります。しかし，「その後の経過で良くならない場合」の相談にもサポートをお願いします。というより，実際の現場では良くならないから相談されることのほうが多いでしょう。前項で提示した「抗菌薬が効かないと思ったときに考えること Big 5」は言えるでしょうか？　抗菌薬の投与量・投与間隔の問題や，薬剤熱，臓器移行性が考慮されているか，TDMが測定されているかなどの確認は薬剤師さんの専門性が活かされる分野でしょう。また，主治医が最初に下した診断名が正しいという前提で良くならない場合に考えることは決まっており，そこへの診断・治療のサポートはその後の抗菌薬の選択や治療期間にも多大な影響を与えますのでぜひご協力をお願いしたいところです。CRBSIの合併症は言えるでしょうか？　ぜひ確認しておいてください。

　さて本項は，どの科でも遭遇しうる院内感染症であるクロストリジウム・ディフィシル感染症（*Clostridium difficile* infection；CDI）についてです。CDIというアプローチではなく，院内の下痢症というアプローチが重要です。ここは診断という意味でも薬剤師さんの専門性が活かされる分野です。ぜひ，院内で発症した下痢症の原因検索・治療に積極的に関わってください。

患　　者	Eさん　82歳　女性
主　　訴	発熱，下痢
入院時診断	腎盂腎炎
現 病 歴	脳梗塞後遺症で寝たきりとなり，尿路感染症や誤嚥性肺炎を繰り返しており，半年前にも入院歴がある。今回は7日前に腎盂腎炎の診断で入院となり，メロペネムで治療開始となり，尿から大腸

5. 院内下痢症（クロストリジウム・ディフィシル感染症）

菌が検出されたため，感受性結果からレボフロキサシンの内服に3日前より変更となっていた。また，2日前に経鼻胃管からの経腸栄養が再開となっていた。2日前から水様性の下痢があり，昨日より38℃の発熱あり。「クラビット®の薬剤熱ってあるの？ 下痢もあるから変えられない？」と主治医より相談を受けた。

既往歴	8年前に脳梗塞，誤嚥性肺炎，尿路感染症
内服薬	バイアスピリン®錠100mg 1錠/分1,タケプロン®OD錠15mg 1錠/分1
アレルギー	薬・食べ物なし
社会歴	飲酒：なし，喫煙：なし
家族歴	父親が前立腺がん，母親が心筋梗塞で他界
身体所見	身長155cm，体重55kg 経鼻胃管，尿バルーン，末梢ルートが入っている
全身状態	やや呼吸があらい
バイタル	血圧124/78mmHg，脈拍96回/分，体温38.4℃，呼吸数20回/分，SpO_2 96%（室内気）
頭頸部	結膜貧血・黄疸なし，副鼻腔圧痛ははっきりしない，咽頭発赤なし，頸部リンパ節触知せず
胸部	呼吸音：清，心音：整，雑音なし
腹部	腸蠕動音正常，腹部平坦軟，下腹部中心に触診時に顔をしかめるしぐさが軽度ある
背部	脊柱叩打痛なし，肋骨脊柱角（CVA）叩打痛なし
皮膚	皮疹なし，末梢ルート刺入部の発赤などなし

☑ 血液検査

WBC	13,200/μL (Stab 8%, Seg 82%, Eos 0%, Lympho 10%, Mono 0%)	Ht	38.2%	Na	142mEq/L
		PLT	$15.2×10^4$/μL	K	4.6mEq/L
		AST	24U/L	Cl	94mEq/L
		ALT	32U/L	BUN	32mg/dL
		LDH	282U/L	Cre	1.2mg/dL
Hb	13.8g/dL	γGTP	45U/L	CRP	8.3mg/dL

☑ 尿検査

潜血	(−)	WBC	1〜3/HPF	RBC	1〜3/HPF
蛋白	(−)				

Step 1 はじめに，この症例をどうとらえる？

　本症例は尿路感染症として治療し順調に軽快していた経過で再度発熱を認めています。いったん軽快しているので，前項のように"良くならない場合"と考えるのではなく，カテゴリーとしては「院内での発熱の原因として何を考えるか？」となります。主治医は「薬剤性では？」とも思ったようですが，院内での発熱の原因をすべて薬剤性にされてしまってはたまったものではありません。以下のものがあり，丁寧に確認することが重要です。

> **ココに注目！**
>
> ### 院内での発熱の原因
>
> - ●感染症
>   - ・よくある感染症
>   - 尿路感染症：特に尿バルーン挿入患者
>   - 肺炎：人工呼吸器関連肺炎を含む
>   - ・異物の感染症
>   - 末梢・中心静脈カテーテル（CRBSI），金属
>   - ・術後創部感染症
>   - ・CDI
> - ●非感染症
>   - ・薬剤熱
>   - ・腫瘍熱
>   - ・偽痛風
>   - ・血栓症：深部静脈血栓症，肺塞栓症
>   - ・その他：血腫吸収熱など

　薬剤師さんの場合はこれらを的確に鑑別診断できることが重要だとは思いませんが，診断のお手伝いはお願いしたいところです。例えばCRBSIに関しては，ライン刺入部の発赤・熱感・腫脹・疼痛や，偽痛風の関節症状，深部静脈血栓症の足の腫れなどに最初に気がつく（もしくは「患者さんが教えてくれている」）のは薬剤師さんかもしれません。気づいていたにもかかわらず，われ関せずといった感じでスルーしないようお願いします。さて，このなかでも薬剤師さんの専門性が活かされるのは「薬剤熱」などの薬剤性の発熱ですので，感染症非専門医の先生もタッグを組むことをお勧めします。しかし，例えば薬剤師さんが「これは○○薬の副作用です」などと言い切っ

5. 院内下痢症（クロストリジウム・ディフィシル感染症）

たようなカルテ記載をしているのをよく見かけますが（例えば「腎機能悪化の原因は〇〇です」など），本当にそんなに言い切れるものでしょうか？　薬剤熱を含め，薬剤による副作用は原則「除外診断」となります。「薬剤性だ」と言うのはたやすいですが，安易に変えられない大切な薬剤かもしれません。薬剤性は原則，除外診断ですので，可能性としては十分あるかもしれませんが，その他の原因の可能性がないか主治医と一緒に考えることが重要となります。

さて，そのようなシチュエーションで特に薬剤師さんが活躍するのが，この「院内下痢症」の場合だなと日々感じます。では，院内下痢症の原因にはどのようなものがあるでしょうか？　また，なぜ他の可能性も含めて薬剤師さんの存在が欠かせないのでしょうか？

Step 2 患者情報・病歴・身体所見で気になることは？

院内下痢症の原因にはどのようなものがあるでしょうか？　その確認をぜひ薬剤師さんにもお願いしたいところです。その理由はいくつかあるのですが，原因と頻度に関する以下の表からもわかるでしょう。

院内下痢症の原因と頻度

- 医原性　37.3%
  - 抗菌薬関連　　　　　　　　　　　　　　　　12.7%
  - 薬物の離脱症状　　　　　　　　　　　　　　11.9%
  - 抗菌薬以外の薬剤性（化学療法含む）　　　　 7.9%
  - 経腸栄養　　　　　　　　　　　　　　　　　 3.2%
  - 放射線治療　　　　　　　　　　　　　　　　 1.6%
- 感染症　29.4%
  - クロストリジウム・ディフィシル　　　　　　24.6%
  - その他の微生物　　　　　　　　　　　　　　 4.8%
- 原因不明・その他（吸収不良など）　33.3%

上からもわかると思いますが[1]，医原性の下痢症のほとんどは薬剤や栄養に関するものなのです。忙しい医療現場で，多くの医師はこれらを丁寧に確認できていないでしょう。特に①緩下剤が過量投与されていただけ，②経腸栄養が開始となったタイミングに一致する，③抗がん剤の影響の可能性――

この3つに関して薬剤投与と下痢発生のタイミングの確認にはぜひ薬剤師さんのサポートをお願いします。また，下痢を起こす薬剤はプロトンポンプ阻害薬などほかにもあるでしょう。本症例でもランソプラゾール（タケプロン®OD錠）を内服しています。ぜひ薬剤の確認をお願いします。

> **ADVICE**
> 本症例では，緩下剤や抗がん剤の投与はなさそうです。ランソプラゾールは内服していますが，これまでも長期に内服されていて下痢はなかったようです。否定はできませんが，下位に位置づけてよいでしょう。経過をみると，経腸栄養の開始と下痢がちょうど重なっています。しかしこの場合も，「経腸栄養によるものです」などと断定した言い方や記載はいけません。臨床はそんなに単純ではありません。「タイミングは経腸栄養に一致し，可能性は十分ありますが，そうなると発熱は説明しにくい状況です。ほかに飲まれている薬剤のなかではランソプラゾールが下痢の原因にはなりますが，以前から内服されており積極的に考えるものではなさそうです」といった提示・記載がよいでしょう。

どう診断するか──CDIの検査の限界を知る

抗菌薬使用中もしくは使用歴のある下痢症患者ではCDIを積極的に疑うべきでしょう。しかし，上述のとおり，下痢のすべてがCDIによるものではありません。特に確定診断のためのツールである酵素抗体法（Toxin AおよびToxin Bの同時検出キット）は，感度が不十分（60〜70％程度）であるということを知りましょう。よって，検査が陰性でもCDIは否定できないのです。検査が陰性でも否定できないということは，治療するかどうかの判断には「どのくらい他の原因がなさそうか？」ということが重要になることがわかると思います。つまり，他の原因として最も多い薬剤性や経腸栄養などの可能性がないかをどこまで整理できているかが重要となります。ここを薬剤師さんが一緒に整理してくれるとたいへん助かります。自分自身も，実は緩下剤が予測指示で開始されていたのに気がつかなかったといったことがたくさんありました。ご協力をお願いします。

関連する抗菌薬としては，キノロン系，クリンダマイシンなどの嫌気性菌をカバーする抗菌薬，セフェム系が多いとされますが，メトロニダゾール使用中でもありえます。症状としては，水様便，粘血便や腹痛，発熱とされ，特徴的な臭い（悪臭）があるとはいわれています。下痢はCDIによる麻痺

5. 院内下痢症（クロストリジウム・ディフィシル感染症）

性イレウスになると出ないこともあり，アドバンストですが「腹部膨満のみのCDIもある」ということも知っておくとよいでしょう。

> **ADVICE**
>
> CDIは軽度の下痢症状から腸閉塞やtoxic megacolon，さらには死に至るような重篤な腸管壊死まで幅が広いということも知っておくことが重要です。つまり，検査の限界があるので，疑わしきは罰するしかない場合も多いため，疑いが低くとも（下痢は軽度でも）重症度が極めて高い場合には，検査が陰性でも治療開始とするという方針は間違いではありません。

Step 3 血液・細菌検査結果をどう読む？

血液検査や尿検査に関しては，どちらかというと院内での発熱の原因となる他疾患との鑑別のためという意味合いが強いでしょう。CDIについて一つ知っておいてもよい知識として，「血液検査でWBCが上昇しやすい」というものがあります。CDIでの血液検査の平均WBC値っていくつだと思いますか？ 平均15,000/μL，WBC上昇は50％でみられるといわれています。CDIを疑うちょっとした気づきとして，以下のフレーズを覚えておくとよいでしょう。

> **ココに注目！ CDIを疑う気づき**
>
> 「重症感染症治療後，軽快しており，患者さんも落ち着いているのに血液検査でジワジワWBC値が上がってきているのを見たらCDIかも。これを見ても治療開始ではなく，今後の便の性状の変化に注意し，下痢に早期に気がつけるようにしよう！」

究極的には院内における原因不明のWBC上昇のかなりの部分を説明できるという文献もあるくらいです[2]。安易な治療開始ではなく，気づきとして使うことが重要ですね。本症例ではWBC値が13,200/μLと軽度ですが上昇しています。本症例はレボフロキサシンによる下痢の可能性もありましたが，CDIについて主治医に説明し，Toxin検査を提出していただいたところToxin陽性となりCDIの診断となりました。

Step 4 さて，これまでを踏まえて薬は何を選ぶ？

1. 抗菌薬療法（表1～2）

抗菌薬の選択は，感染臓器および微生物の推定なくして決定されません。本症例は，感染部位は腸管で，起因菌はクロストリジウム・ディフィシルとなります。今回はこれまで本書でも示してきたような培養の「途中経過判明前」，「途中経過判明中」，「最終結果判明後」の3つで違うという流れにはなりません。考えている微生物はクロストリジウム・ディフィシルですので変わりありません。しかし，CDIならではの抗菌薬の選択があります。それは重症度と再発例をどうするか？ という側面です。CDIでは重症度の判断基準があり，以下の場合には重症とするとされています。

> **ココに注目！**
> **CDIの重症基準**
> ① WBC数が15,000/μL以上　もしくは
> ② クレアチニンがベースより1.5倍以上

表1　CDI治療の第一選択薬

薬剤名	投与量（1回）	投与間隔
メトロニダゾール（フラジール®）	500mg または 250mg	1日3回経口 / 1日4回経口

表2　メトロニダゾール以外を考慮する場合

薬剤名	投与量（1回）	投与間隔
CDIの重症例，メトロニダゾール治療不良例，妊婦など バンコマイシン散（バンコマイシン®）	125mg	1日4回経口
重症例でもさらに，ショック，イレウス，toxic megacolonなどの場合 バンコマイシン散（バンコマイシン®） ＋ メトロニダゾール（フラジール®）	500mg 500mg	1日4回経口 1日3回経口

【補足】
・ショック，イレウス，toxic megacolonを伴う重症例でもバンコマイシンは1回125mg 1日4回と差はないという文献もある。
・ショック，イレウス，toxic megacolonを伴う重症例でのメトロニダゾールは原則静注である。

5. 院内下痢症（クロストリジウム・ディフィシル感染症）

2. たまにある経口投与の不能例にどのように対応するか？

CDI として治療を開始したいのだけれども，経口投与がしにくい患者さんがときどきいます。そのような場合にはどのようにしたらよいでしょうか？　選択肢としては以下のものがありそうですが，それぞれの可能性についてしっかり吟味することが重要です。

経口投与不能例での投与法

①バンコマイシン注腸
　―少数例の報告あり，選択肢となるが手間がかかる
②バンコマイシン静注
　―腸管内の濃度が上がらないので効果が期待できない
③メトロニダゾール静注
④メトロニダゾール注腸
　―裏ワザ

パッと思いつくものとしてこの 4 つがあるでしょう。②は，記載しましたが禁忌肢ですので間違っても選択しないでください。①は行ってもよいのですが，以下の処置をうまくこなすのは結構難易度が高いといわれます[3]。

バンコマイシン注腸の投与法

・可能であればエコーなどで病変（大腸壁肥厚）範囲を確認
・仰向けだと注腸液は深部に入らないので，注入時は必ず左側臥位とする
・200mL の量では下行結腸までが精一杯。腸の走行によっては S 状結腸までしか入らないかもしれない
・体位変換ができる人なら，左側臥位→腹臥位→左側臥位→仰向け→左側臥位を数回繰り返す。これで多くの場合，脾湾曲部まで入る
・もし横行結腸や右半結腸までの病変なら，注腸量を生理食塩水 500mL（バンコマイシン 1g）として先ほどの体位変換後，右側臥位を加える。そうすると，脾湾曲部に貯留した液体が横行結腸に流れる（処置が大変なことや，注入量が多いほど深部に入ることから，500mL ＋バンコマイシン 1g を 1 日 2 回としてもよい）

---

③は現在できませんが，2014 年 6 月に静注製剤が承認される予定で，近

く使用できるようになるでしょう。しかし，現時点では"ない袖は振れぬ"ですので，どうにかしないといけないのですがどうしたらよいでしょうか？

そこで登場するのが④です。メトロニダゾールを服用できない患者における膣錠の経直腸投与の報告があります。症例報告ですが，胃幽門部ポリープによる通過障害により嘔吐を繰り返しメトロニダゾール内服500mg 1日2回が無効だった症例に，メトロニダゾール膣錠1回250mg 1日3回が有効であったとのことです[4]。若干の注意点はありますが，これをもとに以下の投与は限定例で考慮されてもよいかもしれません。

メトロニダゾールを経直腸投与するときの注意点
①膣錠の経直腸投与は適応外の用法であることを説明する
②内服での吸収率が100％であるのに対して，経直腸投与では67〜90％とやや低下するため，必要に応じて内服時の投与量に比較して増量を考慮すべき
③膣錠は内服錠より崩壊性が良好なため，膣錠を選択することが望ましい（なお，内服錠の経直腸投与の経験は自分はない）
④意識のある患者さんには，膣錠は発泡するのでポコポコというかもしれないことを事前に説明する

ADVICE

「バンコマイシン内服では血中濃度は上がらないと考えてよいですか？」という質問をよく受けます。結論からいうとほぼ問題ないのですが，腎機能障害のある患者さんでは血中濃度が高くなることが示されている報告もあり注意が必要です[5]。

Step 5 経過観察の見極めどころは？

CDI は腸炎であり，臓器特異的なパラメータとして下痢の回数や腹部症状の軽快，脱水所見の軽快（血圧，心拍数の正常化，BUN/Cr の低下）などが重要です。これらを日々チェックしてください。2〜3日で症状が軽快してくることが多いですが，必ず10〜14日間の治療を行ってください。また，治療効果判定としての毒素再検は不要です。陰性化まで治療する必要はありません。クロストリジウム・ディフィシルは保菌している人がいると

5. 院内下痢症（クロストリジウム・ディフィシル感染症）

されます（健常者の1～3%，入院患者の10～20%）。よって，治療に反応しない場合は非感染性など他の原因検索を再度してください。

1. ときどきある再発例にはどのように対応するか？

CDIは5～20%で再発が起こるといわれています。実際のところ，芽胞の残存（再燃）なのか新たな感染（再感染）なのかの区別はつきません。薬剤耐性はほとんど問題にはならず，再発と免疫力（抗体産生能）との関連が示唆されています。治療は原則として再度メトロニダゾールをトライし，それでも駄目であればバンコマイシンでの治療（10～14日間）を行うのがよいでしょう。さらに再発する場合にはバンコマイシン漸減療法を検討してもよいでしょう。通常の1回125mg 1日4回10～14日間終了後に，1回125mg 1日2回1週間，1回125mg 1日1回1週間，1回125mgを2～3日ごとに2～8週間といった漸減療法を検討してみてください。Fecal transplantationという，健常な人の便を移植する治療が有名で，The New England Journal of Medicine誌にも掲載されましたが[6]，準備には倫理的な問題もあり明日から使える再発治療ではなさそうです。

2. 忘れちゃいけない感染対策

CDIは診断・治療だけではなく，感染対策上も重要な微生物ですので，診断された場合には感染対策に関しても迅速かつ適切な対応が望まれます。接触感染対策が必要な微生物ですので，可能であれば個室対応とし，入室時にはガウン・手袋の着用となります。また芽胞形成菌のためアルコールが無効ですので，流水での手洗いが原則となります。

個室にできない施設も多いと思われますが，その際もできるかぎり処置時などはガウン・手袋を着用し，使用する聴診器などの固定などできることはやったほうがよいでしょう。一般的には下痢の消失をもって解除としてもよいですが，免疫不全患者では下痢が消失しても菌の排泄があるので治療終了まで続けるのがよいとはされます。

カルテへの実践的記載例！

コンサルテーションへの返答はカルテ記載だけでなく，ぜひ直接主治医の先生に会ってディスカッションしながら伝えることが重要です．本症例をもとにカルテ記載例を提示してみます．

○○科■■先生よりご相談（●月×日）
● **Problem List**
　＃1　発熱
　＃2　下痢，下腹部中心に軽度圧痛？
　＃3　CD Toxin陽性
　＃4　腎盂腎炎治療中
　　　　—起因菌は大腸菌
　　　　—クラビット®で治療中
　＃5　脳梗塞後

● **Assessment/Plan**
＃1～3より，クロストリジウム・ディフィシル感染症（CDI）
　腎盂腎炎として治療し軽快中に38℃の発熱と下痢を認めています．クラビット®による下痢，薬剤熱の可能性もありましたが，院内での下痢症ですのでクロストリジウム・ディフィシルかどうかは確認しておきたいところです．検査を提出していただき，ありがとうございました．検査結果は陽性ですので，上記と考えます．

・抗菌薬はフラジール®1回500mg 1日3回となります．
・治療期間は，順調に軽快するようであれば10日間と考えています．
・腎盂腎炎に対する抗菌薬ですが，感受性の良い大腸菌が検出されているようです．メロペン®やクラビット®の使用がCDI発症に関係している可能性があります．入院されていますので，点滴でよければピクシリン®1回2g 1日4回，内服であればサワシリン®1回500mg 1日4回への変更をお勧めします．
・今回の経過とは関係ありませんが，本患者さんはニューモバックス®NP未接種のようです．順調に経過した場合には，ニューモバックス®NPを接種していただく予定です．

　引き続きフォローさせていただきます．病棟での抗菌薬投与のタイミングなどに関して不都合がございましたら，遠慮せず●●にご連絡ください．

5. 院内下痢症（クロストリジウム・ディフィシル感染症）

▶ 治療をスムーズに進めるコンサルテーションのコツ

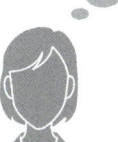

コンサルタントのつぶやき

こないだ，院内下痢症の患者さんでCDIかなと思ったのに，主治医の先生が便培養を提出してMRSA陽性となったのを見て「MRSA腸炎だ！ バンコマイシンだ！」って……。「そんな疾患ありません。しかも院内での下痢症に便培養は禁忌です。CDIなんじゃないですか？」って言ったら逆ギレされてむしろ溝が深まっちゃって。どうしたらよかったのかしら……。

このような事例は多いですね。便培養ではMRSAがしばしば検出されますが，MRSA腸炎は現時点では確立した疾患概念ではないですよね。しかし，本当にMRSA腸炎はないのでしょうか。あることがはっきりしていませんが，ないというのもわかっていないのです。なので，「そんな疾患はない」などという言い方も間違っていると思います。便培養からMRSAが検出されるものの，多くは抗菌薬による生き残りとして検出されていると考えられており，確かにCDIが誤診されている場合も多いでしょう。しかし，本当にないと言い切ってよいものかと言われると，そんなことも言えないのです。MRSAによって偽膜性腸炎が起こったという少数の報告はあり，enterotoxin産生性のMRSAの可能性も示唆されているなど，本当にMRSAが関与していたかはわかりませんが，ないと言い切れる状況でもないでしょう。例えば *Klebsiella oxytoca* による抗菌薬関連出血性腸炎はもともと日本では知られていましたが，世界が認めてくれませんでした。しかし2006年のThe New England Journal of Medicine誌で報告され注目されています[7]。このように，もしかしたら今後MRSA腸炎も世界的に認められた疾患になる可能性はゼロではないと思います。

さて，この事例はどのようにしたらよかったのでしょうか？ ときどき，コンサルタントはすべての誤りを指摘するのが仕事であると考えている人を見かけます。特に重要なこととして，間違いを正そうとしても決して人前で「そんなの間違っている」などと言ってはいけません。日本人は恥には極め

て敏感な国民でしょう。特に人前で自分の間違いを訂正させられたという事実は，たとえその訂正が正しかったとしても，そこでできた溝は極めて深く，この事例のように修復不能となることが多いでしょう[8]。「そんな疾患はない」などと言うのではなく，「MRSA腸炎の可能性もありますね。感染対策上も重要で，かつ院内の下痢症ですのでCD Toxin検査も出しておいたほうがよいかもしれませんね。CDIだとアルコールは効かないなど，感染対策が変わるので」と，感染対策と絡めて情報を提示するのも手かと思います。

今回のおさらい！

- 薬剤による副作用は原則，除外診断。いきなり副作用とは断定せずに，他の可能性がないか主治医とともに考えることが大切である。
- 院内で起こる下痢症のうち，医原性の下痢のほとんどは薬剤や栄養が関係する。緩下剤の過量投与，経腸栄養開始のタイミング，抗がん剤の影響は欠かさず確認する。
- CDIでは血液検査でWBCの上昇がみられやすい。ただしWBCの上昇をもって治療開始と考えるのではなく，便の性状などその後の経過を注意深く観察するようにする。
- CDI治療の第一選択はメトロニダゾール。重症例やメトロニダゾール不良例，妊婦などではバンコマイシンを投与する。
- 経過観察のポイントは，下痢の回数や腹部症状・脱水所見の軽快など。2〜3日で症状が軽快することが多いが，必ず10〜14日間の治療を行う。

5. 院内下痢症（クロストリジウム・ディフィシル感染症）

【引用文献】
1) McFarland LV, et al : Epidemiology of infectious and iatrogenic nosocomial diarrhea in a cohort of general medicine patients. Am J Infect Control, 23 : 295-305, 1995
2) Wanahita A, et al : *Clostridium difficile* infection in patients with unexplained leukocytosis. Am J Med, 115 : 543-546, 2003
3) Apisarnthanarak A, et al : Adjunctive intracolonic vancomycin for severe *Clostridium difficile* colitis: case series and review of the literature. Clin Infect Dis, 35 : 690-696, 2002
4) Hara H, et al : Successful intrarectal metronidazole administration against *Clostridium-difficile*-associated colitis. Jpn J Chemother, 58 : 125-127, 2010
5) Yamazaki S, et al : Unexpected serum level of vancomycin after oral administration in a patient with severe colitis and renal insufficiency. Int J Clin Pharmacol Ther, 47 : 701-706, 2009
6) van Nood E, et al : Duodenal infusion of donor feces for recurrent *Clostridium difficile*. N Engl J Med, 368 : 407-415, 2013
7) Hogenauer C, et al : *Klebsiella oxytoca* as a causative organism of antibiotic-associated hemorrhagic colitis. N Engl J Med, 355 : 2418-2426, 2006
8) 大曲貴夫, 具　芳明, 岸田直樹, 他：感情のコントロール？　感染症チーム医療のアプローチ；解決力・交渉力を磨く, 南江堂, pp216-225, 2009

第1章 コンサルテーション基本編

6 皮膚軟部組織感染症

　前項では，クロストリジウム・ディフィシル感染症（*Clostridium difficile* infection；CDI）について確認しました。CDI は院内下痢症としてよく見かけますが，診断のためのトキシン検査の感度が良くないため，検査が陰性でも否定はできず治療開始を検討することがあります。そのためにも下痢を来す他の原因を除外する必要があるのですが，その多くは経腸栄養剤や緩下剤の使用など薬剤に絡む問題であり，薬剤の整理など薬剤師さんの存在が欠かせないことを確認しました。ぜひ医師の方には薬剤師さんとタッグを組むことをお勧めします。

　さて，本項ではよく見かける市中感染症の一つである，皮膚軟部組織感染症について考えてみましょう。抗菌薬治療が必要な皮膚軟部組織感染症の種類と，抗菌薬の選択は一見簡単なようですが，現場ではその判断が明確にはいかないことがあります。病名が変わると，抗菌薬の種類だけではなく量なども大きく変わる可能性があるカテゴリーですので，主治医の先生がどのように考えているかをしっかりと見極める必要があります。

患　者	Fさん　64歳　男性
主　訴	発熱，左下肢痛
入院時診断	蜂窩織炎
現病歴	2日前から左下肢の発赤・熱感・腫脹・疼痛あり。熱も認めたため近医を受診し下肢エコーするも深部静脈血栓症の所見は認めず，蜂窩織炎の診断でセフジニルを処方され帰宅となった。本日痛みが持続するため近医を再受診した。バイタルで収縮期血圧90〜100mmHg台と低めであり，入院し点滴治療が必要な蜂窩織炎として当院に紹介となった。内科主治医の先生から「うーん，蜂窩織炎ってことだけどちょっと変なんだよね。抗菌薬どうしようか」と相談があった。

6. 皮膚軟部組織感染症

既往歴	高血圧，脂質異常症，糖尿病
内服薬	ノルバスク®錠5mg 1錠/分1, アマリール®錠1mg 1錠/分1, リピトール®錠10mg 1錠/分1
アレルギー	薬・食べ物なし
社会歴	飲酒：なし，喫煙：なし
家族歴	特になし
身体所見	身長170cm, 体重72kg
全身状態	ぐったりのせいかやや傾眠
バイタル	血圧80〜90/50mmHg, 脈拍120回/分, 体温37.0℃, 呼吸数24回/分, SpO₂ 98%（室内気）
頭頸部	結膜貧血・黄疸なし，副鼻腔圧痛ははっきりしない，咽頭発赤なし，頸部リンパ節触知せず
胸部	呼吸音：清，心音：整，雑音なし
腹部	腸蠕動音正常，腹部平坦軟，圧痛なし
皮膚	左下肢全体に発赤・腫脹あり，圧痛著明

☑ **血液検査**

WBC	17,490/μL (Stab 36%, Seg 61%, Eos 0%, Lympho 3%, Mono 0%)	Ht	45.2%	Na	140mEq/L
		PLT	5.0×10⁴/μL	K	4.2mEq/L
		AST	82U/L	Cl	96mEq/L
		ALT	56U/L	BUN	64.6mg/dL
		LDH	292U/L	Cre	4.0mg/dL
Hb	14.7g/dL	γGTP	45U/L	CRP	20.5mg/dL

☑ **尿検査**

潜血	(−)	WBC	1〜3/HPF	RBC	1〜3/HPF
蛋白	(−)				

Step 1 はじめに，この症例をどうとらえる？

　本症例は，皮膚軟部組織感染症のなかでも蜂窩織炎として外来内服治療開始としたものの，悪化し紹介入院となっています。ところで皮膚軟部組織感染症にはどのようなものがあるでしょうか？　皮膚とは表皮・真皮のことを

指しますが，軟部組織とは何でしょうか？　軟部組織とは「骨組織を除く結合組織で，線維組織，脂肪組織，血管，横紋筋，平滑筋，末梢神経組織（神経節と神経線維）の総称」とされます。つまり，皮下の脂肪や筋肉や腱などをまとめて「軟部組織」とよびます（図1）。せつ（癤），よう（癰）といった限局性の皮膚軟部組織感染症は本項では割愛させていただきたいと思います。入院し点滴治療まで必要な場合としては，蜂窩織炎・丹毒が多いでしょう。皮膚軟部組織感染症を考えるうえでは，その感染症が皮膚軟部組織のどの深さにどのような広がりで感染しているのかや，起因菌が言えることが重要です。では，蜂窩織炎・丹毒のそれらはどうでしょうか？

　丹毒とは真皮の層に限局した感染症で，蜂窩織炎は表皮から皮下組織まで（筋肉は含まれません）広がりのあるものとなります。**丹毒は真皮に限局するという特徴から，見た目の境界が明瞭となるのが特徴で，蜂窩織炎は深さの範囲・広がりがあるため境界が不明瞭となり，両者はそれなりに見た目での区別ができます**（図2）。

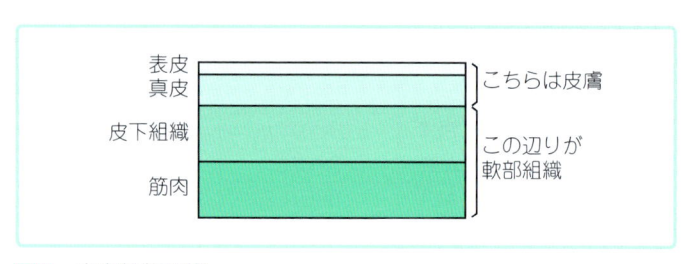

図1　皮膚軟部組織

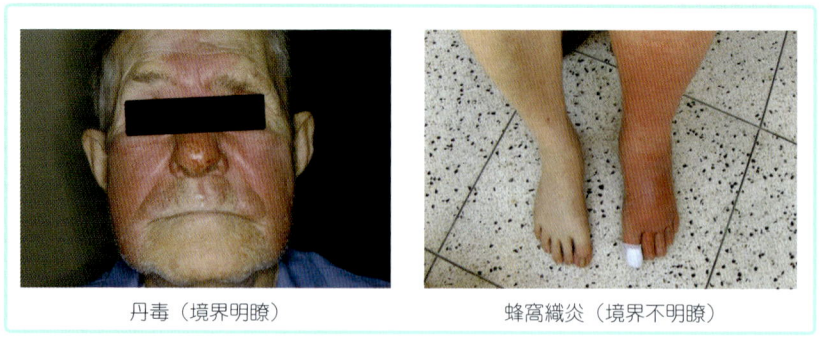

図2　丹毒と蜂窩織炎

6. 皮膚軟部組織感染症

表1 市中の蜂窩織炎に対する治療

薬剤名	投与量（1回）	投与間隔
第一選択薬 セファゾリン（セファメジン®α）	1g	8時間ごと静注
他の選択肢 アンピシリン・スルバクタム（ユナシン-S®）	3g	6時間ごと静注
クリンダマイシン（ダラシン®S）	600mg	8時間ごと静注
内服薬の第一選択薬 セファレキシン（ケフレックス®）	500mg	4回
他の選択肢 アモキシシリン・クラブラン酸（オーグメンチン®）＋アモキシシリン（サワシリン®）	250mg/125mg＋250mg	3回
クリンダマイシン（ダラシン®）	300mg	3回

【補足】
外来での蜂窩織炎の治療失敗の多くは，抗菌薬の問題ではない．自宅では冷却，患部挙上，安静ができないことが多いためである．

　見た目の違いはあるのですが，起因菌はA群β溶連菌などの溶連菌か黄色ブドウ球菌のどちらかで，その微生物の違いを臨床的に区別するのは正直難しいでしょう．皮膚軟部組織感染症ですが，皮膚からの培養検体を取れることも少ないため，どちらも起因菌として治療せざるをえません．しかし，それ以上は考える必要はほとんどありません[1]．

　本症例が蜂窩織炎であれば表1のような抗菌薬を推奨し，抗菌薬の投与以上に冷却，患部挙上，安静が欠かせない旨を主治医に伝えるとよいのですが，本当に蜂窩織炎でよいでしょうか？

Step 2　患者情報・病歴・身体所見で気になることは？

　本症例は蜂窩織炎として外来治療開始したものの，悪化して入院となっています．表1の注釈のとおり，自宅では安静や患肢挙上ができずに外来治療が失敗することはときどきあるのですが，経過や身体所見などで引っかかるところはないでしょうか？　蜂窩織炎は皮膚軟部組織感染症ですので痛みを伴うのですが，それほど痛くはないことが多いのです．そんなに痛くはないので，本人も皮疹が熱の原因だと思わないことが多く，皮疹を教えてくれないことも多々あるくらいです．よって，外来で熱源がはっきりしない場合に

は，服を脱がせて皮疹がないかをチェックする必要があります．本症例は，痛みが強くて再受診している点がちょっとおかしいですし，それがこの数日で急激に悪化してきているようです．身体所見でも圧痛がとても強いということは多くないのですが，本症例は圧痛著明となっており，蜂窩織炎にしては症状・所見が強い印象です．では，ほかにどのような病態を考えたらよいでしょうか？

Step 3 血液・細菌検査結果をどう読む？

細菌検査の結果はこの時点では出ていませんが，血液検査でも引っかかる点が多いでしょう．クレアチニンの上昇があり，敗血症に伴う臓器障害として腎機能を認めています．また血小板の著明な減少もあり，播種性血管内凝固症候群（DIC）も来しているようです．バイタルもあわせると，敗血症のなかでも重症敗血症から敗血症性ショックに至っていると考えられます．「蜂窩織炎でこのようなことにはならない」という言い方はしませんが，さらに重篤な病態に至っていないかを考え検査する必要があります．それは何でしょうか？　そうです，壊死性筋膜炎です．

壊死性筋膜炎は，皮膚軟部組織全層の化膿性炎症で（図3），極めて重篤な疾患です．急速に進行し，死亡率も極めて高い感染症です．抗菌薬治療で抑え込むことは難しく，外科的な治療（デブリドメン）が必要となるため，その判断が重要となります．

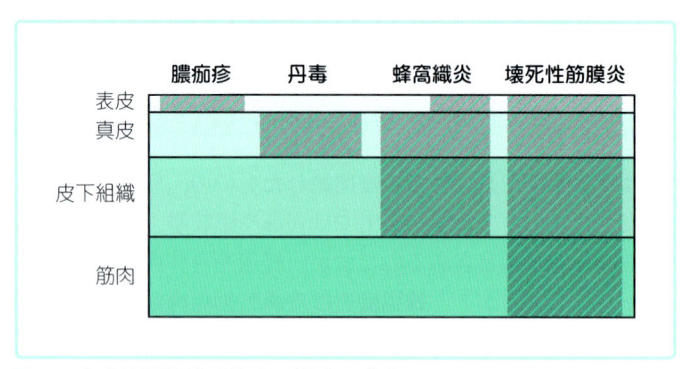

図3　皮膚軟部組織感染症の深さの分布

6. 皮膚軟部組織感染症

　壊死性筋膜炎には Type Ⅰ と Type Ⅱ があり，Type Ⅰ は腸内細菌や嫌気性菌による polymicrobial infection（複数菌感染症）で平均 5 菌種が関与するといわれています。また Type Ⅱ は連鎖球菌（特に A 群溶連菌）によるものを指します。特殊型として，肝硬変などの免疫不全患者で認めるものとしてアエロモナス・ハイドロフィリア（淡水との接触），ビブリオ・バルニフィカス（海水との接触）も覚えておくとよいでしょう。実際の臨床現場ではこの「蜂窩織炎 vs. 壊死性筋膜炎」となることがあり，正直鑑別が難しいことが多いのです。大切なことは「蜂窩織炎にしてはおかしいな。壊死性筋膜炎の可能性は？」と思えるかどうかで，カルテ上などからもそこを拾い上げることが重要となります。それによっては推奨する抗菌薬が変わります。

　壊死性筋膜炎の特徴としては以下のものがあります。

> **ココに注目！　壊死性筋膜炎を想起するコツ**
> - 初期から水疱を伴う蜂窩織炎疑いは，必ず壊死性筋膜炎を除外する（整形外科にコンサルトしておく）
>   ─治癒過程での水疱形成はよくあるが，初期の水疱はおかしい
>   ─初期の水疱＝深部血管の閉塞を示唆
> - 「痛みが強すぎ」は蜂窩織炎にしてはおかしい
> - 皮膚の壊死も当然蜂窩織炎にしてはおかしい（斑状出血も）
> - 壊死性筋膜炎は触診で握雪感があると教科書に書いているが，そんな症例は珍しい（感度が悪い）
> - 皮膚の知覚麻痺も蜂窩織炎にしてはおかしい（これも血管障害を示唆）
> - クレアチンキナーゼ（CPK）正常は壊死性筋膜炎を除外するのに当てにはならない（まったく上がらなくてもあり）
> - CT も壊死性筋膜炎を除外することはできない
> - 抗菌薬を使っても急速に進行する場合は壊死性筋膜炎を考える
> - 「早期にショック（早いと 10 時間でショック），意識障害（せん妄），多臓器不全（特に腎不全）あり，急速進行性（1 時間単位）」も壊死性筋膜炎を疑う所見

　繰り返しますが，何か変だなと思うのは医師だけではなく看護師さん，薬剤師さんのどなたでもよいのです。看護師さんは見た目のインプレッションなどに素晴らしいセンスをもっていて，指摘してくることが多いですが，こ

れらのコツを知っていればあなたも気がつく一人になることは十分可能だと思います。よろしくお願いいたします。

> **ADVICE**
>
> 薬剤師さんが壊死性筋膜炎かどうかを的確に鑑別できることが重要だとは思いません。しかし，診断のお手伝いはお願いしたいところです。特に，医師とディスカッションしていて，初期ではっきりしない場合は悪いほうにとるのがよいでしょう。つまり，主治医の先生が悩んでいるようであれば，ひとまず抗菌薬は壊死性筋膜炎の可能性として対応しておくのがよいかもしれません。そして最も重要なことは，初期に明確に判断できるかどうかではなく，抗菌薬治療したにもかかわらず「急速進行性」となっているサインを一緒に見逃さないように併診することです。

Step 4 さて，これまでを踏まえて薬は何を選ぶ？

1．抗菌薬療法

抗菌薬の選択は，感染臓器および微生物の推定なくして決定されません。本症例は，感染部位が軟部組織全層で，起因菌は現時点では不明ですが，大きく2つのタイプがあることを確認しました。極めて重篤な病態ですので，推奨する抗菌薬はドレナージする前に投与されることが多いでしょう。よってドレナージ検体培養の①途中経過判明前，②途中経過判明中，③最終結果判明後の3つで違ってきます（表2～4）。

2．抗菌薬療法以外に大切なこと

壊死性筋膜炎の治療で最も重要なのは外科的処置（デブリドメン）です。しっかりとドレナージをしてもらうことを最優先としてください。「デブリドメンはどこまでしたらよいか？」という質問が外科の先生からよくあるのですが，肉眼的に壊死組織と正常組織のきれいな境界を引くことは難しく，**完全な正常組織までのデブリドメンが望ましい**とされます。正常組織は血流が豊富で，見た目に加えて切除により新鮮血がしっかり出てくるので，そこまでお願いするのがよいとされます（図4）。

6. 皮膚軟部組織感染症

表2 壊死性筋膜炎が疑われ，培養途中経過判明前

薬剤名	投与量（1回）	投与間隔
メロペネム（メロペン®）	1g	8時間ごと静注

【補足】
このタイミングで連鎖球菌によるType Ⅱも考慮したクリンダマイシン併用を検討してもよい。

表3 壊死性筋膜炎で，培養途中経過判明中

薬剤名	投与量（1回）	投与間隔
グラム陽性球菌のみの場合 セファゾリン（セファメジン®α） ＋ クリンダマイシン（ダラシン®S）	2g 600mg	8時間ごと静注 8時間ごと静注
グラム陽性球菌＋グラム陰性桿菌の複数菌の場合 メロペネム（メロペン®）	1g	8時間ごと静注

表4 壊死性筋膜炎で，起因菌判明後（感受性結果に応じて狭域の抗菌薬に変更する）

薬剤名	投与量（1回）	投与間隔
A群β溶連菌の場合（G群，C群含む） ペニシリンG（ペニシリンGカリウム®） または アンピシリン（ビクシリン®） ＋ クリンダマイシン（ダラシン®S）	1,200万単位 2g 600mg	12時間持続静注として1日2回 4時間ごと静注 8時間ごと静注
ビブリオ・バルニフィカス（海水との接触）の場合 セフタジジム（モダシン®） ＋ ミノサイクリン（ミノマイシン®）	1g 100mg	6時間ごと静注 12時間ごと静注
アエロモナス・ハイドロフィリア（淡水との接触）の場合 シプロフロキサシン（シプロキサン®）	300mg	12時間ごと静注

【補足】
・ペニシリンGは，1日量を2回に分けて持続静注すると頻回投与しなくてもよい。6時間で97％，12時間で92％程度に活性が低下するが12時間ごとの持続静注は許容される。
・ペニシリンGには1.68mEq/100万単位のカリウムが入っているため，末梢から投与する際には40mEq/Lの濃度以下，投与速度は20mEq/hr以下となるように調整する。また静脈炎に注意する。

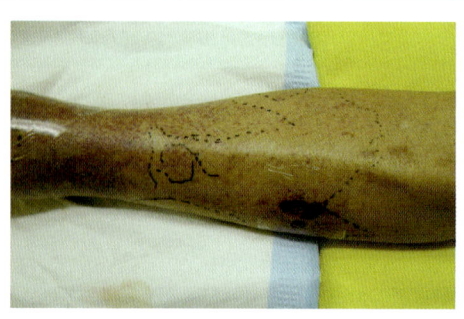

デブリドメン前の所見

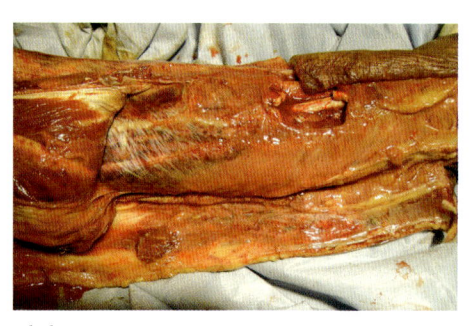

デブリドメン後の所見（多量の膿汁）

図4　デブリドメン

Step 5 経過観察の見極めどころは？

　治療効果はドレナージ部位の所見など総合的な判断になりますが，重要なのはドレナージ不良部位がないかを日々観察することです．良くならないときにはつい抗菌薬を変えてしまいがちですが，本章④（40ページ）でも提示したように，抗菌薬が効かないと思ったときに考えることのなかでも壊死性筋膜炎は「抗菌薬が移行しにくい部位」，つまりドレナージ不良部位をまず第一に疑ってください．治療期間には明確なものがなく，クラシカルには4〜6週間とされますが，①デブリドメンが不要，②臨床的に改善，③48〜72時間の無熱が持続——の3つをすべて満たすまでが原則とされます．

6. 皮膚軟部組織感染症

> 📖 **カルテへの実践的記載例！**

　コンサルテーションへの返答はカルテ記載だけでなく，ぜひ直接主治医の先生に会ってディスカッションしながら伝えることが重要です．本症例をもとにカルテ記載例を提示してみます．

○○科■■先生よりご相談（●月×日）
- **Problem List**
  - #1　発熱
  - #2　左下肢の発赤，腫脹，疼痛
  - #3　ショックバイタル
  - #4　敗血症に伴う臓器障害
  　　　―腎機能障害
  - #5　播種性血管内凝固症候群（DIC）

- **Assessment/Plan**
  #1〜5より，
  s/o 蜂窩織炎
  r/o 壊死性筋膜炎

　蜂窩織炎として外来で治療し，悪化して入院となっています．蜂窩織炎の可能性がありますが，痛みが強く，血液検査でも敗血症としての臓器障害（腎機能障害）を認めており，DICとなっているようです．ショックバイタルで全身状態も悪いですので，現時点では壊死性筋膜炎も視野に入れた抗菌薬の選択がよさそうです．壊死性筋膜炎であれば，抗菌薬開始しても急速に進行しさらに状態が悪化することが予想されます．緊急の手術になる可能性もあるので，できれば外科の先生にも一言声をかけておくのがよいかもしれません．

- CCrが19mL/minですので，抗菌薬はメロペン®1回1g 1日2回となります．
- 壊死性筋膜炎の可能性もあると考えて対応します．今後のさらなる進行に注意します．

　引き続きフォローさせていただきます．病棟での抗菌薬投与のタイミングなどに関して不都合がございましたら，遠慮せず●●にご連絡ください．

---

s/o：suspect of（疑い），r/o：rule out（除外），CCr：クレアチニン・クリアランス

第1章 コンサルテーション基本編

> **ADVICE**
>
> 本症例は，入院時は整形外科医師からも「壊死性筋膜炎ではないのではないか」という意見でした。しかし，その後メロペネム開始にもかかわらずさらに状態が悪化し，研修医が小さな水疱病変を見つけておかしいということになり緊急手術となりました。壊死性筋膜炎の診断となり，最終的にはアンプタ（切断）となりましたが救命することはできました。本疾患は外科医の力が絶対に必要な領域です。初期にはその判断がとても難しく，finger test[2)]という試験切開で判断する方法もあり，可能なかぎり検討すべきでしょう。しかし「何で壊死性筋膜炎を考えないのですか！ 手術しないと治りません！」などという言い方で外科の先生と溝をつくってしまうのはよくないでしょう。逆にチーム医療が崩壊し患者さんを救命できなくなることがあります。

▶ 治療をスムーズに進めるコンサルテーションのコツ

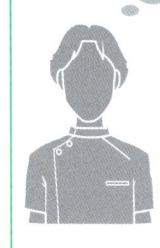

> **コンサルタントのつぶやき**
>
> 外科の先生と何かうまくいかないんです。こないだ膵がん術後に熱が出ている人がいて，カルバペネム系を使っているのに熱が続いていたんですが，「肺炎かもしれず，痰からカンジダが出ているから薬を教えて」って言われたんですけど……。カンジダの肺炎なんて基本的にはないと思ったほうがよいって成書に書いてあるし，お腹がやっぱりあやしいんだけど，外科の先生は「お腹は問題ない！」って認めたがらないんです。どうしたらよいのかな……。

このような事例は多いですね。外科の先生は，熱の原因が自分のところとは関係ないと思っているから相談してくることが多いのですが，全体を見渡せる立場としては，やっぱり手術と関連したものが疑わしいという場合が多いと思います。特に「痰からカンジダが出てきたのでカンジダ肺炎だと思う」というフレーズは，患者さんをみなくても一蹴してよいくらいの相談内容で

すので，熱源がほかにあることは間違いなさそうです．しかし，外科医と同じように完全に手術を理解しているわけではない立場にいることは忘れないようにしましょう[3]．

　「手術したところは問題ないから」と言われ，さらに「肺炎だと思うよ」と外科医なりの思いを伝えられたとき，それを鵜呑みにすると痛い目にあうことが多いのも事実です．外科医にとっては「手術部位は無事であってほしい」という思いが先行しやすいでしょう．ではどうしたらよいでしょうか？手術に関して詳しくない立場の者から「手術部位の感染でしょ！」などと言うのは勇気がいることですし，言われたほうとしてもプライドを傷つけられてしまうのです．そこでさらに，ちょっと知っている知識だけを駆使して「手術部位があーだこーだ」などと言うのも危険です．その際には，まずは外科医の思いを聞くのがよいでしょう．特に腹部所見だけでなく，ドレーンの排液の性状などについて聞いてみると，「ちょっと濁っているけど大丈夫かなと思っている」といった考えが聞き取れることも多いでしょう．そのうえで，「じゃあやっぱりお腹ですね」などと突進するのではなく，外堀を埋めて提示することが重要です．つまり，この症例では「痰からカンジダってよく出るんですけど，カンジダの肺炎はとっても珍しく，基本はコロナイゼーション（定着菌）なので肺炎にしてはおかしいんです」という言い方をしましょう．すると「あっ，そうなの？　カンジダは違うの？」となります．もし「じゃあ尿路感染症でないの？」と言われた場合でも，やっぱりお腹があやしい場合には「尿路感染症かもしれないのですが，もともと尿バルーンが入っていた人なので，尿所見は無症候性細菌尿で感染ではないことも多いんです」と言うとよいかもしれません．そして，CTでドレナージ不良部位を確認したほうがいい場合でも，「CTを撮って確認すべきです」と言うのではなく，「他疾患の鑑別も含めて，ぜひ"自分が"CTを見たいと思うんですけど，撮ってもいいですか？」といった具合に，"撮るべき"と言うのではなく"自分が見たい"と提示すると，「じゃあいいよ」となることが多く，角が立たずにCTを撮ってもらうことができます．こうした配慮も，現場ではとっても大切だと日々感じます．このような対応も患者さんのためですので，自分はそんなにストレスに感じることはありません．参考になれば幸いです．

今回のおさらい！

- 皮膚軟部組織感染症を考えるうえでは、その感染症がどの皮膚軟部組織に感染しているのかや、起因菌が言えることが重要である。
- 蜂窩織炎による痛みはそれほど強くないことが多い。患者も皮疹が熱の原因だとは思わず、皮疹について医師に説明しないことがある。
- 壊死性筋膜炎は急速に進行し、死亡率も極めて高い。壊死性筋膜炎を疑うポイントを理解したうえで、主治医とともに症状を注意深く観察する姿勢が求められる。
- 壊死性筋膜炎の治療で最も重要なのは外科的処置（デブリドメン）。壊死組織との境界を肉眼的に見極めるのは難しいため、完全な正常組織までのデブリドメンが望ましい。
- 壊死性筋膜炎の治療期間は明確なものがない。①デブリドメンが不要、②臨床的に改善、③48～72時間の無熱が持続、の3点を満たすまで治療することが原則とされる。

【引用文献】
1) 感染症診療の手引き編集委員会：新訂版 感染症診療の手引き：正しい感染症診療と抗菌薬適正使用を目指して．シーニュ，2011
2) Andreasen TJ, et al：Massive infectious soft-tissue injury: diagnosis and management of necrotizing fasciitis and purpura fulminans. Plast Reconstr Surg, 107：1025-1035, 2001
3) 大曲貴夫，具 芳明，岸田直樹，他：内科医として外科からのコンサルテーションにどう対応するか？ 感染症チーム医療のアプローチ：解決力・交渉力を磨く，南江堂，pp208-214，2009

MEMO

第1章 コンサルテーション基本編

7　市中肺炎

　前項では皮膚軟部組織感染症について確認しました。皮膚軟部組織感染症で最もよく見かける疾患は蜂窩織炎ですが，抗菌薬以上に冷却，患部挙上，安静が欠かせないことを確認しました。また，皮膚軟部組織感染症のなかには重篤な疾患として壊死性筋膜炎があり，その判断が初期はとても難しいことや，壊死性筋膜炎だった場合には抗菌薬の種類や量も違うだけではなく外科的ドレナージが必要など方針が大きく違うので注意が必要なことを確認しました。

　さて，本項はよく見かける市中感染症の一つである，市中肺炎について考えてみましょう。コンサルタントとして相談を受ける症例はどちらかというと軽症の症例ではなく，「重症肺炎なんでどうしたらよいか？」とか「通常の市中肺炎として治療したんだけど良くならないんだけどどうしたらよいか？」という場合が多いと思います。今回は市中肺炎なんだけど重症の症例で，抗菌薬の相談がある場合について考えてみたいと思います。

患　　者	Gさん　62歳　男性
主　　訴	発熱，呼吸苦
入院時診断	肺炎
現 病 歴	1週間前から咳，鼻汁，咽頭痛，発熱あり。近医受診し風邪と診断され風邪薬処方されるも微熱と咳が続いていた。2日前に38℃の悪寒戦慄を伴う発熱あり。咳と痰の増悪も認めた。本日朝も38℃の発熱あり。朝食はとることができたが，昼くらいから強く呼吸苦を訴えるようになり，意識ももうろうとしてきたため救急要請となった。来院時，ショックバイタルで著明な低酸素血症もあり挿管された。救急科の先生から「うーん，レントゲンは派手ではないんだけど，挿管した重症肺炎の患者さん来たんだけどメロペン®がいいのかな。抗菌薬どうしようかな」と相談があった。
既 往 歴	なし

7. 市中肺炎

内服薬	なし
アレルギー	薬・食べ物なし
社会歴	飲酒：ビール350mL/day，喫煙：15本/day 20歳代から
家族歴	特になし
身体所見	身長175cm，体重78kg
全身状態	JCS 100
バイタル	血圧80/50mmHg，脈拍120回/分，体温38.6℃，呼吸数30回/分，SpO₂ 70%（室内気）
頭頸部	結膜貧血・黄疸なし，副鼻腔圧痛ははっきりしない，咽頭発赤なし，頸部リンパ節触知せず
胸部	呼吸音：右肺でcrackle（＋），心音：整，雑音なし
腹部	腸蠕動音正常，腹部平坦軟，圧痛なし
皮膚	皮疹なし

☑ 血液検査

WBC	14,200/μL (Stab 4%, Seg 86%, Eos 0%, Lympho 2%, Mono 8%)	Ht	44.2%	Na	134mEq/L
		PLT	29.0×10⁴/μL	K	4.8mEq/L
		AST	42U/L	Cl	90mEq/L
		ALT	56U/L	BUN	50.5mg/dL
		LDH	242U/L	Cre	1.9mg/dL
Hb	14.4g/dL	γGTP	46U/L	CRP	19.3mg/dL

☑ 尿検査

潜血	（−）	WBC	1〜3/HPF	尿中肺炎球菌抗原	（＋）
蛋白	（−）	RBC	1〜3/HPF	尿中レジオネラ抗原	（−）

☑ 胸部レントゲン

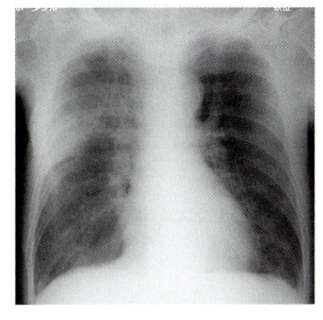

右中肺野を中心に浸潤影（＋）

☑ 喀痰グラム染色

WBC	（＋）	グラム陽性菌	（＋）で双球菌様

Step 1 はじめに，この症例をどうとらえる？

　本症例は特に基礎疾患のない男性の重症肺炎です。挿管するほどですので当然重症なのですが，重症度基準に関していくつかツールがありますので確認しておきましょう。A-DROPシステムという日本呼吸器学会のもの（図1）[1]と，CURB-65という英国胸部疾患学会によるもの（図2）[2]の2つを知っておくとよいでしょう。Pneumonia Severity Index（PSI）というものもありますが[3]，項目が多く簡便とはいえません。

　本症例はA-DROPでは指標の4項目を満たし超重症となり，ICU管理が望ましいとなります。また，CURB-65でも3点以上となり重症肺炎として入院治療となります。A-DROPはCURB-65をもとに作られたものですが，

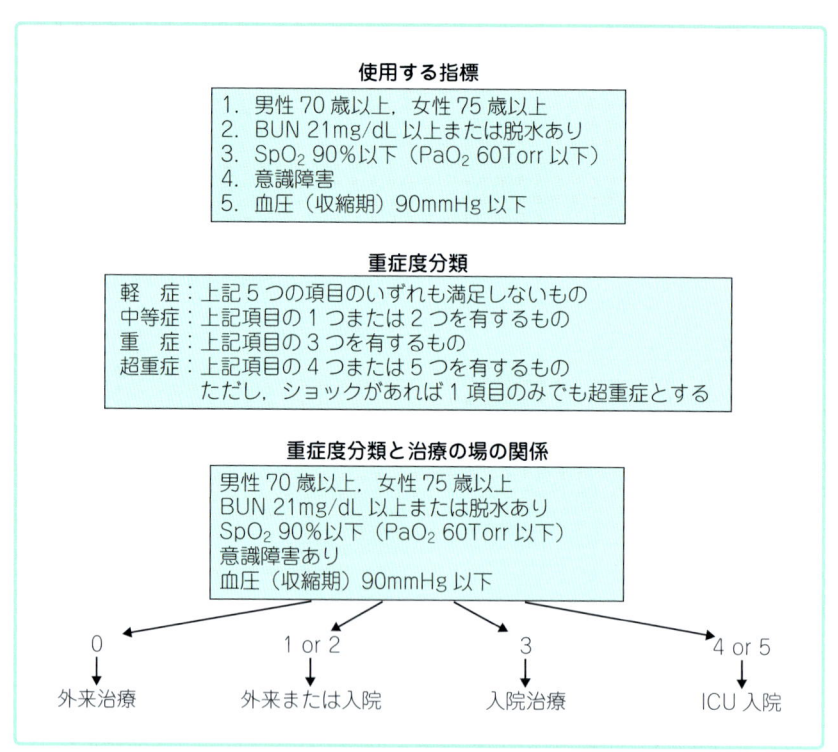

使用する指標
1. 男性70歳以上，女性75歳以上
2. BUN 21mg/dL以上または脱水あり
3. SpO_2 90％以下（PaO_2 60Torr以下）
4. 意識障害
5. 血圧（収縮期）90mmHg以下

重症度分類
軽　症：上記5つの項目のいずれも満足しないもの
中等症：上記項目の1つまたは2つを有するもの
重　症：上記項目の3つを有するもの
超重症：上記項目の4つまたは5つを有するもの
　　　　ただし，ショックがあれば1項目のみでも超重症とする

重症度分類と治療の場の関係
男性70歳以上，女性75歳以上
BUN 21mg/dL以上または脱水あり
SpO_2 90％以下（PaO_2 60Torr以下）
意識障害あり
血圧（収縮期）90mmHg以下

0	1 or 2	3	4 or 5
外来治療	外来または入院	入院治療	ICU入院

図1　身体所見，年齢による肺炎の重症度分類（A-DROPシステム）
〔日本呼吸器学会「呼吸器感染症に関するガイドライン」：成人市中肺炎診療ガイドライン，p12，2007より転載，一部改変〕

7. 市中肺炎

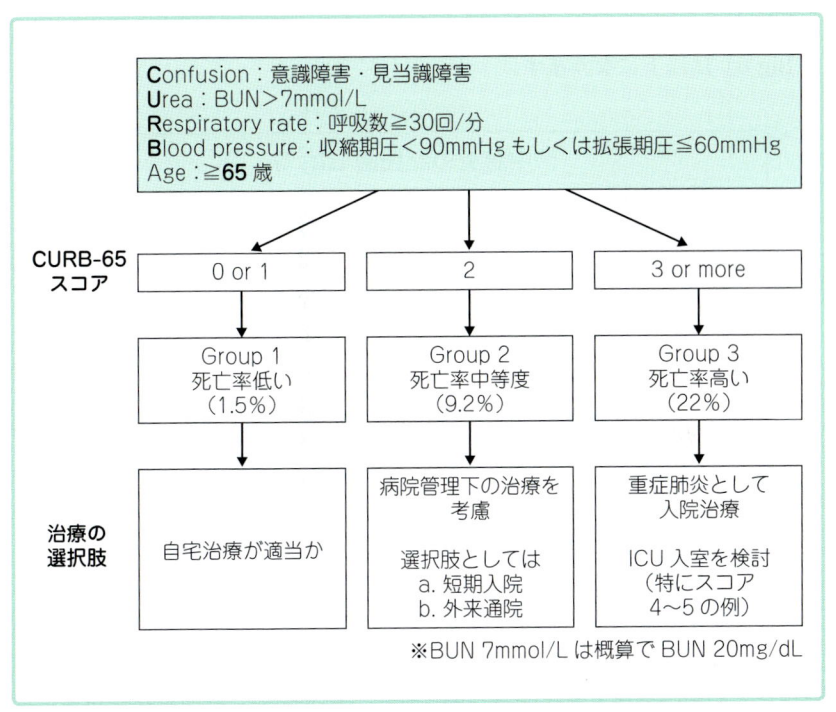

```
Confusion：意識障害・見当識障害
Urea：BUN＞7mmol/L
Respiratory rate：呼吸数≧30回/分
Blood pressure：収縮期圧＜90mmHg もしくは拡張期圧≦60mmHg
Age：≧65歳
```

CURB-65 スコア: 0 or 1 / 2 / 3 or more

- Group 1 死亡率低い（1.5%）→ 自宅治療が適当か
- Group 2 死亡率中等度（9.2%）→ 病院管理下の治療を考慮　選択肢としては a. 短期入院 b. 外来通院
- Group 3 死亡率高い（22%）→ 重症肺炎として入院治療　ICU入室を検討（特にスコア4〜5の例）

※BUN 7mmol/L は概算で BUN 20mg/dL

図2 CURB-65のスコアリングシステム
〔Lim WS, et al：Thorax, 58：377-782, 2003 より〕

ICU入院基準などは日本の実情にあわせたものになっています（日本国内のICUは海外よりも病室数が少なく，より重症な患者が対象となります）。大切なことはスコアが何点かではなく，肺炎ではこれらの各項目が重症度を考える際に大きな影響を与えるということを理解しましょう。**特にショックバイタルであるとか，挿管するかしないかくらいの低酸素血症かどうかは重症度の判断に加え抗菌薬選択に大きな影響を与えることが多いでしょう。**

Step 2 患者情報・病歴・身体所見で気になることは？

重症度分類の各項目に注目するのは最低条件と考えます。さらに，基礎疾患の有無や入院歴，治療歴を確認し本当に市中肺炎としてもよいか，医療曝露歴はないかをしっかりと確認してください。さて，では純粋な市中肺炎と

した場合に起因菌はどのようなものがあるでしょうか？ 「市中肺炎の起因菌 Big 6」は以下になります。

> **市中肺炎の起因菌 Big 6**
> ●定型微生物：
>   肺炎球菌，インフルエンザ桿菌，モラクセラ・カタラーリス
> ●非定型微生物：
>   マイコプラズマ，クラミドフィラ，レジオネラ

　特に基礎疾患がなければ，肺炎の起因菌は肺炎球菌，インフルエンザ桿菌，マイコプラズマ，クラミドフィラですが，基礎疾患やリスクファクターで起因菌の優先順位なども変わってきます。例えば，アルコール多飲がある場合はアルコールの影響で誤嚥を起こしやすく，口腔内の嫌気性菌の可能性やクレブシエラが上位にきます。慢性閉塞性肺疾患患者では定型微生物でもインフルエンザ桿菌やモラクセラ・カタラーリスが，非定型微生物でもレジオネラの頻度が上がるとされます。また，インフルエンザウイルスやRSウイルスなどの気道破壊性の強いウイルス感染後では，黄色ブドウ球菌やA群溶連菌などの関与も出てきます。このように，検査結果だけではなく患者情報からも起因菌の優先順位が変わってきますので注意しましょう。しかし，**第1位は何といっても肺炎球菌であり，これら基礎疾患やリスクファクターがあってもその順位は変わりません。**

Step 3 血液・細菌検査結果をどう読む？

　血液検査では左方移動を伴う WBC 上昇あり，BUN 上昇も認めています。この時点でも細菌検査に関わる情報がいくつか返ってきていますが，これらをどのように解釈すべきでしょうか？ 喀痰のグラム染色ではグラム陽性双球菌が見えているようですし，尿中肺炎球菌抗原も陽性であり，肺炎球菌性肺炎が強く疑われそうです。では，肺炎球菌性肺炎としてのみ治療する形でよいでしょうか？

抗菌薬選択の判断に影響を与える "2つの軸"

　抗菌薬を選択する際にはどのようにしたらよいかを考えてみましょう。抗菌薬選択のためには，起因菌として考えられる微生物名を具体的にあげられることが大前提であることは間違いありません。可能性のある起因菌をあげられているという前提で，抗菌薬選択を判断する重要な2つの軸について確認しておきましょう。

① 可能性の軸（高いか低いか）
② 重症度の軸（現時点での重症度，もしくは急速進行性かどうか）

　微生物をこの2つの軸で重みづけし，抗菌薬選択を判断します。可能性ばかり言って微生物をたくさんあげるときりがありませんので，どこかで線を引く必要があります。この「どこで線を引くか？」の判断が現場では難しいのです。簡単に言ってしまえばすべて治療すればよいのでしょう。ところが，そのような方針では常に広域抗菌薬が選択肢としてあがり，耐性菌が増える一方でしょう。かといって，感染症治療の特徴として「適切に治療開始すれば多くは治療可能」という特徴があり，適切に治療開始しなかったときに患者さんを救命できなかった場合には重大な結果になってしまいます。ではどうしたらよいか？ ですが，このような特徴からも「重症度の軸が抗菌薬の選択に与える影響がとても大きい」ということを忘れてはいけません。軽症の場合には，今後の悪化に注意してグラム染色の結果などから狭域抗菌薬で開始することが可能ですが，重症の場合には後がありません。よって，迅速検査やグラム染色の情報があっても，外した治療はできないと考えるのが妥当な判断となります。つまり，本症例はグラム染色などからも肺炎球菌性肺炎の可能性がとても高いのですが，極めて重症な状態のため，適切に治療できなかったときの影響が大きいとなります。よって，可能性としては肺炎球菌性肺炎が最も高く，しかも一般的に肺炎に関してはPRSP（ペニシリン耐性肺炎球菌）はとても少ないのでペニシリンでの治療でよいことになるのですが，感受性がわかっていない現時点では，これほどの重症の場合にはPRSPの可能性に加えてグラム染色の限界を考慮して，他の微生物の可能性に関しても培養結果が明確に判明するまでは治療対象とすべきとなります。では，他の微生物はどこまで考えればよいのでしょ

か？ 重症度が高く外せないとは思いながらも，緑膿菌まで考える必要があるでしょうか？ MRSAまで考える必要はあるでしょうか？
　重症度の高い市中肺炎で絶対に外せない2大原因微生物として肺炎球菌とレジオネラを考えることが大切です。よって次のStep 4のように抗菌薬を選択するとよいでしょう。
　この考え方は第2章⑪（140ページ）でさらに詳しく解説します。

ADVICE
　初期から狭域の抗菌薬で治療する努力をすることは抗菌薬適正使用の側面からも重要なことは間違いありません。しかし，コンサルタントとして判断する場合や，本症例のように重症度が高い場合はその限りではありません。重症度の判断を見誤らないように注意しましょう。

Step 4　さて，これまでを踏まえて薬は何を選ぶ？

　抗菌薬の選択は，感染臓器および微生物の推定なくして決定されません。本症例は，感染部位は肺で，起因菌は現時点では肺炎球菌が強く疑われますが，極めて重症な状態です。よって細菌検査の途中経過があったとしても肺炎球菌とレジオネラのカバーは外せないと考えるのは妥当な判断とされます。①培養途中経過判明前もしくは判明中，②最終結果判明後の2つで考えるとよいでしょう（表1〜2）。

Step 5　経過観察の見極めどころは？

　感染症の治療で重要なことは，臓器特異的なパラメータを指標にすることです。発熱やWBC，CRP値は悪くはないのですが，臓器特異的なパラメータとはいえません。よって，熱が続くとかCRPの下がりが悪いとかがあると，本当は良くなっているにもかかわらず不安になり振り回される原因になります。特に重症肺炎では，すんなり解熱しないことやCRP値の下がりが悪いことも多いでしょう。肺炎では呼吸数やサチュレーション（人工呼吸器管理下ではFiO$_2$などの人工呼吸器の設定）などが重要ですが，最も良いのは，

7. 市中肺炎

表1　重症の市中肺炎で培養途中経過判明前もしくは判明中

薬剤名	投与量（1回）	投与間隔
セフトリアキソン（ロセフィン®） ＋ シプロフロキサシン（シプロキサン®）	1～2g 300mg	24時間ごと静注 12時間ごと静注

【補足】
- シプロフロキサシンは，レボフロキサシン1回500mg 24時間ごと静注でも可。
- シプロフロキサシンはレジオネラ感染症には，少なめではあるが日本の1日最高用量は600mgとなっている。
- レボフロキサシンも750mg/日が望ましいが，日本の1日最高用量は500mgとなっている。

表2　重症の市中肺炎で起因菌判明後（感受性結果に応じて狭域の抗菌薬に変更する）

薬剤名	投与量（1回）	投与間隔
肺炎球菌の場合 ペニシリンG（ペニシリンGカリウム®） 　　　　または アンピシリン（ビクシリン®）	 200万単位 2g	 4時間ごと静注 6時間ごと静注
インフルエンザ桿菌の場合 βラクタマーゼ陰性 ⇒アンピシリン（ビクシリン®） βラクタマーゼ陽性 ⇒セフトリアキソン（ロセフィン®）	 2g 1～2g	 6時間ごと静注 24時間ごと静注
モラクセラ・カタラーリスの場合 アンピシリン・スルバクタム（ユナシン-S®）	 3g	 6時間ごと静注
レジオネラなど非定型の場合 シプロフロキサシン（シプロキサン®）	 300mg	 12時間ごと静注

【補足】
- ペニシリンGは，1日量を2回に分けて持続静注すると頻回投与しなくてもよい。6時間で97％，12時間で92％程度に活性が低下するが，12時間ごとの持続静注は許容される。
- ペニシリンGには1.68mEq/100万単位のカリウムが入っているため，末梢から投与する際には40mEq/Lの濃度以下，投与速度は20mEq/hr以下となるように調整する。また静脈炎に注意する。
- シプロフロキサシンは，レボフロキサシン1回500mg 24時間ごと静注でも可。

呼吸数の低下，酸素化の改善，喀痰のグラム染色での菌の消失やWBCの減少でしょう。これらに注目しながら経過観察を行ってください。重症患者さんでは，臓器特異的なパラメータではありませんが昇圧薬が減らせているかなども改善の指標になるので注目しましょう。

カルテへの実践的記載例！

コンサルテーションへの返答はカルテ記載だけでなく，ぜひ直接主治医の先生に会ってディスカッションしながら伝えることが重要です。本症例をもとにカルテ記載例を提示してみます。

○○科■■先生よりご相談（●月×日）

● **Problem List**
　#1　発熱
　#2　低酸素血症
　　　―人工呼吸器管理中
　#3　ショックバイタル
　#4　喀痰グラム染色でグラム陽性双球菌陽性
　#5　腎機能障害
　#6　smoker

● **Assessment/Plan**
　#1～5より，
　s/o 重症肺炎球菌性肺炎
　r/o その他の定型微生物による肺炎，レジオネラなどの非定型肺炎

　急性の経過での発熱，低酸素血症あり喀痰のグラム染色でグラム陽性双球菌認めており，肺炎球菌性肺炎と考えます。しかし，ショックバイタルであることや人工呼吸器管理となるような低酸素血症があります。A-DROPで4点（CURB-65でも3点以上）ありICU管理が必要な重症肺炎となります。肺炎球菌性肺炎の可能性は高いですが，極めて重症度が高く，起因菌がしっかり判明するまでは肺炎球菌としても頻度は少ないですがペニシリン耐性肺炎球菌の可能性や，他の定型微生物やレジオネラ肺炎も考慮した抗菌薬の選択がよさそうです。

- 抗菌薬はロセフィン®1回2g　1日1回＋シプロキサン®1回300mg　1日2回の開始がよいと考えます。
- 菌名同定・感受性結果が判明した場合に抗菌薬をde-escalationいたします。

　引き続きフォローさせていただきます。病棟での抗菌薬投与のタイミングなどに関して不都合がございましたら，遠慮せず●●にご連絡ください。

7. 市中肺炎

> **ADVICE**
>
> 本症例は，最終的には血液培養からも喀痰培養からもペニシリン感受性の肺炎球菌が陽性となり，ビクシリン®1回2g 1日4回にde-escalationしました。エンピリックの抗菌薬選択においては，重症度の軸が与える影響がとても大きく，重症度が高いと判断した場合は，より外せないレジュメとなることはやむなしでしょう（しかし，本症例であってもカルバペネム系にする必要はありません）。ここは泥臭く見えても患者さんの救命を第一に考えましょう。

▶ 治療をスムーズに進めるコンサルテーションのコツ

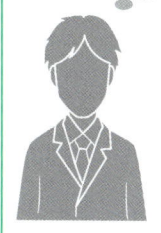

> **コンサルタントのつぶやき**
>
> 抗菌薬の相談があったときに，「抗菌薬開始前に血液培養2セットの提出をお願いします」って主治医に言ってもどうしてもやってくれない人がいるんですよね……。看護師さんも「いままでやってこなかったし，本当に必要かどうか主治医に確認してください」って切り返されちゃって，結局いらないよってなることが多いんです……どうしたらよいのかなぁ。

　このような事例は相変わらず多いようですね。これまでやっていなかったことをやるのは，きちんとその意義を理解しないとやらされ感ばかり出てしまうものなんだろうなぁとは，皆さんもすぐに気がつくでしょう。しかし，その意義をただ声高に言っても難しいことが多いでしょう。では，どうしたらよいでしょうか？　多くの場合，「患者さんのため」という側面では一致することが多いので，その側面で伝えるようにすると受け入れられやすいかもしれません。血液培養を2セットとる理由は大きく2つありますが，コンタミネーション（汚染菌）かどうかの判断が……と言ってもいまいち伝わりにくいでしょう。重要なのは，その検出率の違いです。図3からわかるように，血液培養は1セットと2セットでは検出率に20〜30%の違いがあるとされます。ここで「○%違う」と言っても伝わりません。これは言い方を

第1章　コンサルテーション基本編

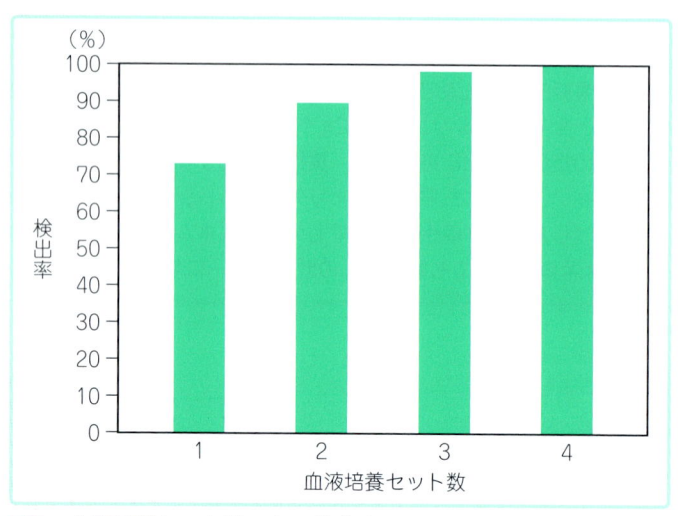

図3　血液培養セット数ごとの検出率
〔Lee A, et al : J Clin Microbiol, 45 : 3546-3548, 2007より〕

変えるとよいでしょう。つまり，「血液培養1セットでは2セットに比べて4人に1人の菌血症を見逃してしまうことになるのです。しかも菌血症かどうかで治療期間も変わるのです」と言うとよいことが多いでしょう。

　しかし，もっと大切なことは，血液培養をとって患者さんのためになった実例を積み重ねていくことだと思います。**血液培養の結果とその解釈を迅速にスタッフに情報として還元したり，適切に抗菌薬を変更できた症例をみんなでシェアすることが重要なように思います**[4]。

7. 市中肺炎

今回のおさらい！

- 市中肺炎の重症度判定基準としてA-DROPシステムやCURB-65がある。それぞれの基準の各項目が，重症度を考える際に大きな影響を与えていることを理解する。
- 市中肺炎の起因菌の第1位は肺炎球菌。ほかにはインフルエンザ桿菌やモラクセラ・カタラーリス，マイコプラズマ，クラミドフィラ，レジオネラなどがあるが，これらは基礎疾患やリスクファクターによって起因菌の可能性が変わる。
- 抗菌薬選択の際には，①可能性の軸と，②重症度の軸で考える。重症の場合には外した治療はできないと考え，迅速検査やグラム染色の情報があっても他の微生物（特に肺炎球菌とレジオネラ）の可能性をカバーできるような治療を行う。
- 肺炎の症状を評価するうえで重要なのは，呼吸数の低下，酸素化の改善，喀痰グラム染色での菌の消失やWBCの減少。重症患者では昇圧薬の投与量を減らせているかも改善の指標になる。

【引用文献】
1) 日本呼吸器学会「呼吸器感染症に関するガイドライン」：成人市中肺炎診療ガイドライン．p12, 2007
2) Lim WS, et al : Defining community acquired pneumonia severity on presentation to hospital: an international derivation and validation study. Thorax, 58 : 377-382, 2003
3) Halm EA, et al : Clinical practice. Management of community-acquired pneumonia. N Engl J Med, 347 : 2039-2045, 2002
4) 大曲貴夫，具　芳明，岸田直樹，他：適切な検体採取の提案．感染症チーム医療のアプローチ：解決力・交渉力を磨く，南江堂，p107, 2009

第1章 コンサルテーション基本編

8 良くならない肺炎

　前項は重症の市中肺炎について確認しました。肺炎の起因菌は、可能性をいうとたくさんありますが、市中肺炎では基本的にはBig 6に絞られます。グラム染色を用いて診療をすると、抗菌薬開始時点でかなり起因菌を絞り込むことは可能です。実際の現場ではグラム染色を駆使すれば、入院するような肺炎で非定型肺炎として治療する必要がある症例は極めて少なく、グラム染色の有用性を実感します。しかし、重症度が高い場合はその限りではなく、抗菌薬選択に大きな影響を与えることを前項では確認しました。特に、重症度の高い市中肺炎で絶対に外せない2大原因微生物は肺炎球菌とレジオネラであり、グラム染色所見があっても「重症度が高いため、菌名同定感受性結果が判明するまでは、エンピリックにはこれらを外さないレジュメにする」というのは理にかなった考え方であることを確認しました。

　さて本項は、よく見かける市中感染症である市中肺炎の第2弾、「市中肺炎として治療開始したけど良くならないので抗菌薬を教えて」と言われる場合について考えてみましょう。コンサルタントが相談を受ける症例は、肺炎では「ひとまず抗菌薬治療開始したんだけど良くならないんだけど、どうしたらよいか？」という場合が多いと思います。では、以下の症例はどのように考えたらよいでしょうか？

患　　者	Hさん　53歳　男性
主　　訴	発熱，呼吸苦，左胸痛
入院時診断	市中肺炎
現 病 歴	統合失調症の既往があり，1カ月前から本症による症状の増悪のため仕事が困難となり路上生活を送っていた。1週間前から咳，痰，労作時呼吸苦あり。数日前から発熱を自覚し悪寒戦慄を伴うようになった。昨日から左の胸も痛くなり当院受診となった。レントゲン上，左肺に浸潤影を認め肺炎としてセフトリアキソンを

8. 良くならない肺炎

開始したが，3日経っても38℃の熱があり左の胸の痛みも改善しなかった．内科の医師から「うーん，肺炎としてロセフィン®とジスロマック®で治療開始したんだけど良くならないんだよね．入院時の喀痰培養もうまくとれなくて常在菌のみって返ってきて．抗菌薬どうしようかな」と相談があった．

既往歴	30歳代より統合失調症
内服薬	市販の睡眠薬（詳細不明）．統合失調症に関しては内服治療が必要と判断されていたが，経済的な理由のため受診できず．
アレルギー	薬・食べ物なし
社会歴	飲酒・喫煙なし
家族歴	特になし
身体所見（入院時）	身長170cm，体重65kg
全身状態	ぐったり
バイタル	血圧116/64mmHg，脈拍88回/分，体温38.0℃，呼吸数18回/分，SpO$_2$ 92%（室内気）
頭頸部	結膜貧血・黄疸なし，副鼻腔圧痛ははっきりしない，咽頭発赤なし，頸部リンパ節触知せず
胸部	呼吸音：左肺でcrackle（＋），心音：整，雑音なし
腹部	腸蠕動音正常，腹部平坦軟，圧痛なし
皮膚	皮疹なし

☑ 血液検査（入院時）

WBC	16,180/μL (Neut 80.4%, Eos 0.4%, Lympho 10.6%, Mono 8.5%)	Ht	44.2%	Na	133mEq/L
		PLT	33.2×10^4/μL	K	3.9mEq/L
		AST	26U/L	Cl	99mEq/L
		ALT	35U/L	BUN	18.4mg/dL
Hb	14.4g/dL	LDH	112U/L	Cre	0.61mg/dL
		γGTP	56U/L	CRP	16.2mg/dL

☑ 尿検査（入院時）

潜血	(−)	WBC	1〜3/HPF	尿中肺炎球菌抗原	(−)
蛋白	(−)	RBC	1〜3/HPF	尿中レジオネラ抗原	(−)

第1章 コンサルテーション基本編

☑ **胸部レントゲン（入院時）**

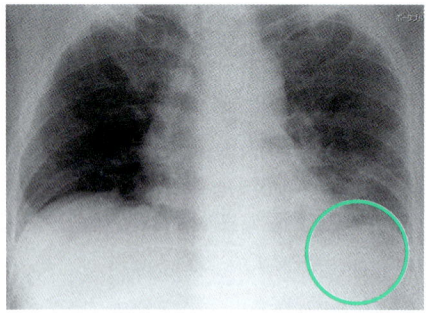

左下肺に浸潤影（＋）

☑ **胸部CT（入院時）**

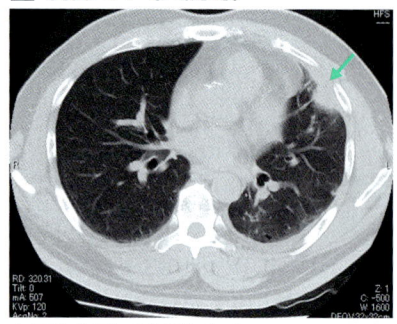

左下肺前面に浸潤影（＋）

☑ **喀痰培養検査（入院時）**

WBC	（－）
グラム陽性菌	（＋）

扁平上皮	（＋）
培養結果	常在菌のみ

Step 1 はじめに，この症例をどうとらえる？

　本症例は，精神科疾患の既往のある男性の市中肺炎です。来院時は挿管するほどの重症度ではありませんが，酸素投与が必要なので入院治療となっています。前項で提示した重症度分類でも重症にはあてはまらず，軽症〜中等症といったところです。気道症状および左肺に浸潤影あり肺炎でよさそうですし，特に入院歴もなく市中肺炎ということでよさそうです。良質な痰がとれなかったようで，抗菌薬は非定型肺炎も含めたレジュメとしてセフトリアキソン＋アジスロマイシンで開始としており，悪くはなさそうです。しかし，3日経っても発熱，酸素化，左胸の痛みが改善しないようです。このように肺炎として抗菌薬治療開始したけれど良くならない場合にはどのように考えたらよいでしょうか？　本章④（40ページ）でも提示した，「抗菌薬が効かないと思ったときに考えること Big 5」を思い出してください。

8. 良くならない肺炎

> **ココに注目！ 抗菌薬が効かないと思ったときに考えること Big 5**
> ① 投与量・投与間隔の問題
>   ―ピペラシリン1回1g 1日2回？？　アミノグリコシド系の量が少ない，トラフ値が不十分
> ② 抗菌薬が移行しにくい部位・転移病巣の感染の存在
>   ―移行性を考慮する臓器：中枢神経，眼球内，前立腺，骨髄
>   閉塞部位（胆管結石，膿胸，膿瘍）や壊死臓器への感染
> ③ 実は自然経過である（効かないと思っているのはあなただけ）
>   ―疾患の自然経過・回復パターンを知らないので，「待ち」ができない
> ④ 抗菌薬が起因菌をカバーしていない
>   ―耐性菌，真菌，抗酸菌，ウイルスなど
> ⑤ 病名が違う！（感染症の診断の間違い，もしくは感染症以外の疾患）
>   ―非感染症：薬剤熱，腫瘍熱，血腫吸収熱，血栓症，偽痛風など

　本章④でも述べましたが，これらすべてを細かく特に薬剤師さんがチェックするのは現実的ではないと思います．しかし，感染症は抗菌薬治療のみではありませんし，病名が変わると治療期間も変わります．ぜひ，**適切な診断名があるという前提で良くならない場合に考えることは，薬剤師さんも考えられるようになってください．**例えば，カテーテル関連血流感染症で良くなっていない場合には4大合併症の有無を確認し，その有無によっては抗菌薬の種類が変わったり，治療期間もとても長くなります．

Step 2　患者情報・病歴・身体所見で気になることは？

　市中肺炎が良くならないと思う場合に，つい上の④を考えて抗菌薬を変更してしまいます．確かに「耐性の○○菌の可能性も……」と考えると「確かに否定はできないよな……」となり，つい心配になってしまいます．しかし，実際には抗菌薬が外しているということはそれほど多くはありません．改めて確認しますが，「市中肺炎の起因菌 Big 6」は以下になります．

> **市中肺炎の起因菌 Big 6**
> ● 定型微生物：肺炎球菌，インフルエンザ桿菌，モラクセラ・カタラーリス
> ● 非定型微生物：マイコプラズマ，クラミドフィラ，レジオネラ

少なくとも本症例の抗菌薬で定型微生物を外している可能性は低いでしょう。非定型はどうでしょうか？　近年ではマイコプラズマでもマクロライド耐性はよく聞く話題だし，アジスロマイシンではレジオネラの治療はベストだろうか？　と考えると，いろいろ出てはきます。強いて言えば，路上生活者なので結核かも？　と考えるのは悪くはないでしょう。しかし，大切なのはそこで結核として治療開始することではなく，結核曝露歴を確認したり抗酸菌培養検査を適切に提出したりすることが重要です。が，それ以上に頻度が高く大切なことは，市中肺炎として適切に治療開始したのに改善を認めない場合に考えるべきことのワークアップです。本症例は市中肺炎でよさそうですが，左胸痛も訴えており肺炎に加えて胸膜炎も合併しているようです。どのように考えたらよいでしょうか？

Step 3　血液・細菌検査結果をどう読む？

　血液検査では軽度の左方移動を伴うWBC・CRP上昇はあるものの，だからどうという検査結果ではありません。培養結果も適切な検体ではなかったようで，常在菌のみということで，この結果をもとに方針を変えることはできません。ここでつい喀痰培養を繰り返してしまうことが多いでしょう。良くはなっていないので，培養検査を繰り返し出すこと自体は悪いことではありません。しかし，喀痰培養のような無菌検体ではない培養を抗菌薬投与中に繰り返すと，使用している抗菌薬に効かない何らかの菌が生えてきてしまうことが多く，その結果に振り回されてしまいます。例えば，抗菌薬を投与した後に痰を出したところカンジダが生えてきたり，場合によってはMRSAが生えてきたりします。その多くは定着菌であり起因菌ではないのですが，心配になり抗真菌薬を追加したり，抗MRSA薬を投与することになります。真菌が生えてきておかしいなぁと思って，さらにβ-Dグルカンを測ってしまったりすることも多いでしょう。そういうときに限って，ちょっと高値程度ですが異常値で返ってきてしまい，さらにその結果の解釈に悩んでしまうということが起こりえます。

市中肺炎で良くならないときに考えること

　市中肺炎で適切に治療しているのに良くならない場合にまず考えるべきことは，先ほどの「抗菌薬が効かないと思ったときに考えること」の②です。

8. 良くならない肺炎

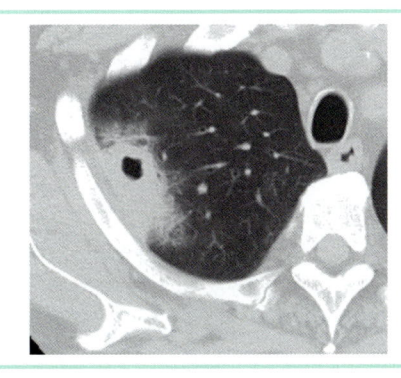

レントゲンではその存在はわかりにくいことが多い。

図1　肺膿瘍のCT

　つまり，肺炎では膿胸，肺膿瘍，閉塞性肺炎の有無をまずは確認することが大事です（図1を参照）。そのためにもCTなど画像での胸水貯留の有無や膿瘍の有無，閉塞を来すような腫瘍性病変がないかを再度確認することが重要です。肺炎が良くならないと考えた際に胸水がある場合には必ず穿刺を行い，膿胸かどうかを判断する必要があります〔肺炎が良くなっている経過で出てきた胸水であれば肺炎随伴胸水（parapneumonic effusion）で経過をみてもよいとされます〕。では，胸水がたまっていたとして，膿胸かどうかの判断はどのようにしたらよいでしょうか？　見た目に膿が出てきたら間違いないですが，そのような症例は多くはなく，グラム染色でも菌は見えにくいことが多いとされます。また，膿胸だとしても培養でも菌が生えにくいとされます。ではドレナージが必要な膿胸かどうかをどのように判断するかですが，見た目からして膿だとかグラム染色で菌がいるとかではなくても，以下のどれかを満たす場合には膿胸としてドレナージが必要とされます[1]。

ココに注目！　膿胸としてドレナージが必要とされる場合
① 胸水のpH＜7.2
② 胸水の糖＜60mg/dL
③ 被包化された胸水がある場合

　肺炎が治らないと思ったら実は肺膿瘍・膿胸だったために解熱に時間がかかっていた，ドレナージが必要なだけだったということが最も多いので，そ

のワークアップをしっかりしましょう．これらの病名がついた場合は，起因菌がはっきりしない場合には抗菌薬の選択にも影響を与えることがありますし，何より治療期間も大きく変わってしまうので今後の治療には大きな問題となります．

> **ADVICE**
>
> 膿胸かどうかの判断に関しては上記どおり，グラム染色や培養の感度が悪いため，胸水のpHや糖の低下，被包化した胸水があるかが判断材料として重要です．しかし，この知識は医師の間でも十分に認知されていないことがあります．「こうすべきです」という言い方ではなく，「膿胸かどうかでドレナージの必要性や抗菌薬の選択・治療期間に影響があります．胸水のグラム染色や培養は感度が悪いのでぜひ確認したいのです」という言い方がよいと思います．

Step 4 さて，これまでを踏まえて薬は何を選ぶ？

抗菌薬の選択は，感染臓器および微生物の推定なくして決定されません．本症例は，感染部位は肺で，起因菌は生来健康な成人で市中肺炎であればいわゆる定型微生物になるのですが，膿胸や肺膿瘍合併となるとそれらに加えて口腔内連鎖球菌など嫌気性菌の関与も考慮する必要があります（特に口腔内の衛生環境が悪い，アルコール多飲者など）．また，膿胸では半数以上がpolymicrobial infection（複数菌感染症）とされ，明確に肺炎球菌やインフルエンザ桿菌が単一菌として同定されない場合はこれらを考慮する必要があります．膿胸（肺膿瘍も）では起因菌がつかまらないことも多く，①培養途中経過判明前もしくは培養陰性の場合，②培養最終結果判明後の2つで考えるとよいでしょう（表1〜2）．

Step 5 経過観察の見極めどころは？

感染症の治療で重要なのは，臓器特異的なパラメータを指標にすることです．発熱やWBC，CRP値は一つの指標として悪くはないのですが，臓器特異的なパラメータとはいえません．特に膿胸では適切な抗菌薬を投与したりドレナージができていてもすんなり解熱しないことをよく経験します．よって，熱が続くとかCRPの下がりが悪いとかがあると，本当は良くなってい

8. 良くならない肺炎

表1 市中発症の膿胸（もしくは肺膿瘍）で培養途中経過判明前もしくは培養陰性の場合

薬剤名	投与量（1回）	投与間隔
アンピシリン・スルバクタム（ユナシン®-S）	3g	6時間ごと静注
セフトリアキソン（ロセフィン®） ＋ クリンダマイシン（ダラシン®S）	1～2g 600mg	24時間ごと静注 8時間ごと静注

【補足】
・膿胸ではドレナージが最も重要である。
・クリンダマイシン（ダラシン®S）は，メトロニダゾール（フラジール®）1回500mg 1日3回内服でも可。

表2 市中発症の膿胸（もしくは肺膿瘍）で起因菌判明後（感受性結果に応じて狭域の抗菌薬に変更する）

薬剤名	投与量（1回）	投与間隔
肺炎球菌の場合 ペニシリンG（ペニシリンGカリウム®） 　　　　または アンピシリン（ビクシリン®）	 200万単位 2g	 4時間ごと静注 6時間ごと静注
インフルエンザ桿菌の場合 βラクタマーゼ陰性 ⇒アンピシリン（ビクシリン®） βラクタマーゼ陽性 ⇒セフトリアキソン（ロセフィン®）	 2g 1～2g	 6時間ごと静注 24時間ごと静注
ペプトストレプトコッカスなど嫌気性菌の場合 アンピシリン・スルバクタム （ユナシン®-S）	 3g	 6時間ごと静注

【補足】
・ペニシリンGは，1日量を2回に分けて持続静注すると頻回投与しなくてもよい。6時間で97％，12時間で92％程度に活性が低下するが，12時間ごとの持続静注は許容される。
・ペニシリンGには1.68mEq/100万単位のカリウムが入っているため，末梢から投与する際には40mEq/Lの濃度以下，投与速度は20mEq/hr以下となるように調整する。また静脈炎に注意する。

るにもかかわらず不安になり振り回される原因になります。熱は続いていても痛みが良くなってきているとか，本人が全体的に良くなっているという場合にはそのままの抗菌薬治療とし，仮に改善に乏しい場合にも抗菌薬の変更ではなくドレナージ不良部位がないかを確認しましょう。治療期間は，一般的に膿胸は4週間程度の治療期間が必要です。肺膿瘍に関しては4～6週間とされますが，画像での膿瘍の消失までというのがよいと考えます。

カルテへの実践的記載例！

コンサルテーションへの返答はカルテ記載だけでなく，ぜひ直接主治医の先生に会ってディスカッションしながら伝えることが重要です．本症例をもとにカルテ記載例を提示してみます．

○○科■■先生よりご相談（●月×日）
● **Problem List**
　＃1　発熱，左胸痛
　＃2　左肺炎
　＃3　統合失調症
　＃4　路上生活者

● **Assessment/Plan**
　＃1～4より，
　s/o 市中肺炎（起因菌は肺炎球菌やインフルエンザ桿菌など）
　r/o 膿胸や肺膿瘍などの化膿性病変の存在

　急性の経過での発熱，低酸素血症あり市中肺炎として治療開始されていますが，発熱や呼吸状態が改善していないようです．喀痰培養は常在菌のみで扁平上皮もみられる痰で，良質な検体ではなかったと考えられます．統合失調症ありますが，入院や抗菌薬使用などの医療曝露歴ははっきりしませんので市中肺炎としてよさそうですが，左胸痛もあるようで膿胸や肺膿瘍などの合併が心配です．来院時のレントゲンなどでははっきりしませんが，これらの有無を確認するのがよさそうです．胸水があれば胸水のpHや糖で膿胸の有無を確認していただけると幸いです．被包化した胸水があるようであれば，その時点で膿胸としてドレナージしてもよいとされます．

- 最初は市中発症の肺炎の経過でよさそうですが，膿胸，肺膿瘍の合併がいまは心配です．
- ロセフィン®でも問題ないことが多いですが，膿胸・肺膿瘍があれば，起因菌がはっきりしていませんので口腔内の嫌気性菌も視野に入れてpolymicrobial infectionとして，抗菌薬はユナシン®-S 1回3g 1日4回への変更がよいと考えます（路上生活をされていたようで，口腔内の衛生状態も良くなさそうです）．
- 菌名同定・感受性結果が判明した場合には抗菌薬をde-escalationいたします．
- 膿胸などの化膿性病変があれば治療期間も長く必要になります（4週間以上）．
- ユナシン®-Sへの変更とドレナージで良くなれば，いずれ内服治療への変更も可能と考えます．

8. 良くならない肺炎

- ドレナージで良くならない場合には外科コンサルトになります。

　引き続きフォローさせていただきます。病棟での抗菌薬投与のタイミングなどに関して不都合がございましたら、遠慮せず●●にご連絡ください。

　本症例も再度レントゲン，CTを確認してもらったところ，被包化した胸水を認めました（図2）。胸水のpHは7.1，糖は40mg/dLと膿胸の所見を認めました。

ADVICE

　本症例は，先行する抗菌薬の影響もあり胸水のグラム染色では菌は見えず，また培養でも菌は検出されませんでした。胸水のpHや糖の所見がなくても，被包化された胸水があり十分ドレナージの適応となります。ドレナージにより胸の痛みも軽快し数日で解熱しました。3週間程度点滴治療としましたが，その後はアモキシシリン・クラブラン酸の内服に変更し4週間の治療で軽快しました。

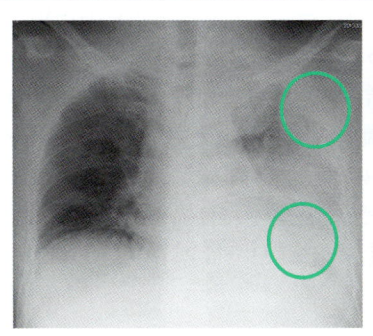

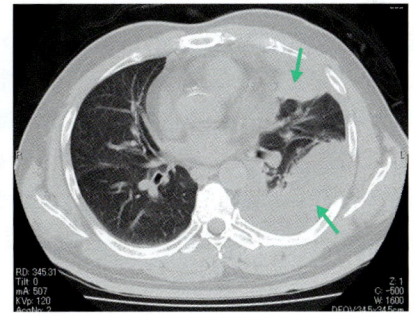

左肺に胸水（＋）　　　　左肺に被包化した胸水（＋）

図2　胸部レントゲン（左）と胸部CT

第1章 コンサルテーション基本編

▶ 治療をスムーズに進めるコンサルテーションのコツ

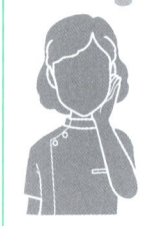

コンサルタントのつぶやき

抗菌薬を1日3回とか4回とか病棟でお願いしてもすごく嫌がられるんですよね。特に看護師さんから「何でそんなにたくさんいかないといけないんですか？ 普段は先生はそんなにやらないんですけど，何でそんなに頻回投与なんです？」って……。どうしたらよいのかなぁ。

　このような事例は相変わらず多いようですね。前項にも書きましたが，これまでやっていなかったことをやるのは，きちんとその意義を理解しないとやらされ感ばかり出てしまうものなんだろうなぁとは，皆さんもすぐに気がつくでしょう。しかし，その意義をただ声高にいっても難しいことが多いでしょう。

　ではどうしたらよいでしょうか？　このような状況はピンチではなくチャンスかと思います。看護師さんは嫌がっているようですが，なんでそうするのか？　を知りたがっています。**ぜひこれを機会に，看護師さんのために勉強会を開くことをお勧めします**[2]。その場で「PK-PDってのが……」とか「これらは時間依存性の抗菌薬で……」と言っても十分に理解していただくのは難しいでしょう。勉強会の内容も看護師さんに配慮したものにしましょう。PK-PDという言葉を出した時点で，その難解さから看護師さんから距離を置かれてしまうかもしれません。看護師さん・患者さん目線を大切にしましょう。例えばPK-PDに関しては，看護師さんには自分は以下のように説明しています。参考にしてみてください。

PK-PDって何？（説明の例）

　PKとはpharmacokineticsの略で，日本語では薬物動態学を指しており，抗菌薬と濃度推移のことで，薬がどの程度ターゲットへ届くか（血中濃度・組織内濃度）という指標で，またPDとはpharmacodynamicsの略で，日本語では薬力学を指しており，抗菌薬と菌の関係のことで，薬が感染部位で

8. 良くならない肺炎

どの程度菌を叩くのか（抗菌活性）という指標です——と本には書いてあるのでわけがわからなくなるのです。

　PK-PD とは簡単に言ってしまえば，抗菌薬を投与したら血中濃度が投与後に上がるけれども時間とともに代謝（排泄）されるので濃度が下がってきてしまう緑色の曲線と，当然，菌をやっつけられる抗菌薬の濃度のラインがあるわけでそのラインである灰色の直線を引いたグラフのことです（図3）。ここで大切なことは，この理論から抗菌薬は①「時間依存性」のものと②「濃度依存性」の2つのタイプに分けることができるということだけ覚えていただければ十分です。そして，ほとんどの抗菌薬が時間依存性の抗菌薬なのですが，1日2回だと図4のように薬が効かない時間ができていたのです。こ

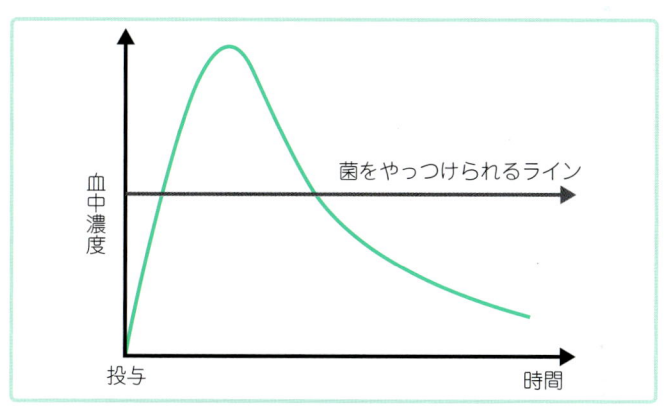

図3　PK-PDって結局このグラフのこと

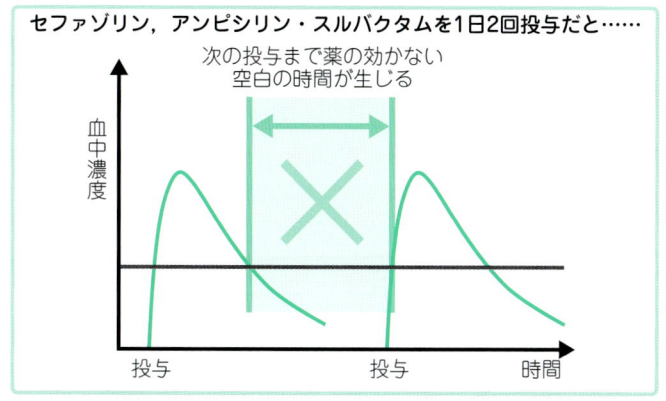

図4　時間依存性とは？

れは患者さんにとって由々しき問題ですね。

今回のおさらい！

- 改めて「抗菌薬が効かないと思ったときに考えることBig 5」はしっかり頭に入れておく。
- 市中肺炎で適切に治療しているのに良くならない場合，膿胸，肺膿瘍，閉塞性肺炎の有無を確認することを忘れない。
- 膿胸としてドレナージが必要となるのは，①胸水のpH＜7.2，②胸水の糖＜60mg/dL，③被包化された胸水がある場合のいずれかを満たす場合。
- 膿胸や肺膿瘍を合併した市中肺炎では，起因菌として定型微生物に加えて口腔内連鎖球菌など嫌気性菌の関与も考慮する。
- 膿胸の治療期間は4週間程度。肺膿瘍は4〜6週間とされるが，画像での膿瘍の消失までというのがよい。

【引用文献】
1) 青木　眞：レジデントのための感染症診療マニュアル 第2版．医学書院，2008
2) 大曲貴夫，具　芳明，岸田直樹，他：院内他科スタッフの教育方法．感染症チーム医療のアプローチ：解決力・交渉力を磨く，南江堂，pp66-72，2009

MEMO

第1章　コンサルテーション基本編

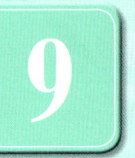

9　良くならない胆管炎

　前項は，市中肺炎として治療開始したけれども良くならないので相談された場合について考えてみました。良くならない原因はいろいろあるようにみえますが，適切に治療開始したにもかかわらず良くならない市中肺炎で考えるべきことは決まっているということを確認しました。薬剤師さんの場合は「実は別の病気だった」と診断することが最初の到達目標とは自分も思いません。しかし，主治医が下した最初の診断名が正しいという前提で，良くならない場合にはサポートしてあげてほしいと感じます。つい抗菌薬のせいにされやすいですが，抗菌薬の種類が問題であるということは理由としては多くありません。また，ドレナージの必要性や，何より治療期間にも影響しますので，抗菌薬だけ提示できればいいということにはならず，患者さんにとってもとても重要な問題と感じます。

　さて，本項は胆管炎です。胆管炎の多くは消化器内科医が迅速に内視鏡的ドレナージをしていれば抗菌薬の選択がそれほど重要になることは多くはないと思われます。よって，明らかな胆管炎で，内視鏡的ドレナージが迅速にされていればコンサルタントに相談が行くことは多くはないでしょう。そこでここでは，胆管炎として治療開始し，内視鏡的ドレナージをしたんだけれども解熱しなくて良くならないという状況で相談を受けた場合を考えてみたいと思います。

患　　者　　Iさん　78歳　女性
主　　訴　　発熱，右季肋部痛
入院時診断　　総胆管結石による胆管炎
現 病 歴　　糖尿病，胆嚢胆石，総胆管結石の既往のある78歳女性。受診前日まではいつもと変わりはなかった。受診当日も特にいつもと変わりなかったが，昼過ぎから突然の悪寒戦慄を伴う発熱を認めた。1時間以上持続し，嘔気・嘔吐，右季肋部痛も認めたため受診と

9. 良くならない胆管炎

なった。咳などの気道症状はなく，頻尿などの尿路症状も認めなかった。来院時血液培養を2セット提出し，タゾバクタム・ピペラシリンを開始とし，入院後待機的に内視鏡的ドレナージを施行した（入院後半日くらい経過してから施行となった）。血液培養からは大腸菌が陽性となり，内視鏡的ドレナージの際の胆汁培養からは菌が検出されなかった。しかし，入院後3日経っても解熱を認めないため再度胆汁培養を提出したところ，MRSAが検出されたためバンコマイシンを追加した。しかしその後も解熱を認めず，再度培養を提出したところ酵母様真菌が陽性となったと報告があったため，主治医から「ひとまずカルバペネム系に変えようと思うんだけど，抗真菌薬も追加したほうがいいかなぁ」と相談があった。

既往歴	60歳より糖尿病 72歳のときに胆嚢胆石，総胆管結石あるも胆摘はしていない
内服薬	メトグルコ®錠250mg 3錠/分3，ウルソ®錠100mg 6錠/分3
アレルギー	薬・食べ物なし
社会歴	飲酒・喫煙なし
家族歴	特になし
身体所見（入院時）	身長152cm，体重62kg
全身状態	ぐったり
バイタル	血圧150/75mmHg，脈拍122回/分，体温39.2℃，呼吸数24回/分，SpO$_2$ 98%（室内気）
頭頸部	結膜貧血・黄疸あり，咽頭発赤なし，頸部リンパ節触知せず
胸部	呼吸音：右下肺で呼吸音やや減弱あり，crackleはなし， 心音：整，雑音なし
腹部	腸蠕動音正常，腹部平坦軟，右季肋部に圧痛あり，やや強い 肝脾腫なし
皮膚	皮疹なし

☑ 血液検査（入院時）

WBC	14,200/μL (Neut 89.4%, Eos 0.4%, Lympho 2.6%, Mono 7.5%)	PLT	$12.2 \times 10^4/\mu L$	Na	142mEq/L
		AST	125U/L	K	4.1mEq/L
		ALT	85U/L	Cl	98mEq/L
		LDH	250U/L	BUN	24.4mg/dL
		ALP	270U/L	Cre	0.51mg/dL
Hb	12.4g/dL	γGTP	98U/L	CRP	6.2mg/dL
Ht	44.2%	T-Bil	4.6mg/dL		

☑ 尿検査（入院時）

潜血	(−)	WBC	1〜3/HPF
蛋白	(−)	RBC	1〜3/HPF

☑ 画像検査（入院時）

胸部レントゲン	右胸水軽度あり
腹部エコー	胆嚢胆石あり，総胆管拡張あり総胆管に結石を認める
胸部CT	右下肺前面に浸潤影（＋）

☑ 培養検査

血液培養（入院時）	すべての薬剤に感受性のある大腸菌陽性
胆汁培養検査（入院時）	菌は検出されず
胆汁培養検査（入院3日目）	MRSA（1＋）
胆汁培養検査（入院5日目）	酵母様真菌陽性

Step 1 はじめに，この症例をどうとらえる？

　本症例は総胆管結石の既往もある方で，来院時も右季肋部痛があり，腹部エコーでも総胆管に結石を認め，総胆管結石による胆管炎の診断はよさそうです。胆管炎は本症例のようにわかりやすい症例ではないことも多く，特に高齢者では初期は悪寒戦慄を伴う発熱しかない場合もあります。実際，胆管炎の3徴として有名なCharcotの3徴（発熱，黄疸，右季肋部痛）がそろうのは胆管炎の数十％程度ともいわれます。本症例は典型例で診断は間違いなさそうで，さらに内視鏡的ドレナージも施行されていますが，解熱を認めていません。胆管炎の治療で最も大切なことは「支持療法を中心とした全身管理とドレナージ」であり，抗菌薬は背中を押しているくらいのことが多いで

9. 良くならない胆管炎

しょう。実際，抗菌薬による胆管炎の治療期間は近年どんどん短くなってきており，軽症例では数日でもいいかもしれないという意見もあります。本症例を考える前に，一般的な胆管炎の重症度評価などのマネジメントについて考えてみましょう。ガイドラインとして Tokyo Guideline という日本発，世界初の胆道系感染症のガイドラインがあり，ぜひ一読をお勧めします。2007年に発表され，2013年に改訂されています[1]。

胆管炎の重症度分類

胆管炎の治療は重症度に基づいた治療戦略となっています。Tokyo Guideline では以下のように重症度を設定しています。

Grade Ⅰ (Mild)	診断時にModerate, Severe以外
Grade Ⅱ (Moderate)	以下のうち2つを満たすもの 1. WBC>12,000/mm^{3}または<4,000/mm^3 2. 39℃以上の発熱 3. 75歳以上 4. 総ビリルビンが5mg/dL以上 5. 低アルブミン血症（<正常下限×0.7）
Grade Ⅲ (Severe)	いずれか1つの臓器障害を示す所見がある 1. 心血管系：ドパミン5μg/kg/min以上必要もしくはノルアドレナリン使用 2. 神経系：意識障害 3. 呼吸器：PaO$_2$/FiO$_2$比<300 4. 腎：乏尿，血清クレアチニン>2.0mg/dL 5. 肝臓：PT-INR>1.5 6. 血液：血小板<100,000/mm^3

本症例では Grade Ⅲ（Severe）を満たすものはなさそうで，Grade Ⅱ（Moderate）となります。治療に関するアルゴリズムは図1のように提示されています。これによれば本症例は緊急ではなく早期の胆道ドレナージ，抗菌薬，全身管理となり，これまでのマネジメントも大きな問題はなさそうです。

Step 2 患者情報・病歴・身体所見で気になることは？

重症度を把握できたところで，患者背景を踏まえてエンピリック治療が良かったかを検討します。本症例は市中発症ですが，総胆管結石の既往があり，高齢者でもあるので医療曝露歴の病歴をありとするかどうかは難しいでしょ

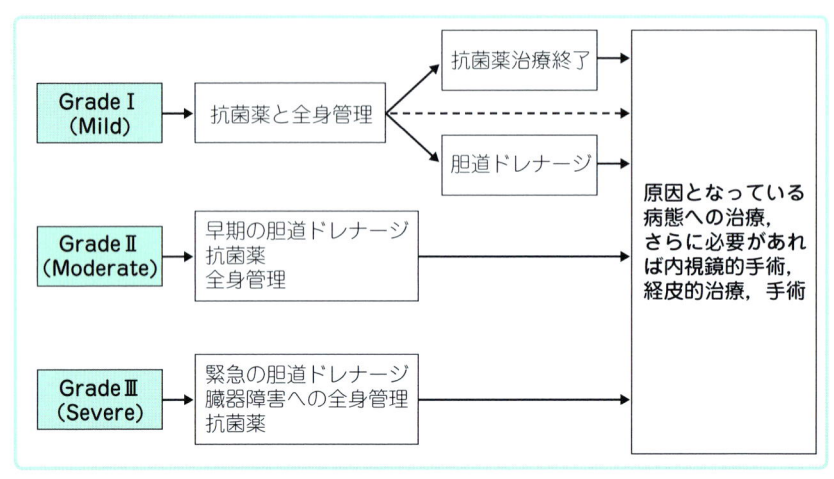

図1　Tokyo Guidelineの治療アルゴリズム
〔Miura F, et al : J Hepatobiliary Pancreat Sci, 20 : 47-54, 2013より〕

う。しかし，悩ましいときはコンサルタントは悪いほうにとって，医療曝露歴がある場合に準じて対応するのがよいでしょう。というのも，病歴は必ずしも100％うまくとれているとはかぎりません。最近の医療機関受診歴や抗菌薬使用歴も初期にはうまく病歴でつかまえることができず，後にそれが判明することはあります。特に高齢者であるとかGrade Ⅱ以上の重症度では医療曝露歴があるものに準じるという判断は，コンサルタントが下すうえでは大きな間違いではないでしょう。実際，ガイドラインでも抗菌薬治療に関しても表1〜2のような推奨となっています。本症例ではGrade Ⅱに当たり，市中発症でも医療曝露歴ありでも，いずれにせよガイドライン上ではタゾバクタム・ピペラシリンになります。補足ですが，胆管炎の治療で重要なことは「支持療法を中心とした全身管理とドレナージ」になりますので，適切にドレナージできていれば，市中発症では地域の感受性も参考にしますが，アンピシリン・スルバクタム単剤で治療開始してもよいと考えます。

　本症例はGrade Ⅱの重症度にはなりますが，いくつか気になる点があります。一つは右季肋部の圧痛がやや強いことです。胆管炎で右季肋部痛があることは問題ないのでは？　と思われるかもしれません。しかし，胆管炎の診断でも述べたように，明確にCharcotの3徴がそろうことは多くはなく，特に右季肋部痛が軽度ではなく明確にあるというのは少し症状が強い印象で

9. 良くならない胆管炎

表1 市中発症の胆管炎で起因菌判明前（感受性結果に応じて狭域の抗菌薬に変更する）

薬剤名	投与量（1回）	投与間隔
Grade I の場合		
1. アンピシリン・スルバクタム（ユナシン®-S） ＋アミノグリコシド系	3g	6時間ごと静注
2. セフメタゾール（セフメタゾン®）	1g	6時間ごと静注
3. セフォチアム（パンスポリン®） ±メトロニダゾール（フラジール®）	1g	6時間ごと静注
Grade II の場合		
1. タゾバクタム・ピペラシリン（ゾシン®）	4.5g	6時間ごと静注
2. セフトリアキソン（ロセフィン®） ±メトロニダゾール（フラジール®）	1g	24時間ごと静注
Grade III の場合		
1. タゾバクタム・ピペラシリン（ゾシン®）	4.5g	6時間ごと静注
2. セフェピム（マキシピーム®） ±メトロニダゾール（フラジール®）	1g	8時間ごと静注

【補足】
・胆管炎で初期から内服治療が可能であれば，メトロニダゾール1回500mg 1日3回。なお，静注製剤は2014年6月に承認予定である。
・メトロニダゾールの代わりにクリンダマイシン（ダラシン®S）の点滴も代用可。1回600mg 8時間ごと静注とする。クリンダマイシンのバクテロイデスへの感受性低下が指摘されているが，ドレナージができていれば臨床的に問題となることは少ない。
・アミノグリコシド系はonce daily dosingでの使用が望ましい。腎機能が問題なければ（CCr>50mL/min），ゲンタマイシン（ゲンタシン®）5mg/kg 24時間ごと静注もしくはアミカシン（アミカシン®）15mg/kg 24時間ごと静注。体重は理想体重（ideal body weight）を用いる。

表2 医療機関への曝露が濃厚，胆道系にデバイスがある場合で培養途中経過判明前もしくは培養陰性の場合

薬剤名	投与量（1回）	投与間隔
1. タゾバクタム・ピペラシリン（ゾシン®）	4.5g	6時間ごと静注
2. セフェピム（マキシピーム®） ±メトロニダゾール（フラジール®）	1g	8時間ごと静注

【補足】
メトロニダゾールの代わりにクリンダマイシン（ダラシン®S）の点滴も代用可。1回600mg 8時間ごと静注とする。クリンダマイシンのバクテロイデスへの感受性低下が指摘されているが，ドレナージができていれば臨床的に問題となることは少ない。

す。また，右下肺での呼吸音減弱と胸部レントゲンでの軽度の右胸水があり，炎症の肺・胸膜への波及がうかがわれます。重症度分類ではGrade IIでは

ありますが，実際にはもう少し重症度が高いと判断してもいいくらいのやや激しい胆管炎だったことが推測されます。

Step 3 血液・細菌検査結果をどう読む？

　血液検査では，重症度判定をするためのすべての項目がそろってはいませんが，基準を満たすものはWBC上昇程度で，明らかな臓器障害を認めるということではなさそうです。問題は培養結果の解釈なのですが，来院時の検体では血液培養から感受性の良い大腸菌が検出されているだけで，実際の胆汁培養からは菌は生えてきていません。しかし，その後良くならないので胆汁培養を繰り返すと，現在使用している抗菌薬では効かない菌が出てきており悩ましい状況になっています。これをどのように解釈したらよいでしょうか？　まず，来院時の培養結果ですが，本症例のように血液培養は陽性になるけれども胆汁培養からは出ないということは胆管炎ではときどきあります。というのも，血液培養は抗菌薬開始前に提出しますが，ドレナージをする準備に時間がかかるため，ドレナージ検体が提出される頃には抗菌薬開始後時間が経っていて菌は死滅してしまっているのです。実際，肺・尿なども含めた臓器移行性の良い感染症では抗菌薬開始後6時間程度で菌は死滅するといわれています。他の可能性として，ドレナージが十分にできていないことを反映していることもあり注意が必要です。では，その後の培養結果はどのように判断したらよいでしょうか？

胆管炎の起因菌は？　繰り返し出す胆汁培養はどのように解釈したらよいか？

　胆汁培養を正しく判断できるためには，胆道感染症での起因菌にどのようなものがあるかを知る必要があります。表3〜4からわかるように，胆道感染症は大腸菌やクレブシエラといったグラム陰性桿菌が起因菌のほとんどを占め，そのほか連鎖球菌や腸球菌に加え，医療曝露歴があるとSPACE（*Serratia*, *Pseudomonas aeruginosa*, *Acinetobacter*, *Citrobacter*, *Enterobacter*）の関与も検討する必要があります。また，嫌気性菌の関与については，血液培養陽性例は少なく，重症例ではしっかりとした嫌気性菌カバーを検討しますが，ドレナージができていればそれほど問題になることは少ない印象です。では黄色ブドウ球菌やカンジダはどうでしょうか？　表3〜4からもわかるように，極めて頻度は少ないのです（すでに留置されてい

9. 良くならない胆管炎

表3 急性胆道感染症での胆汁培養で検出される菌

胆汁培養で検出される菌	検出割合（%）
グラム陰性菌	
Escherichia coli	31～44
Klebsiella spp.	9～20
Pseudomonas spp.	0.5～19
Enterobacter spp.	5～9
Acinetobacter spp.	―
Citrobacter spp.	―
グラム陽性菌	
Enterococcus spp.	3～34
Streptococcus spp.	2～10
Staphylococcus spp.	0
嫌気性菌	4～20
その他	―

〔Gomi H, et al：J Hepatobiliary Pancreat Sci, 20：60-70, 2013より〕

表4 菌血症を伴う胆道感染症で血液から同定される菌

血液培養から同定される菌	検出割合（%）	
	市中感染症	医療関連感染症
グラム陰性菌		
Escherichia coli	35～62	23
Klebsiella spp.	12～28	16
Pseudomonas spp.	4～14	17
Enterobacter spp.	2～7	7
Acinetobacter spp.	3	7
Citrobacter spp.	2～6	5
グラム陽性菌		
Enterococcus spp.	10～23	20
Streptococcus spp.	6～9	5
Staphylococcus spp.	2	4
嫌気性菌	1	2
その他	17	11

〔Gomi H, et al：J Hepatobiliary Pancreat Sci, 20：60-70, 2013より〕

たステントの閉塞などが原因の場合には起因菌になることはあります）．しかし，留置したドレーンから培養を繰り返し提出するとよく出てきてしまい，本当はただのドレーンへのコロナイゼーション（定着菌）なのですがその結果に振り回されてしまうことになるので注意が必要です．

第1章 コンサルテーション基本編

> **ADVICE**
>
> 胆管炎に限りませんが，留置しているドレーンからの検体提出では定着菌も拾ってしまうので培養結果の解釈は慎重にすることが重要です。良くならないと考えた場合にドレーン培養を提出してはいけないとは言いませんが，出てきた微生物が臨床的な文脈に合うかを判断できるようにしましょう。例えばコリネバクテリウム，コアグラーゼ陰性ブドウ球菌，カンジダなどはドレーン検体から出た場合には起因菌である可能性は低いと考えられるようになりましょう。

Step 4　さて，これまでを踏まえて薬は何を選ぶ？

　抗菌薬の選択は，感染臓器および微生物の推定なくして決定されません。本症例は，感染部位は胆道で，起因菌は，血液培養からは大腸菌のみが検出されていますが，病態からは polymicrobial infection（複数菌感染症）ですので他の微生物も考慮する必要があります。本症例で大切なのは，ここでしっかりとバンコマイシンの TDM をサポートしてあげるとか抗真菌薬を提案することではありませんよね。もう皆さんはおわかりだと思いますが，本書にこれまでも出てきた「抗菌薬が効かないと思ったときに考えること Big 5」の検討です。繰り返しますが，そのすべてを例えば薬剤師さんが細かくチェックするのは現実的ではないとは思います。しかし，感染症は抗菌薬治療のみではありませんし，病名が変わると治療期間も変わります。**ぜひ，適切な診断名があるという前提で，良くならない場合に考えるべきことは薬剤師さんも考えられるようになってください。**では，胆管炎という病名が正しい場合に良くならない原因としてはどのようなものがあるでしょうか？

> **ココに注目！　胆管炎で良くならないときに背後にある病態**
> ・ドレナージ不良部位の存在
> ・肝膿瘍の存在
> ・炎症の腹膜への波及による二次性腹膜炎の存在
> ・炎症の胸膜・肺への波及による膿胸の存在

9. 良くならない胆管炎

抗菌薬を提示するにあたり，ぜひこれらのワークアップを検討してもらうようにお願いしましょう。「黄色ブドウ球菌やカンジダは胆管炎の起因菌としては珍しく，おかしいんですよね。抗菌薬の選択・治療期間にも影響がありますので，これらがないか確認したいのですが…」という言い方がよいと思います。

Step 5 経過観察の見極めどころは？

感染症の治療で重要なのは，臓器特異的なパラメータを指標にすることです。発熱や WBC，CRP 値は悪くはないのですが，臓器特異的なパラメータとはいえません。胆管炎では，右季肋部痛や胆道系酵素などに注目するようにしましょう。特に合併症のない胆管炎であれば以下の治療期間が推奨されています。

胆管炎の治療期間

Grade によらず以下が推奨
- ドレナージなどにより適切に感染巣コントロールができていれば 4～7 日間
- ただし血液培養陽性例は 2 週間
  特に腸球菌や連鎖球菌が血液培養で陽性の場合は最低 2 週間
- 石や閉塞が残存する場合には，解剖学的な問題が解除されるまで
- バイオアベイラビリティの良い内服抗菌薬への変更は可

しかし合併症として，肝膿瘍，炎症の腹膜への波及による二次性腹膜炎，炎症の胸膜・肺への波及による肺炎・膿胸がある場合には，それぞれの治療期間に準じる必要があります。特に肝膿瘍の場合には，ドレナージの有無によりますが最低 4～6 週間の治療が必要です。内服治療へ変更することも可能ですが，治療終了時には画像での膿瘍の消失を確認するのがよいとされます。

カルテへの実践的記載例！

コンサルテーションへの返答はカルテ記載だけでなく，ぜひ直接主治医の先生に会ってディスカッションしながら伝えることが重要です。本症例をもとにカルテ記載例を提示してみます。

○○科■■先生よりご相談（●月×日）
● **Problem List**
　＃１　発熱，右季肋部痛持続
　　　―胆管炎で内視鏡的ドレナージ後
　＃２　血液培養からは大腸菌のみ陽性
　＃３　入院後の胆汁培養でMRSA，酵母様真菌陽性
　＃４　糖尿病

● **Assessment/Plan**
　＃１～４より，
　s/o 胆管炎（起因菌として大腸菌は確定です）
　r/o ドレナージ不良部位の存在，肝膿瘍合併，膿胸合併

　胆管炎として抗菌薬開始されドレナージもされていますが，発熱・右季肋部痛が持続しています。培養では血液培養から感受性の良い大腸菌が検出されており，これが起因菌の一つであることは確定ですが，病態としてはpolymicrobial infection（複数菌感染症）ですので，それ以外の起因菌も考慮する必要がありそうです。

　入院時の胆汁培養からは菌は検出されず，その後に提出していただいたドレーン培養からMRSAと酵母様真菌が検出されています。MRSAや酵母様真菌は胆道系感染症の起因菌としては珍しく，入院時の胆汁培養からは検出されていませんので，起因菌ではなくドレーンへの定着菌の可能性があります。Tokyo Guidelineでの重症度分類ではGradeⅡで，重症群には当てはまりませんが，入院時の身体所見で右下肺の呼吸音減弱や胸部レントゲンでの軽度の胸水所見を認めており胆管炎による強い炎症があったことが予想されます。このような場合には，肝膿瘍合併，炎症の腹膜への波及による二次性腹膜炎合併，炎症の胸膜・肺への波及による膿胸合併などの可能性があり，それにより解熱しにくくなっている可能性があります。内視鏡的ドレナージされていますが，ドレナージ不良部位の存在も可能性としてはあります。肝膿瘍，腹膜炎，膿胸の存在次第では抗菌薬の種類や治療期間に影響があります。

・造影CTで肝膿瘍の有無をチェックしたいところです。
・腹水や胸水があるようでしたら，穿刺を検討してもよいと考えます。
・肝膿瘍が存在すれば発熱持続の原因として矛盾しませんので，抗菌薬

9. 良くならない胆管炎

　はおそらくゾシン®のままで問題ないと考えます。ドレナージができない大きさで，抗菌薬のみで治療する場合には解熱まではしばらくかかると考えます。
- ドレナージ検体が得られればそれをもとに菌名同定・感受性結果が判明した場合には抗菌薬をde-escalationいたします。
- 肝膿瘍があれば治療期間は4～6週間必要になりますが，状態が良ければ内服抗菌薬への変更も検討いたします。

　引き続きフォローさせていただきます。病棟での抗菌薬投与のタイミングなどに関して不都合がございましたら，遠慮せず●●にご連絡ください。

　本症例は，CTを確認してもらったところ肝膿瘍を認めました（図2）。膿瘍性病変は初期のCT・エコーでははっきりしないことがあります。一度画像を撮っていたとしても，時間が経って繰り返し撮ることで膿瘍がはっきりしてくることは多々経験します。

　激烈な胆嚢炎・胆管炎では，入院後腹水がたまってきて穿刺すると腹膜炎を合併していたとか，右胸水を穿刺したら膿胸の所見を認め（前項参照），胸腔ドレーンを入れて解熱したということもありますので注意しましょう。

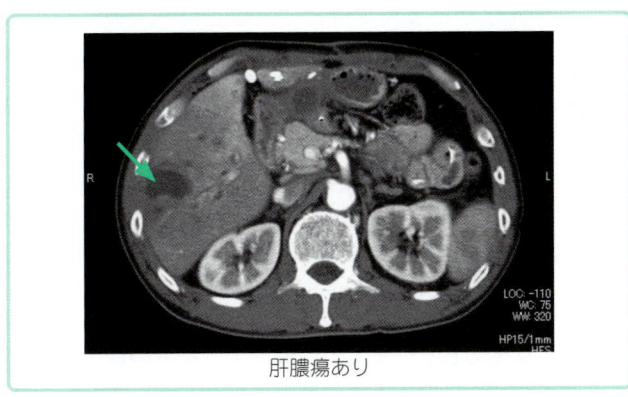

肝膿瘍あり

図2　腹部CT

ADVICE
Antimicrobial stewardship における薬剤師さんの重要性

　本症例は，経皮的に肝膿瘍ドレナージが施行され，その後解熱しました。抗菌薬はタゾバクタム・ピペラシリンのままで，むしろバンコマイシンは中止としました。出てきた菌に対して主治医の希望の抗菌薬を提示するということでは薬剤師さんの存在意義は低く，何よりもったいないと感じます。抗菌薬適正使用に関しては，使用制限といった Antibiotic control の時代ではもはやありません。さまざまな方策を組み合わせて多方面からアプローチする Antimicrobial stewardship の考え方が重要になります。そこで最も重要なのが感染症に精通した薬剤師さんの存在で，そのような薬剤師さんが臨床の現場に出て活躍することです。

▶ 治療をスムーズに進めるコンサルテーションのコツ

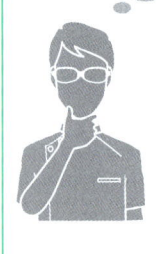

コンサルタントのつぶやき

　胆管炎といえば何でもかんでも"スルペラ"って内科の先生が言うんだけど，文献を調べてみてもそんなにデータも多くはないし……。何より市中の胆道系感染症で抗緑膿菌作用とか嫌気性菌カバーってがっちりいるのかなぁ。「胆汁移行性が良いから使ってるんだ！」って言われるといいような気もしてきて何だか言い返せなくって。どうしたらよいかなぁ……。

　胆管炎には「胆汁移行性の良い抗菌薬」と言われるととても効きそうな気がしてきて，よく見えてしまいますね。似たようなものに「○○は縦隔移行性が良い」と製薬会社から聞いたので縦隔炎に使っているというのもよく聞きますね。しかし，感染症で臓器移行性を考慮しなくてはいけないのは中枢神経や前立腺，眼球など決まっていて，それ以外は臓器移行性が臨床的な効果の違いにつながることは少ないとされています。まして，移行性の名のもとに広域抗菌薬を乱用しているようでは抗菌薬適正使用の観点からもよろしくはありません。では，どのように説明したらよいでしょうか？

9. 良くならない胆管炎

表5 抗菌薬ごとの胆汁移行性（カッコ内は血中濃度の％。100％を超えると胆道系で濃縮されるという意味）

●ペニシリン系：全般的にとても良い ・アンピシリン（3,000） ・ピペラシリン（3,000～6,000） ・タゾバクタム・ピペラシリン（6,000） ●セフェム系：薬剤による ・セフトリアキソン（500） ・セフォペラゾン（1,200） ●キノロン系 ・シプロフロキサシン（2,800～4,500）	●カルバペネム系 ・イミペネム（1），メロペネム（閉塞なし75，閉塞あり40） ●その他 アミノグリコシド系は胆道系への移行が不良，クリンダマイシン（300），ミノサイクリン（1,000），ドキシサイクリン（3,000）

〔戸塚恭一，他・監：日本語版 サンフォード感染症治療ガイド2013（第44版），ライフサイエンス出版，2013などを参考に作成〕

現時点では胆汁中の高濃度を達成することの臨床的な意義は不明とされ，胆道系の閉塞があるとか内圧の上昇があると抗菌薬の胆道系移行は悪くなるとされ，そちらへの対応のほうが重要とされます。胆汁移行性よりは胆管壁など周囲の組織の濃度のほうが重要かもしれないという見解もありますが，最終的に臨床的な違いにはつながらないとされます[2]。百歩譲って，胆汁移行性を考慮するとして，移行性の良いのはスルペラゾン®（セフォペラゾン・スルバクタム）だけなのでしょうか？ 表5 を見るとわかるように，実はどんな抗菌薬もだいたい胆汁移行性は良いのです。「むしろペニシリン系のほうが移行性は良かったりするんですよね」なんて教えてあげるとよいと思います。参考にしてみてください。

今回のおさらい！

- 胆管炎の治療で最も大切なことは「支持療法を中心とした全身管理とドレナージ」であり，胆道系感染症ガイドラインである「Tokyo Guideline」をもとに重症度に応じた治療を行う。
- 胆道感染症は大腸菌やクレブシエラといったグラム陰性桿菌が起因菌のほとんどを占め，そのほか連鎖球菌や腸球菌に加え，医療曝露歴があるとSPACEの関与も検討する必要がある。
- 留置しているドレーンからの検体は定着菌も拾ってしまうため，培養結果の解釈は慎重にする。出てきた微生物が臨床的な文脈に合うかどうかを判断するよう心がける。

第1章　コンサルテーション基本編

- 胆管炎で良くならないときに背後にある病態として，①ドレナージ不良部位の存在，②肝膿瘍の存在，③炎症の腹膜への波及による二次性腹膜炎の存在，④炎症の胸膜・肺への波及による膿胸の存在を考える。
- 胆管炎では，右季肋部痛や胆道系酵素などを治療指標とする。特に合併症のない場合と，肝膿瘍や炎症の腹膜への波及による二次性腹膜炎などの合併症がある場合とで，それぞれ推奨されている治療期間を押さえておく。

【引用文献】
1) Kiriyama S, et al : TG13 guidelines for diagnosis and severity grading of acute cholangitis (with videos). J Hepatobiliary Pancreat Sci, 20 : 24-34, 2013
2) Hanau LH, et al : Acute (ascending) cholangitis. Infect Dis Clin North Am, 14 : 521-546, 2000

第2章
コンサルテーション応用編

第2章 コンサルテーション応用編

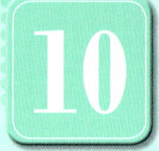

10 感染性心内膜炎① 合併症がない場合

　前項では，良くならない胆管炎について考えてみました。ドレナージができた経過良好な胆管炎は抗菌薬の選択がそれほど重要になることは多くはありません。しかし，内視鏡的ドレナージが施行されたけれども解熱せず良くならない場合があり，そのような場合には抗菌薬の種類のせいにされがちですが，そのようなことは多くはなく，①ドレナージ不良部位の存在，②肝膿瘍の存在，③炎症の腹膜への波及による二次性腹膜炎の存在，④炎症の胸膜・肺への波及による膿胸の存在に注目しその検索をすべきであることを確認しました。また，胆管炎に関しては Tokyo Guideline という日本発のガイドラインがあり，一読の価値があることも確認しました。

　さて，本項は感染性心内膜炎です。疾患としての頻度は多くはありませんが，感染性心内膜炎の場合にはその抗菌薬の種類だけではなく，TDM を含めた投与量などコンサルタント（特に薬剤師さん）がサポートすることで患者さんに良い結果をもたらすことが可能と考えます。ここでは合併症のないシンプルな感染性心内膜炎症例について考え，次項では合併症がある感染性心内膜炎について考えてみましょう。

患　　者	Jさん　64歳　女性
主　　訴	発熱
入院時診断	不明熱
現 病 歴	僧帽弁閉鎖不全症，高血圧の指摘のある64歳女性。受診6週間前に歯科受診し抜歯をした。その後2週間程度持続する発熱，倦怠感，全身の筋肉痛で受診。リウマチ性多発筋痛症（polymyalgia rheumatica）が疑われ外来でステロイド治療を開始されていたが解熱を認めなかったため入院のうえ精査することになった。入院時の血液培養2セットからグラム陽性の連鎖球菌を認めたため感染性心内膜炎が疑われ迅速に経胸壁心エコーを施行するも，明

10. 感染性心内膜炎① 合併症がない場合

らかなvegetation（疣贅）は認めなかった。今後，経食道心エコーを施行予定となっている。主治医となっている内科の先生から「感染性心内膜炎かどうかはまだはっきりしていないんだけど，抗菌薬どうしたらよいかな？」と相談があった。

既往歴	50歳より高血圧，脂質異常症
内服薬	ノルバスク®錠5mg 1錠/分1，リピトール®錠10mg 1錠/分1
アレルギー	薬・食べ物なし
社会歴	飲酒・喫煙なし
家族歴	特になし
身体所見（入院時）	身長156cm，体重68kg
全身状態	良好
バイタル	血圧130/70mmHg，脈拍92回/分，体温37.2℃，呼吸数22回/分，SpO₂ 98%（室内気）
頭頸部	結膜貧血・黄疸なし，結膜点状出血なし，咽頭発赤なし，頸部リンパ節触知せず
胸部	呼吸音：清，crackleはなし，心音：整，心尖部に収縮期雑音あり，左腋窩に軽度放散する
腹部	腸蠕動音正常，腹部平坦軟，圧痛なし，肝脾腫なし
関節	腫脹なし
皮膚	皮疹なし（爪下出血や手掌の紅丘疹なし）

☑ 血液検査（入院時）

WBC	15,000/μL (Neut 82.0%, Eos 0%, Lympho 15.0%, Mono 3.0%)	Ht	38.2%	Na	143mEq/L
		PLT	14.2×10⁴/μL	K	4.2mEq/L
		AST	35U/L	Cl	96mEq/L
		ALT	32U/L	BUN	25.2mg/dL
		LDH	240U/L	Cre	0.62mg/dL
Hb	11.2g/dL	γGTP	42U/L	CRP	12.2mg/dL

☑ 尿検査（入院時）

潜血	（−）	WBC	1〜3/HPF
蛋白	（−）	RBC	1〜3/HPF

☑ 画像検査（入院時）

胸部レントゲン	明らかな浸潤影やうっ血の所見はなし
経胸壁心エコー	僧帽弁閉鎖不全症で逆流があるが，明らかな疣贅はない

☑ 培養検査（入院時）

血液培養	2セットとも連鎖球菌様のグラム陽性球菌（＋）

Step 1 はじめに，この症例をどうとらえる？

　本症例は不明熱精査の過程で血液培養が提出され，2セットから連鎖球菌様のグラム陽性球菌を認め感染性心内膜炎が疑われています。不明熱となった場合にその鑑別疾患の一つとして感染性心内膜炎があがることが多いですが，実際に感染性心内膜炎の患者はどのくらいいるのでしょうか？　文献により差はありますが，人口10万人あたり1年で1.7〜6.2例といわれています。「プライマリケア医がその生涯にわたって遭遇する本疾患数は，おそらく1ないし2例である（初診で出会うという設定）」ともいわれています。感染性心内膜炎はこのようにまれな疾患の一つではあるのですが，皆さんが働く病院が三次医療機関で紹介されてくる立場であればその限りではありません。また，感染性心内膜炎はその疾患概念が確立し1世紀以上研究されているにもかかわらず，あいかわらず死亡率の高い疾患（20〜25％）となっており重要な疾患であることは間違いありません[1]。特に抗菌薬の選択だけではなく，その投与量の多さやTDMによる調整，抗菌薬長期使用に伴う副作用の発見と対応などコンサルタント（特に薬剤師さん）の関わりが必要不可欠な疾患であると考えます。

　このように感染性心内膜炎は置かれた医療機関によって出会う頻度は違いますが，基本的にはまれな疾患の一つとされます。しかし，全身状態が悪い場合や，諸検査・培養結果がはっきりする前の"疑い"として治療開始しなくてはいけない状況なども考えると，それなりの頻度でいると考えます。本症例は不明熱で入院されていますのでいまや感染性心内膜炎を鑑別にあげられない医師（研修医）はいないと思います。もし，いた場合には薬剤師さんからも指摘してあげてください。しかし，経胸壁心エコーでは明らかな疣贅は認めていません。現時点では疣贅がないので感染性心内膜炎とはいえない

10. 感染性心内膜炎① 合併症がない場合

と考えてよいでしょうか？　ところで感染性心内膜炎の診断基準にはどのようなものがあるでしょうか？　感染性心内膜炎診断のための Modified Duke Criteria を確認してみましょう（表1）。

表1　感染性心内膜炎診断のためのModified Duke Criteria

Major criteria
1. 血液培養陽性：以下のいずれかを満たす ①典型的病原体が，異なる2回の血液培養で陽性 　Viridans streptococcus, *Streptococcus bovis*, HACEKグループ, *Staphylococcus aureus*；またはcommunity acquired enterococci（primary focusなし） ②感染性心内膜炎を起こす微生物が血液培養で持続して陽性となる 　・12時間以上あけて採取した血液培養が少なくとも2回陽性 　・3セットすべて，もしくは4セットの大部分が陽性（最初と最後のサンプルの採取には少なくとも1時間はあける） ③*Coxiella burnetii*の血液培養1回陽性か, antiphase IgG titer＞1：800 2. 心内膜病変の証拠 ①新しい心雑音（心雑音の変化だけでは不十分） ②心臓超音波検査での陽性所見（疣贅，膿瘍形成，人工弁の新たな部分的離開）
Minor criteria
1. 感染性心内膜炎の素因となる心臓異常（心疾患や静注薬物使用などのリスクファクター） 2. 発熱＞38℃ 3. 血管性病変 ①点状出血や爪下線状出血（splinter hemorrhage）は除外 ②Janeway斑は入る 4. 免疫学的病変 ①リウマチ因子陽性，糸球体腎炎，Osler結節，Roth斑 5. 微生物学的所見 ①血液培養陽性だが大項目を満たさないもの ②抗体価検査で感染性心内膜炎を起こしうる病原体の急性感染の証拠あり
診断の方法
確定診断（Definite diagnosis） 　・2major 　・1major＋3minor 　・5minor 感染性心内膜炎の可能性（Possible diagnosis） 　・3minor 　・1major＋1 minor

HACEKグループとは，インフルエンザ菌，アグレゲイティバクター・アクチノミセテムコミタンス（*Aggregatibacter actinomycetemcomitans*），カーディオバクテリウム・ホミニス（*Cardiobacterium hominis*），エイケネラ・コローデンス（*Eikenella corrodens*），キンゲラ（*Kingella kingae*）のこと。

〔Li JS, et al：Clin Infect Dis, 30：633-638, 2000より〕

この診断基準を見て気づかれた方もいらっしゃるかと思いますが、実は感染性心内膜炎の可能性だけではなく確定診断にも疣贅は必須ではありません。実際の臨床現場では、「このクライテリアを満たさないから心内膜炎ではない」という言い方ができるほどクリアカットではありません。先ほども述べたように、皆さんの目の前の患者さんでは、培養結果が出る前で全身状態が悪い場合や、疣贅？といったあいまいな検査結果の状態にある患者さんも多いでしょう。よって、実際の現場では必ずしもこの基準を満たさなくても、「最悪のシナリオである感染性心内膜炎として対応する」とせざるをえない場合も多々あり、これも含めると感染性心内膜炎はそれなりの頻度でいるので、いつでも迅速かつ適切に対応できるようにしておくことは重要です。

Step 2 患者情報・病歴・身体所見で気になることは？

現時点ではまだ感染性心内膜炎の疑いの段階です。しかし、カルテで情報を整理するとより感染性心内膜炎を示唆する情報が隠れていたりします。また、感染性心内膜炎以外の疾患や合併症の存在にも注意しそれを丁寧に評価しないと、抗菌薬の投与期間にも影響しますので注意しましょう。感染性心内膜炎をより示唆する病歴として、そのハイリスクな患者さんかどうかを確認しましょう。感染性心内膜炎のハイリスク因子として以下のものがあげられます。

> **ココに注目！ 感染性心内膜炎のハイリスク因子**
> ① 心臓弁膜症（近年ではリウマチ性弁疾患はまれで5％未満）
> ② 僧帽弁逸脱症
> ③ リウマチ熱の既往（近年ではかなりまれ）
> ④ 先行する抜歯の病歴、口腔内、特に歯の不衛生状態
> ⑤ 長期間の人工透析
> ⑥ 糖尿病
> ⑦ HIV
> ⑧ 注射による薬物乱用者
> ⑨ 植込み型カテーテル挿入患者

本症例は、僧帽弁閉鎖不全症があります。また、熱が出る前に抜歯をしており、より疑わしいと考えてよいでしょう。では、感染性心内膜炎ではどの

ような症状，所見が出るでしょうか？　不明熱で鑑別にあがる疾患ですので熱が最も感度が高いとされ，熱のみ感度は100％に近いです。しかし，感染性心内膜炎で有名なその他の症状，所見はどれも以下のように感度が悪いと心得ましょう。なかでも非特異的な筋骨格系の症状は50％程度で認めるといわれており，本症例のようにリウマチ性多発筋痛症とされてしまう場合があり注意が必要です。非特異的な筋骨格系の痛みというのも難しく，感染性心内膜炎はその合併症として全身に膿瘍など感染巣を来しうるので，**痛みを訴える部位は積極的に画像での検索が重要になります。**

感染性心内膜炎で認める症状・所見	頻度（％）
38℃以上の発熱	96％
爪下の線状出血	8％
Osler結節	3％
手掌・足底の出血斑	5％
眼底の出血	2％
血管の塞栓症状	17％
結膜点状出血	5％
新規の心雑音	48％
既存の心雑音の増悪	20％

〔Murdoch DR, et al：Arch Intern Med, 169：463-473, 2009より〕

Step 3　血液・細菌検査結果をどう読む？

1．血液検査・画像検査

　血液検査では「感染性心内膜炎だから」というものはありません。通常の敗血症のマネジメント同様に，腎機能障害や肝機能障害，血小板減少などといった重症敗血症の指標である臓器障害の有無を確認しましょう。感染性心内膜炎では赤沈が上がる症例が61％，CRPが上がる症例は62％とこれらもそれほど有用な検査ではありません。
　感染性心内膜炎の検査で重要なものには心エコー検査があります。心エコーには経胸壁心エコー（transthoracic echocardiography；TTE）と経食道心エコー（transesophageal echocardiography；TEE）があり，それぞれ感度・特異度は次のようになっています。

	感度（%）	特異度（%）
経胸壁心エコー（TTE）	44〜63	91〜98
経食道心エコー（TEE）	87〜100	91〜100

　結論からいうとTEEが総合的に優れていることは間違いありません。本症例はまだTTEのみしかされていないので疣贅がないとはいえません。しかし，検査のアクセスや侵襲度なども考えるとまずはTTEを行うのが現実的とされます。心臓内の膿瘍性病変の確認や人工弁で大動脈弁前尖の病変の評価，血行動態の評価にはTEEよりTTEが良いとされています。TEEは感度・特異度は高いですが，TTEが陰性とか臨床的に感染性心内膜炎を強く疑う場合，人工弁の場合，心内デバイスがある場合，TTEで感染性心内膜炎を疑うが確定できない場合にやるのが現実的とされます。本症例は前述の経過から臨床的に強く疑いますので施行するのがよいでしょう。両者の組み合わせで疣贅は90％で見つかるとされます。しかし，逆にいえば1割では見つからないということも知ることが重要です。また，1回の心エコーで異常が指摘されなくても1週間程度で再検するなど繰り返すと見つかることもあるとされ，考慮してもよいでしょう。

2．血液培養

　血液培養では，2セット中2セットで連鎖球菌様のグラム陽性球菌が陽性になっているようです。これは感染性心内膜炎の起因菌として矛盾しないでしょうか？　感染性心内膜炎の起因菌は世界的には表2の頻度とされてい

表2　感染性心内膜炎の起因菌（国外）

起因菌	頻度（%）
黄色ブドウ球菌	31
コアグラーゼ陰性ブドウ球菌	11
緑色連鎖球菌	17
その他の連鎖球菌	12
腸球菌	10
HACEKグループ	2
酵母様真菌	2

〔Murdoch DR, et al : Arch Intern Med, 169 : 463-473, 2009より〕

表3　感染性心内膜炎の起因菌（国内）

起因菌	頻度（%）
緑色連鎖球菌	33.3
黄色ブドウ球菌	21.0
その他の連鎖球菌	18.6
コアグラーゼ陰性ブドウ球菌	11.3
腸球菌	9.8
酵母様真菌	5
HACEKグループ	3

〔Nakatani S, et al : Circ J, 77 : 1558-1564, 2013より〕

10. 感染性心内膜炎① 合併症がない場合

ます[1]。しかし，国内のデータでは表3のようになっています[2]。実際の臨床でも感じますが，国内では海外とは違ってまだ連鎖球菌の心内膜炎をよく見かける印象です。

　血液培養では2セット中2セットで連鎖球菌様のグラム陽性球菌が陽性ですが，連鎖球菌一点買いでよいでしょうか？　連鎖球菌様に見えて腸球菌の可能性はどうでしょうか？　最も外せない菌である黄色ブドウ球菌はどうでしょうか？　ここは以前にもお伝えしていますが，重症度の軸に大きく影響を受けます。もし，バイタルも不安定で心不全も合併している場合には，この情報があっても特に黄色ブドウ球菌は外せず，医療曝露歴次第ではMRSAも視野に入れる必要があるでしょう。また，腸球菌は頻度は低いですがそのような状況であれば考慮すべきと考えます。しかし，全身状態が良く，連鎖球菌の場合で疣贅が大きくない場合には菌名同定・感受性結果がはっきりするまでは抗菌薬を待ってもよいという意見もあります。

ADVICE

　以前からのメッセージですが，コンサルタントは泥臭くてもよいから治すことに専念してください。抗菌薬適正使用は重要ですが，本症例は血液培養が陽性になっていますので，明日以降必ず菌名同定，感受性結果は出ます。よって，コンサルタントは抗菌薬使用をためらう必要はなく，どこまでカバーするかは重症度の軸と腎機能障害の有無を確認し抗菌薬の副作用（特に腎機能障害）との兼ね合いで決めることになります。可能性をすべてあげて治療するとなるとエンピリックにはバンコマイシン＋ゲンタマイシンとなりますが，腎機能が軽度でも悪化している場合は使いにくいですので臨床はそんなにシンプルにはいきません。そこは皆さんもひとまず悩んでみてください。

Step 4　さて，これまでを踏まえて薬は何を選ぶ？

1. 培養検査の最終結果判明後の治療

　抗菌薬の選択は，感染臓器および微生物の推定なくして決定されません。本症例は，感染部位は心臓（弁）で，起因菌は血液培養からは現時点で連鎖球菌を疑うグラム陽性球菌が検出されています。本書でもこれまで示してきたように，推奨する抗菌薬は培養の「途中経過判明前」，「途中経過判明中」，「最終結果判明後」の3つで違ってきます。しかし，感染性心内膜炎の場合には

培養途中経過判明前となる場合はとても少ないでしょう。なぜならば感染性心内膜炎の診断には血液培養陽性が基本的にはあることになるからです。血液培養が陽性になる前から感染性心内膜炎として治療するというのは、先行する抗菌薬使用のせいで培養が生えてこない状況で後方医療機関として運ばれてきて、しかも心不全など合併していて重症の場合になるでしょう。そうなると自然弁の場合でもバンコマイシン＋ゲンタマイシンにせざるをえないかもしれませんが、今後の長期使用を考えると腎機能障害必発ですので避けたいところですね。ひとまず「最終結果判明後」について考えてみましょう（表4）。

表4　血液培養の最終結果判明後

薬剤名	投与量（1回）	投与間隔
連鎖球菌の場合（Viridans streptococcus, bovisなど） ペニシリン感受性（ペニシリンのMIC＜0.12μg/mL）の場合 1. ペニシリンG（ペニシリンGカリウム®） 2. ペニシリンG（ペニシリンGカリウム®） 3. アンピシリン（ビクシリン®） 4. アンピシリン（ビクシリン®）	 300万単位 900万～1,000万単位 2g 3g	 4時間ごと静注 12時間ごと持続静注 6時間ごと静注 6時間ごと持続静注
連鎖球菌の場合（Viridans streptococcus, bovisなど） ペニシリン感受性（ペニシリンのMIC 0.12～0.5μg/mL）の場合 1. ペニシリンG（ペニシリンGカリウム®） 2. ペニシリンG（ペニシリンGカリウム®） 3. アンピシリン（ビクシリン®） 4. アンピシリン（ビクシリン®） ＋ ゲンタマイシン（ゲンタシン®）	 400万単位 1,200万単位 2g 3g 3mg/kg	 4時間ごと静注 12時間ごと持続静注 4時間ごと静注 6時間ごと持続静注 24時間ごと静注
MSSAの場合 セファゾリン（セファメジン®α） ± ゲンタマイシン（ゲンタシン®） ※人工弁の場合はさらにリファンピシン併用	 2g 3mg/kg	 8時間ごと静注 24時間ごと静注
MRSAの場合 バンコマイシン（バンコマイシン®） ± ゲンタマイシン（ゲンタシン®） ※人工弁の場合はさらにリファンピシン併用	 15mg/kg 3mg/kg	 12時間ごと静注 24時間ごと静注

10. 感染性心内膜炎① 合併症がない場合

腸球菌（アンピシリン感受性）の場合 アンピシリン（ビクシリン®） ＋ ゲンタマイシン（ゲンタシン®）	2g 3mg/kg	4時間ごと静注 24時間ごと静注
腸球菌（アンピシリン耐性）の場合 バンコマイシン（バンコマイシン®） ＋ ゲンタマイシン（ゲンタシン®）	15mg/kg 3mg/kg	12時間ごと静注 24時間ごと静注

【補足】
- ペニシリンGは，1日量を2つに分けて持続静注すると頻回投与しなくてもよい。6時間で97％，12時間で92％程度に活性が低下するが，12時間ごとの持続静注は許容される。しかし，ペニシリンGには1.68mEq/100万単位のカリウムが入っているため，末梢から投与する際には40mEq/Lの濃度以下，投与速度は20mEq/hr以下となるように調整する。静脈炎に注意する。感染性心内膜炎の場合にはペニシリンGを持続投与するとそれなりのボリューム負荷になるので注意する。
- アンピシリンについては，室温で不安定とされ持続注射には向かないとされる。生理食塩液に溶解した場合には3時間後で95％，6時間で92％，5％ブドウ糖に溶解した場合には1時間後で97％，3時間後で85％程度に活性が低下するとされる。よって生理食塩液に溶かして6時間ごととして持続投与を検討することはある。
- ゲンタマイシンの投与方法に関しては，感染性心内膜炎では古典的には1回1mg/kgを8時間ごとといった分割投与とされる。しかし，近年各国のガイドラインではonce daily dosingでの使用の記載が増えている。感染性心内膜炎は分割投与が古典的な投与方法だが，TDMにより調整すると結局once dailyになってしまうだけである。よって，筆者は基本的には最初からonce dailyで投与する。副作用の観点からもそれがよい印象である。
- 腸球菌に対してゲンタマイシンを併用する場合にはゲンタマイシンが120μg/mL含有されたディスクを用いたゲンタマイシン高濃度耐性試験を行う。通常濃度のゲンタマイシン感受性検査が耐性であっても高濃度耐性試験で感受性あれば使用可。

2. 菌名・感受性結果がわからない場合

さて，菌名同定・感受性結果がわかった場合には抗菌薬の選択は決まっています。しかし，それがわからない場合にはどうしたらよいでしょうか？菌名同定・感受性結果がわからない場合には3つの状況があります。

> **ココに注目！ 菌名・感受性結果がわからない3つの状況**
> ①適切に培養を提出していて，結果が判明する前に抗菌薬を提示する場合
> ②先行する抗菌薬使用のため，培養で菌が検出されない状況で抗菌薬を提示する場合
> ③適切に培養を提出していて，最終的に培養が陽性にならない場合

本症例は①に当たるでしょうが，意外に多いのが②でしょう。③の場合には抗菌薬の選択だけではなく微生物学的な診断もアドバンストであり，成書にあたるか他院でもよいので感染症科コンサルテーションをするのが望ましいです。簡単にいえば，①も②もバンコマイシン＋ゲンタマイシンとするとよいことにはなります。しかし，感染性心内膜炎の患者さんは敗血症に伴い軽度でも腎機能障害があることが多く，この選択肢は悩ましいところです。重症度が高い場合には仕方がないです（さらにリファンピシン併用も検討してもよい）が，**全身状態が許せば国内のデータも踏まえて頻度の高いものを意識したレジュメにして，主治医の先生とともに患者さんが悪化しないかを日々注意深く診察するしかありません**。

Step 5 経過観察の見極めどころは？

感染症の治療で重要なのは，臓器特異的なパラメータを指標にすることです。発熱や WBC，CRP 値は一つの指標として悪くはないのですが，臓器特異的なパラメータとはいえません。感染性心内膜炎は血流感染症ですので，血液培養の陰性化が治療効果判定としては重要な要素になります。解熱するのに1週間程度（5〜10日）といわれています。大切なのは手術の適応とそのタイミングの判断を見誤らないことです。特に心不全が起こった場合には手術適応ですので，早めに心臓血管外科に声をかける流れをつくっておくことが重要です。

感染性心内膜炎の治療期間

合併症がない場合
　血液培養陰性化を確認した日を 1 日目とする
　自然弁の場合には 4 〜 6 週間
　人工弁の場合には 6 週間以上
※連鎖球菌の場合のゲンタマイシンは 2 週間で終了

---

10. 感染性心内膜炎① 合併症がない場合

カルテへの実践的記載例！

コンサルテーションへの返答はカルテ記載だけでなく、ぜひ直接主治医の先生に会ってディスカッションしながら伝えることが重要です。本症例をもとにカルテ記載例を提示してみます。

●○○科■■先生よりご相談（●月×日）
●Problem List
　#1　発熱
　#2　血液培養2セットから連鎖球菌様のグラム陽性球菌（＋）
　#3　僧帽弁閉鎖不全症
　　　―心尖部に収縮期雑音あり，左腋窩に軽度放散
　#4　全身の筋肉痛でリウマチ性多発筋痛症の疑い
　　　―ステロイド短期使用

●Assessment/Plan
　#1～3より，
　s/o 感染性心内膜炎
　r/o 疼痛部位の膿瘍性病変，骨髄炎，肝膿瘍・胆管炎など

　不明熱精査の経過で血液培養陽性となっています。歯科治療歴あり，僧帽弁閉鎖不全症も認め血液培養2セットから連鎖球菌様のグラム陽性球菌が検出されており，経胸壁心エコーでは疣贅は認めていませんが感染性心内膜炎の可能性が高いと考えます。再現性が難しく，非特異的な痛みのようですが，筋骨格系の痛みの訴えがあり，その部位の膿瘍性病変の可能性もあると考えます。また，連鎖球菌ですので鑑別としては骨髄炎や肝膿瘍，胆管炎なども考えられます。ひとまず結果がはっきりするまでは感染性心内膜炎に準じた抗菌薬を開始と同時進行で，全身検索をするのがよいと考えます。

　バイタルも安定しており全身状態は悪くはありません。血液培養2セットから連鎖球菌様のグラム陽性球菌が検出されておりますが，菌名がはっきりするまでは破壊性の強いグラム陽性菌である黄色ブドウ球菌も視野に入れて抗菌薬を開始します。腸球菌は国内では頻度が低く，自然弁ですので現時点では考慮しなくてもよいと考えます。

・抗菌薬はセファメジン®α1回2g 1日3回＋ゲンタシン®3mg/kg 1日1回をお勧めします。心内膜炎ドーズです。明日以降の培養結果をみて抗菌薬を変更します。
・ゲンタシン®はTDM（薬物血中モニタリング）を行って投与量を調整していきます。

- 経食道心エコーでの疣贅の確認をお願いいたします。
- 全身の筋骨格系の痛みを訴えています。再現性に乏しいですが，転移性病巣の存在がないか造影CTでの確認が望ましいと考えます。もし膿瘍性病変があった場合には治療期間にも影響しますし，ドレナージの必要性なども考慮が必要です。
- 今後心不全が起こるとか菌血症がコントロールできないとか，疣贅が10mm以上あるといった場合には手術を検討する必要があります。特に心不全になるようであれば緊急での外科治療が必要になります。

引き続きフォローさせていただきます。病棟での抗菌薬投与のタイミングなどに関して不都合がございましたら，遠慮せず●●にご連絡ください。

　本症例は，CTを確認してもらいましたが特に膿瘍性病変はありませんでした。TEEでは4mm程度の疣贅が僧帽弁に付着しており，感染性心内膜炎の確定診断となりました。ペニシリンGに対するMICは0.1μg/mL未満で開始72時間での血液培養のフォローでも陰性となり，合併症のない連鎖球菌による感染性心内膜炎としてペニシリンGの4週間治療で終了となりました。

ADVICE
Antimicrobial stewardshipにおける薬剤師さんの重要性

　感染性心内膜炎という病名でいまだにピペラシリン8g/dayとかレボフロキサシン点滴といった抗菌薬を投与され病院に送られてくる患者さんをみます。感染性心内膜炎は抗菌薬の種類だけではなく投与量も重要になる死亡率の高い感染症です。すべての病院に感染症医がいるわけではありませんが，薬剤師はいるでしょう。ぜひそのような不適切な処方に早めに気がつく一人に薬剤師さんがなってくれるとうれしいと日々感じます。何より患者さんに大きな影響があると感じます。

10. 感染性心内膜炎① 合併症がない場合

治療をスムーズに進めるコンサルテーションのコツ

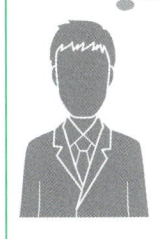

コンサルタントのつぶやき

感染性心内膜炎でペニシリンGを1,800万単位でとお願いしたら,「そんな大量に使ったことなんかない！」って言われちゃって……。正直自分もそんなに使ったことないから「教科書にはそう書いてますし」なんて言ったら,「そんな危ないことするな！」って言われて。今度は「セファメジン®α 6g/dayにしますか？」と聞いたら「そんな量使ったことない量だぞ」とそっちもダメ出しされて,どうしたらよかったかな…。

　感染性心内膜炎は通常の感染症とは違い, 抗菌薬の量が違います。同じような感染症に髄膜炎があるでしょう。それも通常の抗菌薬の量ではありません。さらに, ペニシリンGは単位が「○○万」となっているのですごく多そうですが, ペニシリンGは1単位＝0.6μgですので, 100万単位でも0.6gで一般的なペニシリン系と同じくらいになると思います。しかし, 自分も慣れていないと「大丈夫です」とは言いにくいかもしれません。自分も相手も不慣れで, ベストな治療で一緒に良くしていこうという雰囲気がつくりにくい場合には, **最初は代替え治療でも構いませんので成功事例をつくることが重要と思います。**

　このケースでは自分でしたらやっぱりペニシリンGを推奨します。言い方としては,「2012年からペニシリンGは感染性心内膜炎に対して正式に静注してもよいと添付文書まで変わったんですよ！」とアピールします。古典的な先生には, この添付文書が変わったということは情報提供としては重要です。それでも駄目であればセファゾリン6g/dayですが, これは添付文書には正式に記載されていませんが,「保険診療における医薬品の取扱いについて」（昭和55年9月3日付保発第51号のいわゆる「55年通知」）を踏まえた社会保険診療報酬支払基金の審査で認められていることも伝えるとよいでしょう[3]（巻末の付録も参照）。それでも駄目であれば, ひとまず今回はセフトリアキソン1回2g 1日1回でというのもやむなしと思います。

大切なのは，いまは抗菌薬適正使用の前の段階で，きれいに治療することではなく，泥臭くてもよいから主治医の先生とともに患者さんを良くすることです。そうして主治医とのその関わりを通じて得られた信頼関係をもとに，次回以降で「抗菌薬に関してはお前に任せた」と言われる日はそれほど遠くはないと思います。

今回のおさらい！

- 感染性心内膜炎の診断で用いるModified Duke Criteriaは，複数セットの血液培養による陽性の証明が重要となる。ただし，この基準を満たさないから心内膜炎でないとはいえないので注意。
- 病歴の確認では，感染性心内膜炎のハイリスク因子をもっているかどうかチェックする。また，発熱以外の症状や身体所見はいずれも感度が悪い。
- 経食道心エコーは感度・特異度において優れるが，侵襲度などを考えて，経胸壁心エコー陰性例や臨床的に感染性心内膜炎を強く疑う場合，さらに人工弁，心内デバイスがある場合などに行うのが現実的。
- 連鎖球菌が起因菌の場合はペニシリンGの投与が基本。MSSAやMRSAの場合はセファゾリンあるいはバンコマイシンで，必要に応じゲンタマイシンを追加する。腎機能障害の有無には注意。
- 治療効果の判定には血液培養の陰性化がポイントになる。手術の適応とそのタイミングの判断を誤らないようにする。

【引用文献】
1) Murdoch DR, et al：Clinical presentation, etiology, and outcome of infective endocarditis in the 21st century: the International Collaboration on Endocarditis-Prospective Cohort Study. Arch Intern Med, 169：463-473, 2009
2) Nakatani S, et al：Recent picture of infective endocarditis in Japan: lessons from cardiac disease registration（CADRE-IE）. Circ J, 77：1558-1564, 2013
3) 社会保険診療報酬支払基金ホームページ：審査情報提供事例；薬剤（http://www.ssk.or.jp/shinsajoho/teikyojirei/yakuzai.html）

MEMO

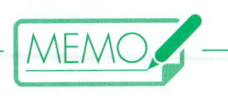

第2章 コンサルテーション応用編

11 感染性心内膜炎② 合併症がある場合

　前項では，感染性心内膜炎について考えてみました。感染性心内膜炎は発生頻度の高い感染症ではありません。しかし，抗菌薬の種類や量，治療期間，適切な TDM によるサポートなどコンサルタント（特に薬剤師）の存在が必要不可欠な疾患であることを確認しました。また，疑いとして対応する場合も含めるとそれなりの頻度でいるでしょうし，感染性心内膜炎の患者さんでは，腎機能がふらつく患者さんも多く，抗菌薬の微調整が適宜必要ですし，抗菌薬の長期使用に伴いアレルギーが出てしまう可能性も高く，コンサルタント（特に薬剤師）の存在は欠かせないと思います。ぜひ積極的に関わってください。

　さて，本項も感染性心内膜炎なのですが，前項とは違い合併症がある場合です。感染性心内膜炎は血流に乗って全身に菌が回ることで，全身の臓器への感染症を引き起こす可能性があることや，心臓への感染であるので循環動態への影響がある合併症を引き起こすことがあります。前項の症例のように合併症のないシンプルな症例はむしろ少ないかもしれません。少し難しいかもしれませんが，ここも合併症の有無で抗菌薬の種類や量，外科適応などが変わってきますので，知らなくてもよいとは口が裂けても言えないところでしょう。しっかりと理解して診療のサポートをお願いいたします。

患　　　者　Kさん　32歳　男性
主　　　訴　発熱，下腿浮腫，倦怠感
入院時診断　心不全
現 病 歴　14日くらい前から微熱と全身筋肉痛あり。特に下腿の痛みがあった。10日くらい前に歩行時の痛みが増強したため，近医整形外科を受診したが，過労に伴うものだと言われた。同時期より動悸も認めるようになっていた。4日前から40℃近い発熱を認めるようになり近医で点滴治療されていた（詳細不明）。一昨日より呼吸苦あり，特に夜間に増悪を認めていたが近医では喘息発作といわ

11. 感染性心内膜炎② 合併症がある場合

れていた。本日，高熱に加えて頭痛も認め，呼吸苦も増悪があり救急車で来院。心不全として循環器内科へコンサルトとなったが，経胸壁心エコー（TTE）で疣贅を認めた。循環器内科の医師より「感染性心内膜炎っぽいんだけど，抗菌薬はどうしたらよいかな」と相談があった。

既往歴	小児期に喘息，C型肝炎（20歳のときにインターフェロン治療）
内服薬	ロキソニン®錠60mg 3錠/分3，ムコスタ®錠100mg 3錠/分3，セフゾン®カプセル100mg 3Cap/分3
アレルギー	食べ物なし，サワシリン®で蕁麻疹
社会歴	飲酒：機会飲酒，喫煙：20本/day 日中は看板屋，夜は飲み屋で働いている。28〜30歳まで覚醒剤使用で刑務所にいた
家族歴	特になし
身体所見	身長165cm，体重72kg
全身状態	ぐったり
バイタル	血圧107/48mmHg，脈拍110回/分，体温36.4℃，呼吸数28回/分，SpO₂ 94%（室内気）
頭頸部	結膜貧血・黄疸なし，結膜点状出血なし，咽頭発赤なし，頸部リンパ節触知せず
胸部	呼吸音：清，crackleはなし，心音：整，胸骨左縁第2肋間と心尖部に収縮期雑音あり，左腋窩に軽度放散する
腹部	腸蠕動音正常，腹部平坦軟，圧痛なし，肝脾腫なし
関節	腫脹なし
皮膚	皮疹なし（爪下出血や手掌の紅丘疹なし），左上肢に入れ墨あり
四肢	両下腿に軽度浮腫あり，両下腿の痛み訴えるも明らかな圧痛はなし

☑ 血液検査

WBC	12,730/μL (Neut 82.0%, Eos 0%, Lympho 12.0%, Mono 6.0%)	Ht	34.3%	Na	141mEq/L
		PLT	40.6×10⁴/μL	K	4.6mEq/L
		AST	30U/L	Cl	108mEq/L
		ALT	42U/L	BUN	15.3mg/dL
		LDH	221U/L	Cre	0.69mg/dL
Hb	10.7g/dL	γGTP	38U/L	CRP	4.83mg/dL

第2章 コンサルテーション応用編

☑ 尿検査

潜血	(−)
蛋白	(−)

WBC	1～3/HPF
RBC	1～3/HPF

胸部レントゲン　　　脳MRI画像

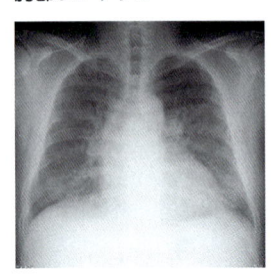

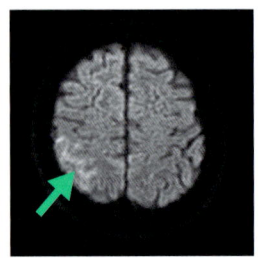

☑ 画像検査

胸部レントゲン	うっ血の所見あり（上画像）
経胸壁心エコー	大動脈弁に20×7mm，11×4mmの疣贅2個あり。僧帽弁にも23×9mmの疣贅あり。明らかな腱索断裂はなし
脳MRI（DW：ディフュージョン）	右頭頂葉に，脳溝に沿ったhigh signal intensityあり。局所的なくも膜下出血の所見あり（上画像）

☑ 培養検査

前医での血液培養	未提出

Step 1 はじめに，この症例をどうとらえる？

　本症例は原因不明の下肢痛，発熱で近医整形外科・内科を受診するも改善せず，とりあえずの抗菌薬治療を開始され，それでも高熱と呼吸状態悪化を認め受診されています。呼吸状態悪化も，近医では小児期に指摘されている喘息発作の悪化と判断されていますが，当院受診時には身体所見上もレントゲン上も明確に心不全となっています。特に心臓の基礎疾患のない若い人の心不全は珍しいでしょう。本症例はTTEで疣贅を認めたため，そこですぐに感染性心内膜炎では？　となりましたが，それがなくても感染性心内膜炎を想起できることが重要です。本症例もそうですが，前項の症例も誰かが感染性心内膜炎を鑑別にあげられるかどうか？　が重要なところです。「不明熱」といえば，「原因不明の心不全」といえば，感染性心内膜炎の可能性は？と誰かが言えればいいのです。そのような一人に薬剤師さんがなることも十分

11. 感染性心内膜炎② 合併症がある場合

可能と考えます。患者さんを良くするチーム医療の一人です。適切な病名なくして適切な治療はありません。ぜひ、ご協力をお願いします。

似たような疾患に結核があると思います。良くならない肺炎で相談されたときだけではなく、通常の肺炎でも経過が悪く典型的ではないとか、上肺野に浸潤影があるとか、空洞かも？といった所見がある場合に、「結核かもしれないのでは？」と指摘する一人になってほしいと思います。また、肺炎治療でニューキノロン系を頻繁に出す先生にも、それを抗菌薬適正使用の面から否定するとかではなく、「ニューキノロン系には抗結核作用もあります。結核の可能性はどうでしょうか？ はっきりしない場合には抗酸菌培養検査を提出のうえで使用することをお勧めします」といったアプローチが、一人の患者さんの救命だけではなく結核の蔓延といった社会的な問題へもアプローチしていることになります。

さて、本症例は感染性心内膜炎なのですが、前項の症例と大きく違う点があります。それは何でしょうか？ 心不全やくも膜下出血がありますね。これらは感染性心内膜炎に伴う合併症の一つです。感染性心内膜炎は全身に菌が回る重篤な病気ですので合併症がつきものです。では、感染性心内膜炎の合併症にはどのようなものがあるでしょうか（表1）？

繰り返しますが、感染性心内膜炎は、感染臓器は心臓ですが、全身に菌が回る病気ですので全身のどこにでも菌がつきうると考えましょう。心臓の合併症だけではなく、痛みを訴える部位は常にその部位の膿瘍性病変がないかを画像でチェックすることが重要です。なぜならば、膿瘍性病変があればドレナージをしないと痛みなど症状が改善しないことが多いからです。また、ドレナージしない膿瘍性病変の治療期間は、画像での消失までが原則ですので、感染性心内膜炎としての4週間治療が終わったから終了とはいきません。抗菌薬の投与期間にも影響がありますので、症状のある部位をきちんとワークアップすることが重要となります。

Step 2 患者情報・病歴・身体所見で気になることは？

本症例は、心不全の精査目的で行われたTTEで疣贅を認めており、感染性心内膜炎の診断となっています。さらに心不全を合併しています。心不全は感染性心内膜炎で最も多い死因の一つとされ、緊急手術の最も多い原因とされます。心不全の原因は弁への感染による弁破壊で、疣贅による冠動脈塞

表1 感染性心内膜炎の合併症

臓　器	感染性心内膜炎の合併症	補足説明
心　臓	・うっ血性心不全 ・弁破壊に伴う弁逆流 ・疣贅による流出路閉塞 ・弁周囲膿瘍, 心筋膿瘍 ・不整脈（房室ブロック, 脚ブロック） ・心外膜炎, 心筋梗塞	新たに出現した心電図異常は, 心筋深層への感染の波及を示唆する
中枢神経	・脳梗塞 ・感染性脳動脈瘤 ・くも膜下出血 ・脳膿瘍, 髄膜炎	神経所見の有無に注意する。治療開始後でも急な意識障害で発症することがある。頭蓋内動脈瘤は, 破裂した場合は極めて死亡リスクが高い
動脈瘤	・感染動脈瘤（腹部大動脈, 腸間膜動脈, 腎動脈, Valsalva洞など）	治療開始後の急なショックバイタルでは常に考える
腎　臓	・免疫現象による腎炎 ・腎梗塞（感染性塞栓による） ・薬剤による腎毒性	腎機能悪化時には感染に伴うものか薬剤性かは判別不能であり, 薬剤性として対応するしかない
転移性病巣 （局所の化膿性疾患）	・骨髄炎 ・硬膜外膿瘍 ・脾膿瘍 ・筋肉内膿瘍（腸腰筋膿瘍含む） ・化膿性関節炎	痛みを訴える部位の画像検索は必須。それにより治療期間も変わる。ドレナージしない膿瘍性病変の治療期間は, 画像での消失までである

栓で心筋梗塞が原因のこともありますがまれです。本症例は心不全合併例であり，緊急手術の適応があります。抗菌薬治療も重要ですが，緊急で手術できない施設の場合には同時進行で心臓血管外科のある病院への転院搬送の準備をすることが重要です。

　また，本症例は局所のくも膜下出血も合併しています。おそらく頭蓋内の末梢動脈の感染性動脈瘤の破綻が原因と考えます。中枢神経合併症は抗菌薬開始後も起こりうるため，感染性心内膜炎では抗菌薬開始後にちょっとでも神経症状を訴えた場合には積極的な画像検索が重要となります。また，中枢神経合併症がある場合にはもっと注意しなくてはいけないことがありますが，何だと思いますか？　ここは後ほど注目します。

　また，本症例では病歴で全身筋肉痛があり，特に下腿の痛みを訴えています。診察上ははっきりしませんが，造影CTで膿瘍の有無を確認してもよさ

11. 感染性心内膜炎② 合併症がある場合

そうです。転移性病巣の膿瘍性病変は初期には画像上はっきりしないことがあります。例えば腰を痛がっていて造影CTを撮っても当初はっきりしなかったのに，1週間後も改善しないので繰り返し撮ったら腸腰筋膿瘍がはっきりしてくるといった経過はよくあります。膿瘍性病変は初期に痛みがなくて後ほど出てくるといった経過ではなく，初期から痛みがあるけれども，入院時の画像でははっきりしなかったのに繰り返し撮って出てくるという経過があることを知りましょう。初期評価ではっきりしなくても，治療開始後も症状が持続する場合には，ぜひ同部位の画像検査を繰り返していただくのがよいでしょう。

　本症例は感染性心内膜炎は確定ですが，今後の患者教育という意味でも前項で出てきた感染性心内膜炎のハイリスク因子を確認しておくことは重要です。今回やっていたか？ は不明ですが，注射による薬物乱用で刑務所入所歴があります。全身状態が悪いいまは聞く内容ではないですが，今後落ち着いたら注射による薬物使用を最近でもしていたかを薬の専門家である薬剤師さんからも失礼のない形で聞いてくれるとよいと思います。医師には言ってくれていなかったのに実は薬剤師さんには話したりしてくれるものです。

Step 3 血液・細菌検査結果をどう読む？

　血液検査では「感染性心内膜炎だから」というものはありません。通常の敗血症のマネジメント同様に，腎機能障害や肝機能障害，血小板減少などといった重症敗血症の指標である臓器障害の有無を確認しましょう。本症例はインターフェロン治療歴のあるC型肝炎がありますが，血液検査では肝酵素の上昇は認めていません。心不全を合併していますが，腎機能障害もなさそうです。しかし，ベースに肝疾患がある患者さんでは，抗菌薬による肝機能障害も出やすいので「肝機能は注意してみていこう」というスイッチを入れてください。細菌検査に関しては，前医では培養検査未提出で，当院受診して血液培養を提出したばかりですので培養結果はありません。しかも前医で抗菌薬使用歴があり，血液培養ももしかしたら陽性にならない可能性があります。では，原因微生物はどのように考えたらよいでしょうか？　原因微生物の推定なくして抗菌薬の選択はありません。前項で紹介したとおり，感染性心内膜炎の起因菌には日本と海外で表2〜3のような割合になっており，これが参考にはなるのですが，どのように考えたらよいでしょうか？

表2 感染性心内膜炎の起因菌（海外）

起因菌	頻度（%）
黄色ブドウ球菌	31
コアグラーゼ陰性ブドウ球菌	11
緑色連鎖球菌	17
その他の連鎖球菌	12
腸球菌	10
HACEKグループ	2
酵母様真菌	2

〔Murdoch DR, et al : Arch Intern Med, 169 : 463-473, 2009より〕

表3 感染性心内膜炎の起因菌（国内）

起因菌	頻度（%）
緑色連鎖球菌	33.3
黄色ブドウ球菌	21.0
その他の連鎖球菌	18.6
コアグラーゼ陰性ブドウ球菌	11.3
腸球菌	9.8
酵母様真菌	5
HACEKグループ	3

〔Nakatani S, et al : Circ J, 77 : 1558-1564, 2013より〕

HACEKグループとは，インフルエンザ菌，アグレゲイティバクター・アクチノミセテムコミタンス（*Aggregatibacter actinomycetemcomitans*），カーディオバクテリウム・ホミニス（*Cardiobacterium hominis*），エイケネラ・コローデンス（*Eikenella corrodens*），キンゲラ（*Kingella kingae*）のこと。

　ここで抗菌薬を選択するうえで大切なことは，第1章⑦（82ページ）でも解説をした**抗菌薬開始判断"2つの軸"**の考え方です。2つの大きな軸には，①可能性の軸（高いか低いか），②重症度の軸（現時点での重症度，もしくは急速進行性かどうか）がありましたが，今回はもう一つ，3つ目の軸として③重大性の軸（治療しなかった場合に重篤な結果に至るかどうか）を考えましょう。この3つの軸により鑑別疾患という言い方だけではなく，感染症では可能性のある**微生物に重みづけ**をして抗菌薬を選択します。

11. 感染性心内膜炎② 合併症がある場合

> **改めて考えてみよう！　抗菌薬選択および開始の判断方法**
>
> 　この3つの軸をもとに抗菌薬の選択および開始の判断を悩むのですが，どのように考えたらよいでしょうか？　第1章⑦では，特に可能性と重症度の軸の重要性を解説しました。しかし，これらをより適切に考えられるようになるためには，「感染症診療ならではの特徴」を十分理解する必要があります。抗菌薬の開始・選択の判断が難しい理由として，感染症診療ならではの特徴があることを理解することは重要です。なぜならば，ここの十分な理解が，今後，鑑別疾患だけではなく各微生物を軸のどこに配置したらよいかを判断する重要な因子となりうるからです。すべての感染症にあてはまるわけではありませんが，感染症には次のような特徴があることを知りましょう。
>
> **(1) 培養結果に時間がかかる**
> 　これは感染症ならではの特徴の一つでしょう。仮に可能性の一つとして感染臓器を絞れたとしても，感染臓器由来の検体もしくは血液培養などから微生物が判明するまでには数日はかかります。つまり，初診時やコンサルテーション時には原因微生物および感受性を含めた確定診断は極めて難しいのです。にもかかわらず，どこまで疑いとして治療開始とするか？　本当に感染症か？　という判断を求められることになります。この即時性の問題を解決する方法としてグラム染色や迅速検査などがあり，ぜひ活用すべきでしょう。しかし，そのような検査をもってしても検体の精度や技術的な問題（感度・特異度の問題）での限界があることを忘れてはいけないでしょう。
>
> **(2) 多くは治療可能**
> 　この特徴は，治療開始の判断を迫られている主治医・コンサルタントには極めて切実なものです。というのも適切なタイミングで治療を開始すれば，感染症（特に細菌感染症）の多くは治療可能だからです。そのため，治療のタイミングを逃すことだけは避けたいという心境になりやすいでしょう。また，判断を早急に求められることが多いため，治療の閾値はより低くなりやすい（"とりあえず……"となりやすい）といえます。「あのとき抗菌薬を開始しておけば……」という回避可能であったことに対する後悔の念にもさいなまれやすいという心理的特徴があります（例えば，がんを数日以内に治療しなくてはいけないということは多くは

ありません。むしろ安易な治療開始よりは，組織型や転移の評価などが重要となることが多いでしょう）。安易に広域抗菌薬を使用している主治医を咎めたくはなるかもしれませんが，主治医もここで嫌な経験をしている場合が多いということも察してあげましょう。大切なのは広域抗菌薬の使用ではなく，密接なサポートをしてあげることです。

(3) 抗菌薬適正使用

これは抗菌薬開始判断時点で患者さんに直接影響することではないのですが，抗菌薬乱用に伴う耐性菌の出現は，医療の安全，医療の質という観点からも重要な問題です。特に，ただ熱があるだけとか，非感染症やウイルス性疾患に安易に抗菌薬を投与することは避けられるべきでしょう。しかし，何度も繰り返しますが，薬剤師さんは抗菌薬適正使用を前面に出す前に，「泥臭くてもよいから治す」，そこで信頼を勝ち取ることを優先とするのが重要であることは忘れないでください。抗菌薬をどうしようか迷ったら，「泥臭くてもよいから治す」ことを思い出してください。

これらをもとにして，実際の抗菌薬開始の判断では，大きく分けて次の2点で悩むことが多いでしょう。

> ①検査前確率の設定が難しいと感じる場合
> ―可能性のある微生物の優先順位の設定（どこまでカバーするか？）が難しい
> ②重症度（重症化のリスク）の判断が難しいと感じる場合

感染症診療では，基本的には抗菌薬開始判断時点で培養結果が出ていないため，微生物学的な確定診断には至っていないことが多いのです。したがって，鑑別疾患や可能性のある微生物が判断時点で治療閾値にあるかどうかと考えるとわかりやすいでしょう。もし発熱だけで感染臓器が特定できない場合，もしくは感染症かどうかもわからない場合は，全身状態が良ければ培養結果がはっきりするまで待つという選択肢もあります。このように抗菌薬の開始・選択の判断には可能性の軸と重症度の軸が重要なのですが，それをわかりやすくすると図1のようになります。

鑑別疾患や可能性のある微生物に関して可能性だけを言うと切りがありません。妥当性のラインを引くことが重要ですが，重症度が高いと，そのラインを引くとしてもより安全に引く必要があります。重症度が高

11. 感染性心内膜炎② 合併症がある場合

くない場合には，エンピリック治療としてもグラム染色所見などを参考にして初期から狭域なものを選択することは可能です（例：市中肺炎のエンピリック治療で，何でも非定型微生物のカバーとして，ニューキノロン系の使用やマクロライド系の併用をするかしないか）。

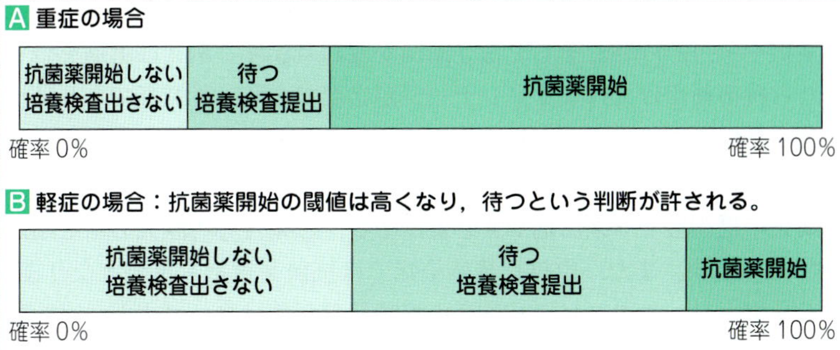

A 重症の場合

抗菌薬開始しない 培養検査出さない	待つ 培養検査提出	抗菌薬開始

確率0%　　　　　　　　　　　　　　　　　　　　　　確率100%

B 軽症の場合：抗菌薬開始の閾値は高くなり，待つという判断が許される。

抗菌薬開始しない 培養検査出さない	待つ 培養検査提出	抗菌薬開始

確率0%　　　　　　　　　　　　　　　　　　　　　　確率100%

・横軸は可能性のある鑑別疾患や微生物ごとの確率（0〜100%）
・重症の場合（A）は，抗菌薬開始の閾値は下がる（可能性の低い疾患や可能性の低い微生物も含めた抗菌薬を選択する必要がある）。
・軽症の場合（B）は，抗菌薬開始の閾値は上がる（可能性の低い疾患や可能性の低い微生物も含めた抗菌薬を選択する必要はない）。

図1 抗菌薬選択時に考える「重症度の軸」と「可能性の軸」

ADVICE

　抗菌薬開始の判断や選択に関して，上記のように症例ごとに考えられるようになるためにはそれなりのトレーニングが必要で，明日から誰にでもできるものではありません。これを避けて通るか，それともコンサルタントとして患者さんと対峙して，患者さんごとに日々のアセスメントに悩み組み立てられるかが大きな違いと感じます。ガイドラインどおり，サンフォード感染症治療ガイドどおりに書いてあるのをそのままやるのであればそこに感染症医も不要でしょう。たいへんかもしれませんが，コンサルタントとは明日から誰でもなれるものではなく，この違いと感じます。

Step 4 さて，これまでを踏まえて薬は何を選ぶ？

　抗菌薬の選択は，感染臓器および微生物の推定なくして決定されません。本症例は，感染部位は心臓（弁）で，起因菌は血液培養を提出したばかりで現時点でははっきりしません。今回，抗菌薬の選択でとても大きな要素は何でしょうか？　それは合併症がある場合ということです。合併症次第で抗菌薬の選択や量，投与間隔，そして投与期間が変わります。例えば膿瘍をつくっていたら抗菌薬だけではなくドレナージが必要ですし，骨髄炎であれば治療期間が感染性心内膜炎よりも長くなります。そして，今回は中枢神経合併症がある場合にどのように考えるか？　です。**中枢神経合併症がある場合には，抗菌薬を中枢神経ドーズに増やす必要があり，感染性心内膜炎の量を超えることがあります**。また，中枢神経感染症では抗菌薬選択も重要となります。セフトリアキソンやアンピシリンは中枢神経移行性は良いですが，バンコマイシンやセファゾリンは良くありません。とても難しいディスカッションですが，このカテゴリーをシンプルに考えるうえで重要なのは，黄色ブドウ球菌が中枢神経感染症を起こした場合に抗菌薬はどうしたらよいか？　ということになります。

> **日本での究極のクリニカル・クエスチョン！！**
> 黄色ブドウ球菌が中枢神経感染症を起こした場合に
> 抗菌薬はどうしたらよいか？

　結論から言うと，この場合は「日本では治療できない」という言い方が正しいといわれます。黄色ブドウ球菌にはMSSA（メチシリン感受性黄色ブドウ球菌）とMRSA（メチシリン耐性黄色ブドウ球菌）があり，MSSAでは感染性心内膜炎で使用するはずのセファゾリンを中枢神経移行性が悪いために使用できません。海外にはnafcillinやoxacillinといった中枢神経移行性の良いMSSA治療薬があるので悩まないのですが，国内では販売中止になってしまい使用できません。よって，治療できないと言ってしまえばそれまでですが，それでは患者さんを見捨ててしまっています。国内の薬で何とかせねばいけません。ではどうするか？　ですが，ここは極めて悩ましいところですが表4を参考にしていただければと思います。

11. 感染性心内膜炎② 合併症がある場合

Step 5 経過観察の見極めどころは？

感染症の治療で重要なのは、臓器特異的なパラメータを指標にすることです。発熱や WBC, CRP 値は悪くはないのですが、臓器特異的なパラメータとはいえません。感染性心内膜炎でも特に心不全合併例は緊急外科手術の適応があります。弁置換術が行われた患者さんの治療は、自然弁と同じで、人工弁の治療ではないので注意しましょう。治療開始時期は適切な抗菌薬開始日からで、手術日を day 1 とする必要はないとされます。弁培養が陽性のときのみ、手術日を day 1 と数えます[1]。

表4 中枢神経合併症がある場合

薬剤名	投与量（1回）	投与間隔
MSSAの場合		
1. セフトリアキソン（ロセフィン®）	2g	12時間ごと静注
±		
バンコマイシン（バンコマイシン®）	15mg/kg	12時間ごと静注
2. メロペネム（メロペン®）	2g	8時間ごと静注
3. セフェピム（マキシピーム®）	1g	8時間ごと静注
MRSAの場合		
バンコマイシン（バンコマイシン®） ※人工弁の場合にはゲンタマイシン（ゲンタシン®）併用を検討する	15mg/kg	12時間ごと静注

【補足】
- MICが0.3μg/mL以下であればペニシリンGが使えるという意見があるが、国内で検出されるMSSAの95％以上はペニシリナーゼ産生とされ、ペニシリン単剤での治療失敗のリスクがある。
- 人工弁の場合には上記に加えてさらにリファンピシンの併用を検討する。
- セフトリアキソンはMSSAにはファーストラインとは言えない。バンコマイシン併用を検討してもよい。
- メロペネムは、MICの観点からは治療効果を期待できる可能性が高いが、治療期間を考えると長期使用を避けたいと考えるのは妥当かもしれない。全身状態と総合的に判断する。2004年のIDSAの細菌性髄膜炎のガイドラインでは、MSSAによる髄膜炎の治療の代替案にメロペネムがあげられている（Tunkel AR, et al : Clin Infect Dis, 39 : 1267-1284, 2004）。MSSAに対するメロペネムのMIC$_{90}$は0.3μg/mL、髄膜炎があるときに達成される髄液中濃度は1～5μg/mLとあり、髄膜炎実験モデルで示された抗菌薬の目標髄液濃度であるMICの10～30倍に近い数字を達成できそうにみえる。
- アンピシリン・スルバクタム（ユナシン®-S）12g/dayも選択肢としてあるが、スルバクタムの髄液移行性のデータに乏しい。

カルテへの実践的記載例！

コンサルテーションへの返答はカルテ記載だけでなく，ぜひ直接主治医の先生に会ってディスカッションしながら伝えることが重要です．本症例をもとにカルテ記載例を提示してみます．

○○科■■先生よりご相談（●月×日）

● **Problem List**
　#1　発熱
　#2　心不全
　#3　大動脈弁，僧帽弁に疣贅
　#4　局所くも膜下出血
　#5　C型肝炎（インターフェロン治療歴あり）
　#6　サワシリン®で皮疹の病歴
　#7　違法薬物静注歴あり

● **Assessment/Plan**
　#1～4より，
　s/o 感染性心内膜炎（心不全，くも膜下出血合併）
　r/o 疼痛部位の膿瘍性病変（特に下肢）

感染性心内膜炎に心不全が合併していると考えます．心臓血管外科による緊急手術の適応です．抗菌薬に関しては心不全合併で全身状態も悪く，より外せないレジュメと考えます．培養結果がはっきりするまでは黄色ブドウ球菌，連鎖球菌に加えて，日本では少ないですが腸球菌も視野に入れたレジュメがよいと考えます．また，患者さんはくも膜下出血も合併しています．おそらく心内膜炎による頭蓋内の感染性動脈瘤の破綻によるものと考えます．中枢神経合併症があるため，抗菌薬は髄液移行性の良いものや髄膜炎ドーズにする必要があると考えます．

- 抗菌薬はロセフィン®1回2g 1日2回＋バンコマイシン®1回15mg/kg 1日2回＋ゲンタシン®3mg/kg 1日1回をお勧めします．心内膜炎＋髄膜炎ドーズです．
- 明日以降の培養結果をみて抗菌薬を変更しますが，先行する抗菌薬使用があり，血液培養が陽性にはならないかもしれません．術中の弁培養の提出をお願いします．
- 腎機能障害が必発です．バンコマイシン®とゲンタシン®はTDMを行い投与量を調整していきます．
- 全身の筋骨格系の痛みを訴えています．特に下肢に関して，転移性病巣の存在がないか造影CTでの確認が望ましいと考えます．もし膿瘍性病変があった場合には治療期間にも影響しますし，ドレナージの必要性なども考慮が必要です．

引き続きフォローさせていただきます．病棟での抗菌薬投与のタイミ

11. 感染性心内膜炎② 合併症がある場合

ングなどに関して不都合がございましたら，遠慮せず●●にご連絡ください。

　本症例は，翌日に大動脈弁・僧帽弁置換術が施行されました．CTを確認してもらいましたが，特に膿瘍性病変はありませんでした．術後は経過良好でしたが，血液培養や弁培養では菌は検出されませんでした．術後5日目に腎機能悪化を認めました．この時点で来院時の血液培養が陰性であったため，ゲンタマイシンを中止とし，バンコマイシンとセフトリアキソンのみとし4週間治療としました．

ADVICE
Antimicrobial stewardshipの時代における薬剤師さんの重要性

　感染性心内膜炎には長期の抗菌薬使用が必要です．抗菌薬長期使用では原疾患の治療がスムーズに終了することのほうが珍しく，抗菌薬による副作用も必発です．薬疹など出た場合には，適切な抗菌薬への変更など迅速に対応してください．本症例で皮疹が出た場合，抗菌薬の選択に関してはかなりの専門的な知識が必要になります．また，抗菌薬の長期使用はクロストリジウム・ディフィシル感染症のハイリスク因子でもあります．コンサルテーションの原因となった疾患にとらわれず，抗菌薬関連のイベントには対応できるようにしましょう．これらを素早く発見し，迅速に対応できることも抗菌薬適正使用においては重要で，感染症に精通した薬剤師さんの存在は欠かせません．

▶ 治療をスムーズに進めるコンサルテーションのコツ

コンサルタントのつぶやき

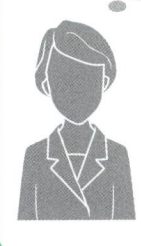

　抗菌薬適正使用がうまくいっていないって薬剤師のせいにされるんだけど，具体的にその効果があるのか，さらに何をしたらよいかわからないのよね……．薬剤師にできることって多くないなと，弱気になっちゃうな．

Antimicrobial stewardship の時代に入り，抗菌薬適正使用のために多方面からアプローチすることが重要とされますが，何をどうしてよいか，どのように効果をみるかが難しいという声を聞きます。抗菌薬の届け出制にせよすでにいくつか取り組んでいる事項があり，どのような介入がどのような効果を得たかを直接評価するのは難しいかもしれません。しかし，直接の効果が証明できなくても，感染症診療の評価の一つになるデータを正しく出し，見える化して提示し続けることが重要だと感じます。

　例えばその一つが抗菌薬使用量の測定です。WHO の ATC/DDD（anatomical therapeutic chemical/defined daily dose）システムを利用して抗菌薬の使用量を標準化した指標として，antibiotic usage density（AUD）を計算することは見える化の重要な作業と考えます。また，採用抗菌薬を絞るだけではなく，それによるコスト削減を見える化するとか，アンチバイオグラムを作成しエンピリック治療の抗菌薬選択でどれが良いかを示すとか（カルバペネム系の感受性が悪い施設は，これを理由に自院での使用が適切ではないことを示せる）があります。また一見，抗菌薬適正使用とは関係ないように見えるかもしれませんが，血液培養2セット採取率も，より適切な感染症診療が行われているということを間接的には示しているでしょう。培養検査で黄色ブドウ球菌に占める MRSA の割合なんかも出しやすいデータで，この増減も院内の感染対策がうまくいっているかの一つの指標になります[2]。このようなデータを出し解析することで，より説得力のある感染症診療・感染対策が可能になると思います[3]。薬剤師さんはデータをまとめるのが得意な人が多い印象ですが，どうでしょうか？

11. 感染性心内膜炎② 合併症がある場合

> **今回のおさらい！**

- 感染性心内膜炎は全身に菌が回る疾患のため，合併症がつきもの。心臓の合併症だけでなく，痛みを訴える部位があればそこに膿瘍性病変がないかを画像でチェックする。
- 感染性心内膜炎で心不全合併例は緊急外科手術の適応となる。抗菌薬治療と同時に，緊急手術ができない施設では心臓血管外科のある病院への転院の準備をしておく。
- 抗菌薬の選択では，①可能性の軸，②重症度の軸，③重大性の軸を考える。感染症診療ならではの特徴を理解したうえで，鑑別疾患や可能性のある微生物が判断時点で治療閾値にある重症度かどうかという観点で抗菌薬を選ぶ。
- 中枢神経合併症がある場合は，抗菌薬を中枢神経ドーズに増やす。その際，微生物がMSSAかMRSAかや，中枢神経への移行性を考慮する。
- 弁置換術が行われた患者の治療は自然弁と同じ。抗菌薬開始日を治療開始時期とし，手術日をday 1とする必要はない。

【引用文献】
1) Hoen B, et al : Clinical practice. Infective endocarditis. N Engl J Med, 368 : 1425-1433, 2013
2) 大曲貴夫, 具 芳明, 岸田直樹, 他：抗菌薬適正使用推進のための仕掛け. 感染症チーム医療のアプローチ；解決力・交渉力を磨く, 南江堂, pp94-101, 2009
3) 厚生労働省：平成23年度チーム医療実証事業報告書について. 感染管理の分野；感染制御チーム (Infection Control Team：ICT) (医療法人渓仁会 手稲渓仁会病院), pp265-270, 2012 (http://www.mhlw.go.jp/stf/shingi/2r9852000002mtq4-att/2r9852000002mtu0.pdf)

第2章 コンサルテーション応用編

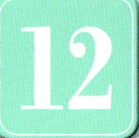

12 院内細菌性髄膜炎

　前項では，合併症のある感染性心内膜炎について考えてみました。感染性心内膜炎は弁破壊により心不全を引き起こす可能性があり，その場合には抗菌薬治療に加えて緊急手術の適応があることを確認しました。また，感染性心内膜炎は持続的な血流感染症ですので全身のさまざまな部位に転移性病巣をつくる可能性があります。特に中枢神経に病変がある場合には髄液移行性も考慮した抗菌薬を選択する必要があり，黄色ブドウ球菌が起因菌の場合には黄色ブドウ球菌用のペニシリンが日本にはないため抗菌薬の選択がとても難しいことも確認しました。

　さて本項は，髄膜炎の第2弾として院内細菌性髄膜炎について考えてみたいと思います。市中細菌性髄膜炎の知識をもっていることが最低条件ですので，そこがあやふやな方は第1章③（28ページ）をご確認ください。市中細菌性髄膜炎の解説で確認しましたが，髄膜炎はどの科でも遭遇しうる感染症ではありませんが，抗菌薬の投与量・投与間隔だけでなく臓器移行性も考慮した抗菌薬の選択が必要で，コンサルト（特に薬剤師）の専門性が活かされる分野だと思います。さらに本項のように院内細菌性髄膜炎は医療関連感染症の一つですので，早期発見・早期治療がより重要です。しかし，その判断が難しく，理想と現実を踏まえたアプローチが重要になります。

患　　者　Lさん　38歳　女性
主　　訴　発熱，頭痛
入院時診断　不明熱
現 病 歴　進行肺がん，多発脳転移，がん性髄膜症があり，多発脳転移による水頭症で脳室－腹腔（VP）シャントが増設され外来で治療されていた。受診3日前より38℃の発熱あり。悪寒戦慄は認めなかった。本日も朝から38℃の発熱があり解熱しないため受診した。咳・鼻汁・咽頭痛といった気道症状はなし。嘔気・嘔吐，下痢

12. 院内細菌性髄膜炎

といった消化器症状もなし。頻尿・排尿時痛・残尿感といった尿路症状もなし。関節症状，皮疹の訴えもなかった。頭痛はあるが，もともと頭痛もちでベースからの明確な悪化はなかった。

　熱源がはっきりせず，頭痛もベースから大きな変化がはっきりしなかったが，髄液検査を行ったところで主治医の先生から「熱源がはっきりしなくて薬剤性の要素もあるかなぁ。髄液検査も異常ではあるんだけど，がん性髄膜症があることを考えたらそれでも説明できるし……，しかも髄膜炎ってほどシックじゃないんだけどどうしたらいいかなぁ」と相談を受けた。

既往歴	進行肺がん，多発脳転移，がん性髄膜症でVPシャント造設中
内服薬	デカドロン®錠0.5mg 4錠/分1，タケプロン®OD錠30mg 1錠/分1，メジコン®錠15mg 3錠/分3
アレルギー	薬・食べ物なし
社会歴	飲酒：なし，喫煙：なし
家族歴	特になし
身体所見	身長160cm，体重55kg
意識	清明
バイタル	血圧132/76mmHg，脈拍98回/分，体温38.2℃，呼吸数16回/分，SpO₂ 98%（室内気）
頭頸部	結膜貧血・黄疸なし，副鼻腔圧痛なし，咽頭発赤なし，頸部リンパ節触知せず
胸部	心音：整，雑音なし，呼吸音：清
腹部	腸蠕動音正常，腹部平坦軟・圧痛なし
背部	脊柱叩打痛なし，肋骨脊柱角（CVA）叩打痛なし
神経所見	項部硬直なし，Kernig signなし

☑ 血液検査

WBC	8,370/μL (Stab 5%, Seg 75%, Eos 2%, Lympho 18%, Mono 0%)	Ht	38.2%	Na	142mEq/L
		PLT	18.3×10⁴/μL	K	3.8mEq/L
		AST	24U/L	Cl	108mEq/L
		ALT	35U/L	BUN	19.1mg/dL
		LDH	245U/L	Cre	0.8mg/dL
Hb	12.1g/dL	γGTP	32U/L	CRP	2.12mg/dL
				Glu	124mg/dL

✅ 尿検査

潜血	(−)
蛋白	(−)

WBC	0/HPF
RBC	0/HPF

細菌	(−)

✅ 髄液検査

細胞数	52/μL (単核球38%, 多核球62%)

蛋白	62mg/dL
糖	102mg/dL
圧	12cm

✅ 髄液グラム染色

WBC	(+)
菌	見えず

Step 1 はじめに，この症例をどうとらえる？

　本症例は典型的な細菌性髄膜炎の症例に見えるでしょうか？　第1章③で提示した市中の細菌性髄膜炎と比べてみてください。症状の程度だけではなく，見た目の重症感など全然違います。しかも，本当に髄膜炎なのか？　と思ってしまうくらいだと思います。院内細菌性髄膜炎はその診断がとても難しい疾患の一つなのです。院内細菌性髄膜炎といってもいくつか種類があり，それによっても違います[1]。

> **院内細菌性髄膜炎の分類**
> ①開頭術後細菌性髄膜炎
> ②脳室シャント関連感染（脳室炎）
> ③頭部外傷後細菌性髄膜炎
> ④腰椎穿刺後細菌性髄膜炎

　院内細菌性髄膜炎として一番イメージしやすいのは①の開頭術後細菌性髄膜炎でしょう。発生頻度は開頭術の0.8〜1.5％に起こるとされ，発生時期は1/3で術後1週間以内，1/3で術後1〜2週の間，1/3で術後2週間以上経ってから起こるとされます。手術の技術が感染と大きく関係しているとされ，髄液漏がなければリスクは下がるとされます。
　②の脳室シャント関連感染は水頭症などに使われる脳室内カテーテル関連の髄膜炎などで，発生頻度は4〜17％とされます。原因因子として最も重要なものは手術時の菌のコロナイゼーションとされます。

③の外傷によるものは，中等症から重症の頭部外傷後では発生頻度は 1.4% 程度と見積もられています．5% 以上の開放創があった場合には髄膜炎の罹患率が 2% から 11% にまで上昇するとされます．開放創の骨が頭蓋よりも深く落ち込んでいるときには，慎重なデブリドメンに加えて予防的抗菌薬を開始すべきであるとされます．開放創のない頭部外傷で髄膜炎を合併するのは頭蓋底骨折がある場合で，くも膜下腔と交通すると感染の確率は 25% にまで上昇します．この場合，外傷から髄膜炎発症までは平均 11 日とされます．髄液の漏れがあれば容易に気がつきますが，多くはそれに気がつかない間に起こっているとされます．髄液の漏れは外傷後 7 日以内に回復することが多いため，それ以降も続いているようであれば外科的な処置が必要とされます．頭部外傷は繰り返す髄膜炎の最も多い原因とされますので，その病歴があるかを確認しましょう．

　④の腰椎穿刺後細菌性髄膜炎は，約 5 万回の腰椎穿刺に 1 回の頻度で起こるとされます．主に脊髄麻酔かミエログラフィー後に起こり，処置時に清潔手袋をしていないとか，特にマスク・帽子をしていないことがリスクとされます．皆さんの施設では腰椎穿刺時にマスクなどの感染対策はきちんとできていますか？ コンサルトをきっかけにそこへの介入もできたらよいですね．

　さて，分類のどれかによっても症状の出方には違いがありますが，全般的に発熱と意識障害の頻度が高いとされます．しかし院内ですので，すでに鎮静されている患者さんも多く，そうなると判断が難しくなります．また，本症例もそうですが**脳室シャント関連感染（脳室炎）の場合にはさらに症状が乏しくてもよく，熱のみでもよい**とされます．

　院内の細菌性髄膜炎は市中のそれと違い急速進行性ではないものもあります．しかし基本スタンスは市中の細菌性髄膜炎と同様で迅速対応が重要で，決して頻度の高い疾患ではありませんが見逃してはいけない疾患です．抗菌薬などの治療に関しては迅速かつ適切に提示できるようになりましょう．

Step 2 患者情報・病歴・身体所見で気になることは？

　髄膜炎ですので，発熱，意識障害，頭痛やそれに伴う嘔気・嘔吐に加え髄膜刺激徴候の有無に注目するのは市中細菌性髄膜炎と変わりません．髄膜刺激徴候とは項部硬直や Kernig sign などです．しかし，院内細菌性髄膜炎では髄膜刺激徴候は 50% 以下しかみられないとされ[1]，本症例のように「熱

源がはっきりしないので仕方なく髄液もとってみたら……」となることも多いでしょう．つまり他疾患の除外が重要で，院内の発熱へのアプローチ全般の知識が必要になります．本症例は外来から来ていますが，担がん患者さんで医療曝露歴は濃厚ですので院内の発熱へのアプローチに準じるとしてよいと考えます．では，院内の発熱の原因にはどのようなものがあったでしょうか？

> **ココに注目！**
>
> **院内での発熱の原因**
>
> ●感染症
> ・よくある感染症
>   尿路感染症：特に尿バルーン挿入患者
>   肺炎：人工呼吸器関連肺炎を含む
> ・異物の感染症
>   末梢・中心静脈カテーテル（CRBSI），金属
> ・術後創部感染症
> ・クロストリジウム・ディフィシル感染症
>
> ●非感染症
> ・薬剤熱
> ・腫瘍熱
> ・偽痛風
> ・血栓症：深部静脈血栓症，肺塞栓症
> ・その他：血腫吸収熱など

　繰り返しますが，特に薬剤師さんがこれらを的確に鑑別診断できることが重要だとは思いませんが，診断のお手伝いはお願いします．例えばカテーテル関連血流感染症に関しては，ライン刺入部の発赤・熱感・腫脹・疼痛や，偽痛風の関節症状，深部静脈血栓症の足の腫れなどに**最初に気がつく（もしくは「患者さんが教えてくれている」）のは薬剤師さんかもしれません**．気づいていたにもかかわらず，われ関せずといった感じでスルーしないようお願いします．特に，このなかでも薬剤師さんの専門性が活かされるのは「薬剤熱」などの薬剤性ですので，それとの関連については丁寧に病歴を聴取していただけると助かります．本症例は幸いデキサメタゾン（デカドロン®錠）とランソプラゾール（タケプロン®OD錠），デキストロメトルファン（メジコン®錠）のみです．プロトンポンプ阻害薬による薬剤熱の可能性は否定で

12. 院内細菌性髄膜炎

きませんが，頻度は高くなく除外診断ですので，最終的に他がない場合には思い出せるようにしておくくらいでよいでしょう。

本症例でははっきりしませんでしたが，頭痛の病歴の聞き方が重要です。院内細菌性髄膜炎を起こすような人はもともと原疾患による頭痛があることが多いですので，「頭痛がありますか？」と聞くとみんな「ある」と言われてしまいます。そうすると，それが感染によるものなのか原疾患によるものなのかがわかりませんので，**本症例のようにベースからの悪化やいつもとの違いを聞くことが重要です**。具体的には「いつもと比べて頭痛の程度や性状は違いますか？」と聞くとよいでしょう。もし「違う」と言った場合には疑わしいですが，「熱が出たときだけ悪くなる」といった場合には疑わしくはないことが多い印象です。

> **ADVICE**
>
> 本症例ではすでに髄液検査を施行していますが，仮にしていなかったとしても上記理由から（院内細菌性髄膜炎は症状が乏しいことが多いから）熱源検索の一つとして髄液検査をお願いしなくてはいけません。もともと頭痛もちだとしてもベースからの明確な悪化や性状の違いがあれば，そこの病歴を引き出して主治医に伝えると髄液検査をお願いしやすいでしょう。本症例のように頭痛の普段からの悪化がない場合には髄液検査をお願いしにくいかもしれませんが，シャントが入っている場合には腰椎穿刺をしなくてもそこから採取可能なことがあります。これまでに積み重ねた信頼関係が構築されつつあれば「君がそう言うならやろうかな」と言われる日もそう遠くはないかもしれませんね。

Step 3　血液・細菌検査結果をどう読む？

ひとまず，市中の細菌性髄膜炎を疑う髄液所見を思い出してください。髄液検査で細菌性を疑うのはどのような値のときだったでしょうか？　一般的には以下の髄液検査の場合に細菌性を疑うとされます。

> **ココに注目！　細菌性髄膜炎を疑う髄液検査**
> ・糖＜ 45mg/dL（血糖値の 2/3 以下）
> ・蛋白＞ 500mg/dL
> ・WBC ＞ 1,000/μL

ところが，院内細菌性髄膜炎でも患者群によっては髄液検査の感度・特異度はもっと低いとされます。特に脳室シャント関連感染では，培養で陽性と確認された脳室炎患者のなかで，22%（18人中4人）の細胞数が正常だったとされます。また，シャントがあると，感染がなくても細胞数が高いこともあり，似たような状況として脳出血後，がん性髄膜症，脳外科術後だともとから細胞数が高くてもよく，その評価自体も難しいとされます。ではどうしたらよいでしょうか？　ここを理解するために「術後の化学性髄膜炎」という概念と，そこへのアプローチを理解することが重要になります。

脳外科術後の髄膜炎——化学性髄膜炎か？　それとも細菌性髄膜炎か？

上記のように院内の細菌性髄膜炎は，症状だけでなく髄液検査の解釈も難しいのです。しかも脳外科術後には髄液所見で細胞数の上昇など髄膜炎の所見があっても，化学性髄膜炎という非感染症もあります。化学性髄膜炎の原因には薬剤などもありますが，脳外科術後ではその多くは術中操作による機械的刺激や出血に伴うものとされます（メカニズムはおそらく赤血球のヘム由来物質に対する化学反応とされ，犬に赤血球を髄注したら髄膜炎が誘発されたという報告もあります）。では，脳外科術後に発熱と髄液検査での異常所見があった場合にはどのように区別したらよいでしょうか？　脳外科的処置後に髄膜炎症状を来した患者70人の研究があります[2]。それによると化学性と細菌性では髄液所見は似ていたようですが，髄液の細胞数が7,500/μL以上とか髄液の糖が10mg/dL未満になるほどの髄液所見では化学性のほうではなかったとのことです。よってここまでの髄液所見があれば，ほぼ細菌性と言ってよさそうですが，そりゃそうでしょという値ですので鑑別にはあまり役に立ちそうにありません。また，70人のうち43%で抗菌薬を使用しなくても良くなったとのことですので，髄液所見が異常でもやはり細菌性ではないものがこのくらいの頻度ではいるようです。別の研究では，術後髄膜炎を鑑別診断の一つとして評価された患者のうち，70%は脳内出血の代謝産物による化学性髄膜炎だったとされます。また化学性では創部の膿汁や炎症所見，昏睡，神経所見などはみられなかったようですし，熱も39.4℃以上にはめったにならなかったようで，これらも参考にはなりますが決め手にはなりません。ではどうしたらよいでしょうか？　これまでもお伝えしてきたように，感染症の考え方で重要なものとして疾患としての重症度の軸があります。市中の細菌性髄膜炎でも示したように，細菌性髄膜炎は見逃しては

いけない重篤な疾患です。しかも早期の適切な抗菌薬投与で治療可能となりうる疾患です。よって市中の細菌性髄膜炎でも確認したように，「髄液所見で細菌性を疑う項目がどれかでも満たす場合や，軽度でも意識障害があり髄液が正常ではない患者では，培養結果がはっきりするまでは細菌性髄膜炎として治療を開始する」という判断が重要となります。このような思考過程は院内の細菌性髄膜炎でも同じです。しかし，院内の細菌性髄膜炎の場合には化学性髄膜炎の頻度も考えるとそれなりの頻度で過剰治療にもなりそうです。ではどうしたらよいでしょうか？　以下がその答えになります。

> **ココに注目！**
> **脳外科術後の髄膜炎：**
> **化学性髄膜炎か細菌性髄膜炎か迷った場合**
> ・臨床症状や髄液所見のみで化学性と自信をもって言える所見はない
> ・よって，基本的には疑ったら全例ひとまず細菌性としての治療を開始する
> ・髄液培養が陰性をもって抗菌薬を中止する

　化学性か細菌性かはクリアカットにはわからないのです。しかも細菌性だった場合には命に関わるとか後遺症を残すなどといった重篤な状況になりえます。重篤な疾患でなければ待つという選択肢もあるはずです。しかし，髄膜炎はそうではないのです。よって上記のようなアプローチが大切になります。しかし，過剰治療も多いですので，髄液培養陰性をもって中止するということでの安全性が示されています。文献によっては 48 〜 72 時間での培養陰性で終了してもよいとなっていますが[3]，コンサルタントがアプローチする場合にはより安全に，髄液培養の最終報告で陰性と返ってくるまでは治療するとしてもよいと考えます。

Step 4 さて，これまでを踏まえて薬は何を選ぶ？

1．抗菌薬療法

　抗菌薬の選択は，感染臓器および微生物の推定なくして決定されません。本症例は，感染部位は中枢神経で，院内の細菌性髄膜炎となります。また，微生物は現時点でははっきりしていません。院内の細菌性髄膜炎ではデバイス関連の要素もあるため，次の 3 つの微生物に注目した抗菌薬レジュメにする必要があります。

> **院内細菌性髄膜炎の起因菌**
> コアグラーゼ陰性ブドウ球菌＋黄色ブドウ球菌＋緑膿菌
> ※外傷でも頭蓋底骨折後の場合には肺炎球菌やインフルエンザ桿菌，A群溶連菌などを考慮する。

　これまでの解説でも示してきたように，推奨する抗菌薬は培養の「途中経過判明前」，「途中経過判明中」，「最終結果判明後」の3つで違ってきます。本症例では「途中経過判明前にあたり，エンピリックでどこまでの微生物を考慮するか？」になります。市中細菌性髄膜炎の項でもお伝えしましたが，細菌性髄膜炎では「途中経過判明中」での抗菌薬の選択は若干リスクを伴うと考え，避けたほうが無難ではないかと自分は考えます。細菌性髄膜炎は，繰り返し述べますが極めて重篤かつ見逃してはいけない疾患で，他疾患と違い抗菌薬治療で外してしまうことは避けなければなりません。髄液のグラム染色は時として難しく，グラム染色の情報があってもエンピリック治療で開始し，明確に菌名同定，感受性がわかったところで de-escalation をするほうが安全です。よって，院内の細菌性髄膜炎では市中の場合と同様に髄液のグラム染色の情報があって菌が見えた場合には細菌性髄膜炎だなと思うところにとどまり，抗菌薬の選択は①途中経過判明前，②最終結果判明後の2つで扱うほうが現実的でしょう。また，髄液移行を考慮した抗菌薬の選択が重要ですので，そこをしっかり吟味しましょう（表1～2）。

2. 抗菌薬以外の治療

　感染症の治療は抗菌薬のみではありません。特に本症例のようにデバイス関連の場合にはその抜去が重要となります。シャントは必要だから入れている場合が多いのですが，人工物感染では菌がバイオフィルムを形成しやすいため，抜去しない場合には治療困難となるだけではなく，早期の再発・再燃のリスクにもなります。可能なかぎり抜去を試みてもらうようにお願いしなくてはいけません。しかし，ただ「抜去しないと良くなりません！」と言ってもダメでしょう。大切なことは抜去の必要性を説明するだけではなく，その後どのようなタイミングで再留置が可能かも提示し，それが患者さんに可能かを主治医とともに考えることが重要です。

12. 院内細菌性髄膜炎

表1 院内細菌性髄膜炎が疑われ，培養途中経過判明前

薬剤名	投与量（1回）	投与間隔
頭蓋底骨折以外の院内細菌性髄膜炎 バンコマイシン（バンコマイシン®） ＋ セフェピム（マキシピーム®）	15～20mg/kg 2g	8時間ごと静注 8時間ごと静注
頭蓋底骨折の場合 バンコマイシン（バンコマイシン®） ＋ セフトリアキソン（ロセフィン®）	15～20mg/kg 2g	8時間ごと静注 12時間ごと静注

【補足】
・セフェピムを髄膜炎ドーズで長期間使用しにくい施設の場合には，メロペネム（メロペン®）もしくはセフタジジム（モダシン®）を考慮してもよい。添付文書の1日最高用量の記載ではメロペネムが使用しやすいかもしれないが，適正使用にも配慮する。どちらも1回2gで8時間ごと静注が原則である。
・バンコマイシンのトラフは20μg/mLを目標にする。

表2 院内細菌性髄膜炎が確定で，起因菌判明後

薬剤名	投与量（1回）	投与間隔
MRSAもしくはコアグラーゼ陰性ブドウ球菌の場合 バンコマイシン（バンコマイシン®）	15～20mg/kg	8時間ごと静注
緑膿菌の場合 感受性結果にあわせて使用する セフェピム（マキシピーム®）	2g	8時間ごと静注

【補足】
・肺炎球菌，インフルエンザ桿菌に関しては第1章③（28ページ）に準じる。
・MSSAの場合には，感染性心内膜炎で中枢神経合併症がある場合のMSSAの項（本章⑪，140ページ）に準じる。
・セフェピムを髄膜炎ドーズで長期間使用しにくい施設の場合には，メロペネム（メロペン®）もしくはセフタジジム（モダシン®）を考慮してもよい。添付文書の1日最高用量の記載ではメロペネムが使用しやすいかもしれないが，適正使用にも配慮する。どちらも1回2gで8時間ごと静注が原則である。
・バンコマイシンのトラフは20μg/mLを目標にする。

Step 5 経過観察の見極めどころは？

　細菌性髄膜炎の臓器特異的なパラメータは，髄膜刺激徴候である項部硬直やKernig sign，Brudzinski signの軽快，そして最も重要なものは意識状態の改善となります。院内細菌性髄膜炎の場合にはその評価が難しいことが多く，はっ

きりしない場合には髄液を再度とってもらわないといけない場合もあります。
　治療期間は7〜10日間とされますが，おおむね14日間と考えてよいでしょう。シャント関連の場合には治療期間は抜去後からカウントすることが重要です。では，抜去してもらったシャント再留置のタイミングはどのようになっているでしょうか？　以下がありますので，これをもとに主治医と相談してみてください。

シャント再留置のタイミング
- コアグラーゼ陰性ブドウ球菌の場合
  - シャント抜去後に提出した髄液培養が陰性であれば7日間の抗菌薬投与後に新しいシャントを留置可
  - 抜去後の髄液培養が陽性の場合は，10日間の髄液培養陰性を確認後，新しいシャントを留置可
- 黄色ブドウ球菌の場合
  - 10日間の髄液培養が陰性であることを確認後，新しいシャントを留置可
- 緑膿菌などグラム陰性桿菌の場合
  - 10〜14日間の髄液培養が陰性であることを確認後，新しいシャントを留置可

ADVICE
　本症例は，エンピリック治療としてバンコマイシンとセフェピムを開始しました。当初は脳室シャント関連感染かどうかもはっきりしませんでしたが，髄液培養からコアグラーゼ陰性ブドウ球菌が陽性となり確定となりました。培養が陽性となったところでシャントを抜去していただきました。がん性髄膜症による水頭症がありましたが，シャント抜去後に提出した髄液培養が陰性であれば7日間の抗菌薬投与後に新しいシャントを留置可であることをお話ししたところ，その程度の期間であればおそらく水頭症も問題なさそうであることや，仮に水頭症の症状が出てきた場合には腰椎穿刺で髄液を抜くことで対応できるという判断となりました。ずっとシャントを再留置できないと勘違いしている主治医の先生も多いですので，再留置のタイミングも含めて適切な情報提示が重要と日々感じます。

12. 院内細菌性髄膜炎

> 📝 **カルテへの実践的記載例！**

コンサルテーションへの返答はカルテ記載だけでなく，ぜひ直接主治医の先生に会ってディスカッションしながら伝えることが重要です．本症例をもとにカルテ記載例を提示してみます．

○○科■■先生よりご相談（●月×日）
- **Problem List**
  - ＃1　発熱，頭痛
    ―頭痛はベースからの悪化がはっきりしない
  - ＃2　髄液で軽度の細胞数・蛋白上昇（糖の低下はなし）
  - ＃3　VPシャント造設中
  - ＃4　進行肺がん，多発脳転移，がん性髄膜症で水頭症

- **Assessment/Plan**
  ＃1〜4より，
  s/o 脳室シャント関連感染の疑い
  r/o 肺炎，尿路感染症，深部静脈血栓症，肺塞栓，薬剤熱，腫瘍熱

　発熱のみで明らかな局所臓器所見を認めていません．頭痛がありますが，ベースラインからの悪化もはっきりしません．髄液所見も異常ではありますが，積極的に細菌性髄膜炎を示唆するものではありません．よって，上記のような他の細菌感染症の可能性や薬剤熱，腫瘍熱などの可能性もあります．しかし，脳室シャント関連感染の場合には症状も髄液所見も乏しくてもよく，病態としても重篤ですのでひとまずそれとして治療開始がよいと考えます．

- 抗菌薬は髄膜炎ドーズでバンコマイシン®1回1g 8時間ごと＋マキシピーム®1回2g 8時間ごとがよいと考えます．
- バンコマイシン®のTDM（薬物血中モニタリング）測定のため，5ドーズ目の投与直前にトラフの採血が必要になります．目標のトラフは髄膜炎では20μg/mL以上となります．
- 髄液培養陽性であれば脳室シャント関連感染ですので，できればシャントの抜去が望ましいところです．抜去したとしても，シャント抜去後に提出した髄液培養陰性であれば7日間の抗菌薬投与後に新しいシャントを留置可です．その場合には再度ご相談させてください．
- 今後，他の感染巣の所見が顕在化するかもしれませんので注意してみていく必要があります．

　引き続きフォローさせていただきます．病棟での抗菌薬投与のタイミングなどに関して不都合がございましたら，遠慮せず●●にご連絡ください．

治療をスムーズに進めるコンサルテーションのコツ

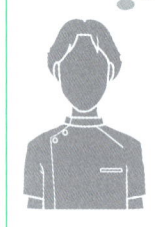

> **コンサルタントのつぶやき**
>
> うちの脳外科の先生って，脳室シャント関連感染に限らず，抗菌薬の髄注をよくやるんだけど全身性に抗菌薬は投与せずに髄注だけなんだよね……。しかも抜去しないでかなり粘るので，なかなか良くならなくて……どうしたらよいのかなぁ。

　このような事例は多いですね。脳外科に限らず，外科の先生は全般的に局所の抗菌薬投与を好みます。確かにそのような文献もありますが，特に髄膜炎では全身性の投与が原則で，それに加えてであれば悪くはないですが，局所投与のみではなかなか良くはならないことが多いでしょう。そのような場合も「髄注はエビデンスがありません！」とか「シャントを抜去しないからです！」とは言わずに，主治医の先生と丁寧にディスカッションすることが重要です。髄注を否定するのではなく，それとともに全身性に抗菌薬を投与するともっと良いということを提示しましょう。また，シャントの抜去や再挿入など情報が多いですので次頁のステップを提示して確認するとよいでしょう。また，髄注に関しても適切な量を適切な投与方法で投与することが重要です[4]。ブドウ球菌に対するバンコマイシンであれば10〜20mg/kg/day，緑膿菌に対するゲンタマイシンであれば4〜8mg/kg/dayの抗菌薬を脳室内投与します。逆行性に投与し，1日1〜2回で投与後30分クランプします。

12. 院内細菌性髄膜炎

> **ココに注目！**
>
> ### 脳室シャント関連感染の標準的治療
>
> Step 1 感染したシャントを抜去する
> ↓
> Step 2 一時的脳室ドレナージを置く
> ↓
> Step 3 有効な抗菌薬を経静脈的に投与する
> ↓
> Step 4 有効な抗菌薬を1日1～2回，脳室内に投与する
> ↓
> Step 5 脳室感染が臨床的に改善した後3～5日経ってから，一時的脳室ドレナージを抜去して，抗菌薬の脳室内投与を終了する
> ↓
> Step 6 できれば新たな場所に新しいシャントを挿入する
> ↓
> Step 7 抗菌薬の全身投与は，感染したシャントを抜去してから7～10日間行う

　抗菌薬療法のみでは次の問題点があることも主治医の先生と一緒に確認しましょう。一つは薬剤耐性です。コアグラーゼ陰性ブドウ球菌はペニシリン系やセフェム系に耐性で，バンコマイシンは表皮ブドウ球菌には感受性がありますが，テイコプラニンに対しては表皮ブドウ球菌の一部は耐性のものがあります。また，脳室シャント関連感染の場合は炎症反応が激しくないことが多く，全身投与された薬剤（特にアミノグリコシド系，βラクタム系，グリコペプチド系など）は髄液に移行しにくいとされます。そして何よりシャントにはバイオフィルムが形成される傾向があり，さらに微生物は発育速度が遅いとされます。以上の理由で，シャントを抜去せずに治療を行うことは難しいのですが，このようなことも丁寧に説明できると説得力があるかと思います。そして何より，主治医と一緒に患者さんに向かう姿勢が大切ですよね。

今回のおさらい！

- 院内細菌性髄膜炎は4つの分類に分かれる。そのどれかによっても症状の出方に違いがあるが，全般的に発熱と意識障害の頻度が高いとされる。
- 院内細菌性髄膜炎では髄膜刺激徴候は50%以下しかないとされ，発熱へのアプローチ全般の知識が必要となる。また，頭痛の病歴聴取も重要で，ベースからの悪化やいつもの性状との違いを聞くようにする。
- 化学性髄膜炎と細菌性髄膜炎の区別はクリアカットにはいかないが，髄膜炎は重篤な疾患のため，基本的には髄膜炎を疑った場合は全例，細菌性として治療開始する。
- 市中細菌性髄膜炎の場合と同じく，「途中経過判明中」での抗菌薬選択はリスクを伴うため，「途中経過判明前」，「最終結果判明後」の2つで選択をするのが現実的である。
- 細菌性髄膜炎の臓器特異的なパラメータは髄膜刺激徴候の軽快と意識状態の改善。治療期間は7〜10日間とされるが，おおむね14日間と考える。

【引用文献】
1) Nesseler N, et al : Nosocomial bacterial meningitis. N Engl J Med, 362 : 1346-1347; author reply 1347-1348, 2010
2) Forgacs P, et al : Characterization of chemical meningitis after neurological surgery. Clin Infect Dis, 32 : 179-185, 2001
3) The management of neurosurgical patients with postoperative bacterial or aseptic meningitis or external ventricular drain-associated ventriculitis. Infection in Neurosurgery Working Party of the British Society for Antimicrobial Chemotherapy. Br J Neurosurg, 14 : 7-12, 2000
4) Tunkel AR, et al : Practice guidelines for the management of bacterial meningitis. Clin Infect Dis, 39 : 1267-1284, 2004

第2章 コンサルテーション応用編

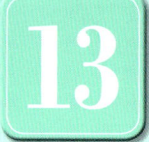

13 腹腔内感染症（二次性腹膜炎）

　前項では，院内細菌性髄膜炎について考えてみました。院内細菌性髄膜炎は市中細菌性髄膜炎同様に抗菌薬の投与量・投与間隔だけでなく臓器移行性も考慮した抗菌薬の選択が必要でコンサルタント（特に薬剤師さん）が活かされる分野です。また，脳外科術後の場合などでは，感染症かどうかの判断が難しい化学性髄膜炎という病態があることを確認しました。初診時に感染症かどうかの判断が重要なのではなく，見逃してはいけない感染症だった場合の治療可能性などを踏まえたアプローチについても確認しました。

　さて，本項は腹腔内感染症について考えてみましょう。腹腔内感染症にはどのようなタイプがあるかなどを再度確認することも重要ですが，コンサルタントに相談がくる場合は，多くは「腹膜炎として治療しているんだけど良くならないので，抗菌薬どうしたらよいかな」という，抗菌薬が効かない場合の相談が多いでしょう。多くは外科からのコンサルテーションで，ドレナージの必要性などコミュニケーションに苦慮することも多いかと思います。そのあたりもじっくり考えてみたいと思います。

患　　者	Mさん　72歳　男性
主　　訴	発熱
入院時診断	胃がん
現 病 歴	健康診断で貧血を指摘され，その精査で胃がんが見つかり手術目的で入院となった生来健康な72歳男性。入院3日目に予定どおり手術となった。術式は「胃全摘，脾臓摘出，D2郭清施行，Roux-en-Y吻合」で手術時間は3時間40分，麻酔時間4時間23分。出血量は1,044mLで無輸血で終了となった。周術期予防抗菌薬はセファゾリン1g 1回のみで終了となった。術後から38℃の発熱が持続し，術後4日目に膵前面ドレーンがやや混濁してきていたが経過をみていた。術後6日目に胸部レントゲンで左胸水貯留を

13. 腹腔内感染症（二次性腹膜炎）

認めていた。術後7日目にも38℃の発熱が持続するため腹水培養を提出したところグラム陰性桿菌を認めたためアンピシリン・スルバクタム1回3g 1日4回で開始となった。術後8日目にCT検査で膵周囲の浮腫を認めたが明らかな腹水貯留などは認めなかった。術後9日目も38℃の発熱が持続するため，透視下ですべてのドレーンを入れ替えた。術後10日目に悪寒戦慄を伴う38℃の発熱が持続するため，「抗菌薬どうしたらよいかな」と相談された。

既往歴	18歳：蓄膿手術，22歳：虫垂切除術，70歳：前立腺肥大症，71歳：高血圧，脂質異常症
内服薬	ユリーフ®錠4mg 2錠/分2，レニベース®錠2.5mg 1錠/分1，クレストール®錠2.5mg 1錠/分1，ベシケア®錠5mg 1錠/分1
アレルギー	薬・食べ物なし
社会歴	飲酒：なし，喫煙：40歳まで10本/day
家族歴	叔父が結核
身体所見	身長165cm，体重65kg
全身状態	ややぐったりで診察時に悪寒戦慄あり
意識	清明
バイタル	血圧98/50mmHg，脈拍102回/分，体温38.6℃，呼吸数20回/分，SpO₂ 98%（室内気）
頭頸部	結膜貧血・黄疸なし，副鼻腔圧痛なし，咽頭発赤なし，頸部リンパ節触知せず
胸部	心音：整，雑音なし，呼吸音：清
腹部	腸蠕動音やや低下，右季肋部から側腹部にかけて圧痛あり
背部	脊柱叩打痛なし，右で肋骨脊柱角（CVA）叩打痛あり
皮膚	皮疹なし

☑ 血液検査

WBC	15,290/μL (Stab 12%, Seg 83%, Eos 0.5%, Lympho 4%, Mono 0.5%)	PLT	$57.1 \times 10^4/\mu L$	Na	137mEq/L
		AST	28U/L	K	4.6mEq/L
		ALT	31U/L	Cl	100mEq/L
		LDH	164U/L	BUN	11.9mg/dL
		ALP	168U/L	Cre	0.8mg/dL
Hb	7.2g/dL	γGTP	40U/L	CRP	12.9mg/dL
Ht	22.8%	T-Bil	1.6mg/dL	Glu	86mg/dL

☑ 尿検査

潜血	(−)	WBC	0/HPF	細菌	(−)
蛋白	(−)	RBC	0/HPF		

☑ 腹水培養

WBC	(＋)	グラム陰性桿菌	(＋)

Step 1 はじめに，この症例をどうとらえる？

　本症例は胃がん術後の二次性腹膜炎の患者さんです。腹部症状もあり，腹水培養からもグラム陰性桿菌が検出されており，ほぼその診断名に異論はなさそうですが，院内で起こっている発熱ですので，第1章⑤（54ページ）で提示した「院内での発熱の原因」を確認することが重要です。また，腹膜炎として治療していて良くならないとして相談がきていますので，第1章④（40ページ）でも提示した「抗菌薬が効かないと思ったときに考えることBig 5」を思い出してください。しかし，そこを考える前に二次性腹膜炎に関する基本事項を確認しておきましょう。

1. 腹腔内感染症（二次性腹膜炎）とは？

　腹腔内感染症とは"管腔臓器由来の病原体が腹膜炎，腹腔内膿瘍へと進展している病態"で，そのほとんどは二次性腹膜炎になります（以下，二次性腹膜炎とします）。二次性腹膜炎とは，腸管の穿孔，裂傷，壊死により二次的に腸管内容物で腹腔内が汚染されている病態です〔ちなみに一次性腹膜炎とは，感染源が肉眼的解剖レベルでわからない腹膜炎で，基本的には肝硬変患者さんの特発性細菌性腹膜炎（spontaneous bacterial peritonitis）のことを指しています〕。抗菌薬よりも外科的なドレナージが治療に不可欠であるという知識が重要で，本症例も外科の先生がお腹に関してすでに素晴らしいマネジメントをされていますが，ドレナージが必要な腹水貯留がないかをCTで確認するといったことが抗菌薬以上に重要であることを忘れないようにしましょう。また，透視下ですべてのドレーンを入れ替えているのも，ドレナージが何より重要だという思考があるからです。このような二次性腹膜炎が起こる原因としてどのようなものがあるでしょうか？　市中感染症としては胃・十二指腸潰瘍穿孔，虫垂炎，憩室炎などが多く，医療関連感染症と

しては手術後の吻合部縫合不全や創部感染が原因となることが多いでしょう。本症例も術後に起こっているので、手術後の吻合部縫合不全や創部感染が原因と考えられます[1]。

2. 二次性腹膜炎の起因菌は？

腹膜炎はその病態から腸の内容物が腸管外に漏れ出るためpolymicrobial infection（複数菌感染症）です。起因菌は腸管内にいる菌になるのですが、腸管内にいる菌は①破綻する部位、②医療曝露歴があるかによって違い、表1のようになります。簡単に言えば、①の破綻する部位では、上部消化管だと「口腔内嫌気性菌＋連鎖球菌＋腸内細菌」ですが、下部消化管ではさらに偏性嫌気性菌であるバクテロイデス・フラジリスの関与を常に考える必要があります。また、医療関連感染症の場合にはそれぞれ緑膿菌を中心としたSPACEを追加するという図式がシンプルでわかりやすいでしょう。つまり抗菌薬の選択では、「嫌気性菌に効く抗菌薬が必要な病態か？」と「抗緑膿

表1 破綻する部位・背景による起因菌の違い

	考慮すべき起因菌
上部消化管由来 （トライツ靱帯より口側）	**市中発症** 口腔内嫌気性菌（ペプトストレプトコッカスなど）、緑色連鎖球菌、大腸菌、クレブシエラ、プロテウス
	医療関連 市中発症起因菌に加え緑膿菌、セラチア、エンテロバクター、シトロバクター（いわゆるSPACE）、バクテロイデス・フラジリス
下部消化管由来 （トライツ靱帯より肛門側）	**市中発症** バクテロイデス・フラジリス、フソバクテリウム、大腸菌、クレブシエラ、プロテウス、連鎖球菌、腸球菌
	医療関連 市中発症起因菌に加え緑膿菌、セラチア、エンテロバクター、シトロバクター（いわゆるSPACE）

【補足】
・術後で手術部位感染症の場合には黄色ブドウ球菌（MRSA含む）も考慮する。
・重症度が高い場合には、市中発症で上部消化管由来だとしてもバクテロイデス・フラジリスなどの嫌気性菌の関与を考慮するほうがよい。
・医療関連感染症では術後やがんの存在など解剖学的な変化があることが多いため、嫌気性菌の分布はシンプルにトライツ靱帯では分けられない。よって上部消化管由来でもバクテロイデス・フラジリスなどの嫌気性菌の関与を考慮するほうがよい。

表2　嫌気性菌に効く静注抗菌薬

- セフメタゾール
- クリンダマイシン
- タゾバクタム・ピペラシリン
- メトロニダゾール
- フロモキセフ
- アンピシリン・スルバクタム
- セフォペラゾン・スルバクタム
- カルバペネム系

メトロニダゾールの静注製剤は2014年6月に承認予定。

菌作用のある抗菌薬が必要な医療曝露があるか？」という2つの側面での判断が重要となります。

3. 嫌気性菌に効く抗菌薬とは？

　嫌気性菌に効果がある抗菌薬という分類があります。表2にある抗菌薬がそれに当たりますが，そもそもここで言う嫌気性菌とは何を指しているでしょうか？　意外にここがあいまいに議論されていることが多い印象です。簡単に言うと嫌気性菌には通性嫌気性菌と偏性嫌気性菌があります。食道・胃・十二指腸くらいまでは空気が存在しうるので完全な嫌気性環境ではないのですが，トライツ靭帯を境に肛門側に行くほど完全な嫌気性環境になります。よって，その分布の簡単な境界線としてトライツ靭帯があるのをイメージするとよいでしょう。嫌気性菌にはたくさんの種類があるのですが，トライツ靭帯より上にいるような嫌気性菌であるペプトストレプトコッカスやペプトコッカスなどは表2のような嫌気性菌に効く抗菌薬でなくてもどの抗菌薬でもだいたい感受性があるとされます。しかし，体内で最も多い嫌気性菌である偏性嫌気性菌のバクテロイデス・フラジリスはβラクタマーゼを産生するため，表2のような特別な抗菌薬でないと効きません。つまり，簡単に言えば「嫌気性菌に効く抗菌薬＝バクテロイデス・フラジリスのための抗菌薬」と考えるとわかりやすいでしょう。

ADVICE

　上記どおりトライツ靭帯より上にいる嫌気性菌はだいたいどの抗菌薬でも効くことが多いのですが，この法則にあてはまらない上部消化管にいる耐性傾向のある嫌気性菌として *Prevotella*（プレボテーラ）という菌を知っておきましょう。また，医療関連感染症では上部消化管に関連したものでも手術やがんの存在といった解剖学的な変化があるため，嫌気性菌の分布はシンプルにトライツ靭帯では分けられないという考えが重要です。よってこのような医療関連

13. 腹腔内感染症（二次性腹膜炎）

> 感染の場合や重症度が高い場合には上部消化管由来でもバクテロイデス・フラジリスなどの嫌気性菌に十分効果のある抗菌薬を選択するほうがよいでしょう。

Step 2 患者情報・病歴・身体所見で気になることは？

　本症例は，胃がん術後に起こった二次性腹膜炎です．胃がん術後の二次性腹膜炎にはどのような原因があるでしょうか？　可能であれば，術後にどのようなことが起こりやすいか？　ということを術式に伴う解剖学的変化も交えて知っておくことが重要です．本症例のように，「胃全摘，脾臓摘出，D2郭清施行，Roux-en-Y吻合」をしているということは，どのような解剖学的な変化となっていて，それゆえにどのようなことが起こりやすいかということを知ったうえで感染症を考えなくてはいけません．この術式では図1のような解剖学的な変化と起こりやすいことがあげられます．

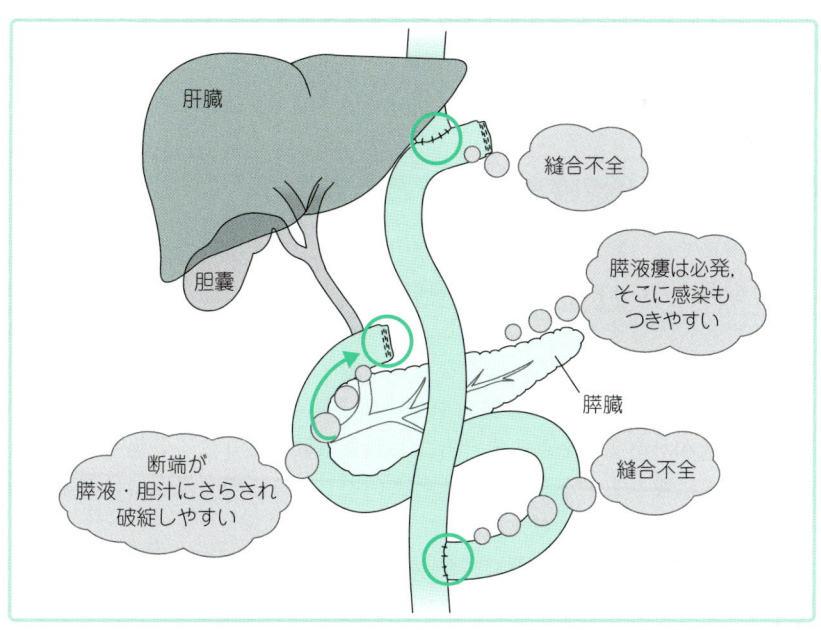

図1　Roux-en-Y再建の解剖学的変化とそれに伴い起こりやすいこと

こうなるとさすがに内科医，薬剤師さんのレベルを超えていそうですが，大切なのはそこまですべてを知っていなくてはいけないということではなく，外科の先生と一緒に患者さんごとにディスカッションしてどのようなことが起こりやすいかを聞いてみることだと思います。一見聞きにくいような気がしますが，「術後の変化がわからないので教えてもらえないでしょうか？」という姿勢でアプローチして怒られることはないかと思います（そのような姿勢であればむしろ喜んで絵に描いて教えてくれるかと思います）。自分自身も，術中どのようなことがあったかとか，外科の先生が術後の病態についてどのように考えているかを教えていただくことは多々あり，そこから答えが見えてくることを多く経験します。

さて，本症例ですが，良くならないので相談されていますが，すでに外科の先生もワークアップをしてくれています。しかし，上記術後の変化を意識して再度「抗菌薬が効かないと思ったときに考えること Big 5」を確認する癖をつけましょう。抗菌薬の投与量・投与間隔に関してはアンピシリン・スルバクタムを1回3g1日4回ですので問題なさそうです。また，抗菌薬が移行しにくい部位として腹水貯留や膿瘍形成などに関してもすでにCTでワークアップしてくれていて明らかな溜まりはなさそうです。実は良くなっているとか非感染症の可能性に関しては，悪寒戦慄がありますので否定的と考えてよいでしょう。

Step 3 血液・細菌検査結果をどう読む？

血液検査では，腹膜炎としても治療中ですので炎症所見などは高い値ですが，そのデータにとらわれずに，腹痛の悪化・改善といった腹膜炎としてのパラメータに注目するようにしましょう。診察しなくとも，患者さんに「お腹の痛みは良くなっている・悪くなっている・変わらないの3択だとどれですか？」と聞くと患者さんも答えやすくてよいことが多いでしょう。また，腹膜刺激徴候があるかをみる場合も，お腹を気軽に触りにくい場合には「咳をしてお腹に響きますか？」と聞くとよいでしょう。響く場合には腹膜刺激徴候（＋）としてよいと考えます。

さて，本症例では腹水培養でグラム陰性桿菌が出ており，おそらくこれが起因菌と考えられますが，まだ最終報告にはなっていません。すでに提出して4日目になるのでそろそろ菌名同定・感受性結果が出てもよさそうですが，

13. 腹腔内感染症（二次性腹膜炎）

未着となっています。ではどうするか？ですが，感染症のコンサルテーションで培養が提出されている場合にはコンサルタントは細菌検査室に電話をして情報を収集することをお勧めします。ぜひコンサルタントは主治医と細菌検査室との架け橋になってあげてください。菌名同定・感受性結果が出ていなくても細菌検査室は意外にたくさんの情報をもっています。本症例は，グラム陰性桿菌は非発酵菌で培地のコロニーの性状から緑膿菌が疑われると細菌検査技師さんから教えていただきました。また，さらにもう一菌種グラム陰性桿菌がいそうで，嫌気性菌っぽいので時間がかかっていて報告が遅れているとのことでした。つまり，アンピシリン・スルバクタムでは外していたことが細菌検査室との連携であっという間にわかりました。

ADVICE

細菌検査室から情報を収集し主治医に伝える一人になろう！

　細菌検査室は意外にも多くの情報を早期にもっているのですが，それが現場に適切に伝わっていないことがあります。これは細菌検査技師さんが悪いのではなく，100％確定している情報ではないので，違っていた場合のことを考えると伝えにくいのです。また，細菌検査室もすべての菌を確実に同定できるわけではなく，臨床経過や病名次第でそれが変わることもあります。実は細菌検査室も菌名同定のためにそのような臨床状況を知りたいと思っているのですが，検査技師さんから主治医に聞きにくいということはわかると思います。細菌検査室がもつ中間報告は100％確定の情報ではありませんが，ブドウ球菌が疑われるとか非発酵菌・連鎖球菌が疑われるとかは熱源がわからないときなどにもとても大きな情報です。また，解釈の仕方としては，悪いほうにとる分には問題が起こることはありません。自分も医師として感染症のコンサルテーションを受けていますが，やっていることのほとんどはこの細菌検査室の情報をより迅速かつ適切に現場に伝えているだけのことが多いなぁと感じます。敗血症は"Speed is life"，"Time is life"ですので，この仕事は患者さんにはとても大きいことだと日々感じます。

　感染症はチーム医療ですので，ぜひコンサルタントは細菌検査室の技師さんとタッグを組んで頑張ってください。診療ガイドラインやサンフォード感染症治療ガイドなどに書いてある抗菌薬レジュメでよいのであれば，マニュアルさえあればよいでしょう。大切なのはマニュアルの知識は最低限として，重症度や培養の情報をもとにして患者さんごとに考えることで，実はそれが抗菌薬適正使用につながる一番の近道ではないかと思います。

Step 4 さて，これまでを踏まえて薬は何を選ぶ？

1. 抗菌薬療法（表3～4）

　抗菌薬の選択は，感染臓器および微生物の推定なくして決定されません。本症例は，感染部位は腹腔内（腹膜）で上部消化管由来の医療曝露が濃厚な患者さんに準じることになります。抗菌薬の選択は，これまでも提示してきたように培養の「途中経過判明前」，「途中経過判明中」，「最終結果判明後」の３つで違うのですが，二次性腹膜炎は polymicrobial infection（複数菌感染症）ですので，培養結果が判明しても単一菌のみの治療に絞れることは少ないでしょう。基本的には以下の図式をもとにしたレジュメが外せません。

> **医療曝露がある，もしくは重症度の高い場合**
> 腸内細菌（SPACE 含む）＋嫌気性菌

　腹腔内感染症で特に重要なことは，複数菌の一つとして検出された場合には「検出されたとしても最初は無視してもよい菌がいる」こと，また「検出されなかったとしても考慮すべき菌がいる」ことです。よって腹水培養の結果の解釈が適切にできるようになりましょう。複数菌の一つとしてであれば検出されたとしても最初は無視してもよい菌としては，コアグラーゼ陰性ブドウ球菌，コリネバクテリウム，カンジダ，腸球菌があります。特にドレーンから提出した培養の場合には，コアグラーゼ陰性ブドウ球菌やコリネバクテリウムがドレーンへのコロナイゼーションとして拾われやすいので注意しましょう。また，検出されなかったとしても考慮すべき菌としては，バクテロイデス・フラジリスなどの嫌気性菌です。嫌気性菌は培養が難しく，下部消化管由来の場合や，上部消化管由来でも医療関連感染症であるとか重症度が高い場合には，検出されなくても嫌気性菌もターゲットとして治療することが重要です。

2. 非抗菌薬療法

　腹腔内感染症の治療で最も大切なことは感染巣のコントロールであり，抗菌薬治療だけではなく，ドレナージやデブリドメンといった適切な外科治療が重要です。感染巣のコントロールの３つの原則として，①ドレナージ，②デブリドメン，③解剖学的・機能的回復があげられます。

13. 腹腔内感染症（二次性腹膜炎）

表3 上部消化管由来の二次性腹膜炎の場合

薬剤名	投与量（1回）	投与間隔
市中発症の場合：口腔内嫌気性菌（ペプトストレプトコッカスなど），緑色連鎖球菌，大腸菌，クレブシエラ，プロテウスなどを考慮して 1. アンピシリン・スルバクタム（ユナシン®-S） 2. セフトリアキソン（ロセフィン®） 3. セフメタゾール（セフメタゾン®）	 3g 1g 1g	 6時間ごと静注 24時間ごと静注 6時間ごと静注
医療曝露のある場合：市中発症起因菌に加え緑膿菌，セラチア，エンテロバクター，シトロバクター（いわゆるSPACE），バクテロイデス・フラジリスなどを考慮して 1. タゾバクタム・ピペラシリン（ゾシン®） 重症度が高い場合 2. セフェピム（マキシピーム®） ＋ クリンダマイシン（ダラシン®S）	 4.5g 1g 600mg	 6時間ごと静注 8時間ごと静注 8時間ごと静注

【補足】
・上部消化管由来の市中発症腹膜炎でも重症度が高い場合には嫌気性菌カバーのレジュメがよい。
・バクテロイデス・フラジリスに対するクリンダマイシンの感受性低下が世界的に指摘されているが，臨床的な治療失敗がどのくらいあるかは慎重に判断してもよい。特にドレナージができていれば問題となることは少ない。
・クリンダマイシンの代わりにメトロニダゾール（フラジール®）を使用することも可能である。メトロニダゾールは静注製剤が2014年6月に承認予定である。

表4 下部消化管由来の二次性腹膜炎の場合

薬剤名	投与量（1回）	投与間隔
市中発症の場合：バクテロイデス・フラジリス，フソバクテリウム，大腸菌，クレブシエラ，プロテウス，連鎖球菌，腸球菌などを考慮して 1. アンピシリン・スルバクタム（ユナシン®-S） 2. セフメタゾール（セフメタゾン®）	 3g 1g	 6時間ごと静注 6時間ごと静注
医療曝露のある場合：市中発症起因菌に加え緑膿菌，セラチア，エンテロバクター，シトロバクター（いわゆるSPACE）などを考慮して 1. タゾバクタム・ピペラシリン（ゾシン®） 重症度が高い場合 2. セフェピム（マキシピーム®） ＋ クリンダマイシン（ダラシン®S）	 4.5g 1g 600mg	 6時間ごと静注 8時間ごと静注 8時間ごと静注

Step 5 経過観察の見極めどころは？

　感染症の治療で重要なのは，臓器特異的なパラメータを指標にすることです．発熱やWBC，CRP値は悪くはないのですが，臓器特異的なパラメータとはいえません．特に二次性腹膜炎では適切な抗菌薬を投与していても，ドレナージができていない部位があればすんなり解熱しないことをよく経験します．ぜひ，腹部症状に注目して改善の程度を聞くことが重要です．自分は腹部の診察に加えて，その改善の指標として患者さんに「一番お腹が痛かったときを10とすると，いまはいくつくらいですか？」と具体的に聞いてその数値を指標にしています．

　治療期間ですが，次の3点が満たされた時点で抗菌薬を終了すると失敗が少ないとされます．

> **抗菌薬終了の目安：局所のソース（感染巣）コントロールが前提**
> ①臨床症状の消失
> ②白血球数が正常化している（左方移動の消失）
> ③消化管機能が正常に回復している（例：食事をしても問題ない）

　通常であれば1週間程度で抗菌薬を終了できることが多いとされます．1週間経っても改善がなければ膿瘍などがないか画像評価するとよいでしょう．ドレナージできていない溜まりを残してきた場合には，基本的には画像でのその消失が治療終了となり，4～6週間の治療期間となることが多いでしょう．

13. 腹腔内感染症（二次性腹膜炎）

カルテへの実践的記載例！

　コンサルテーションへの返答はカルテ記載だけでなく，ぜひ直接主治医の先生に会ってディスカッションしながら伝えることが重要です．本症例をもとにカルテ記載例を提示してみます．

○○科■■先生よりご相談（●月×日）
● **Problem List**
　＃1　術後から持続する悪寒戦慄を伴う発熱
　＃2　左方移動を伴う白血球上昇
　＃3　腹痛
　＃4　腹腔ドレーンからグラム陰性桿菌陽性
　＃5　胃がん術後（胃全摘，脾摘）

● **Assessment/Plan**
　＃1〜4より，
　s/o 胃がん術後の二次性腹膜炎，耐性傾向の強いグラム陰性桿菌による
　r/o 膵液瘻とそれに伴う腹腔内膿瘍

　上記と考えます．細菌検査室に確認したところ，ご提出いただいた腹水培養のグラム陰性桿菌は緑膿菌の可能性が高いようです．また，嫌気性菌も検出されそうなため培養に時間がかかっているようです．ドレナージ不良部位などに関してはすでにCTで検索済みでなさそうですが，今後改善傾向がなければ再度CTで確認してみてもよさそうです．診察時にも悪寒戦慄あり，血圧も低く全身状態は良くありません．

・抗菌薬はマキシピーム® 1回1g 1日3回＋ダラシン®S 1回600mg 1日3回への変更をお勧めいたします．
・改善傾向が良くなければ再度CTでの腹腔内の検索をお勧めします．
・細菌検査室からの情報を適宜ご報告いたします．

　引き続きフォローさせていただきます．病棟での抗菌薬投与のタイミングなどに関して不都合がございましたら，遠慮せず●●にご連絡ください．

　患者さんは抗菌薬変更後にスムーズに解熱しました．**本症例は術式で脾臓も摘出しています．抗菌薬の推奨だけではなく，ぜひこれをきっかけにニューモバックス®NPの投与も推奨してあげてください．**

▶ 治療をスムーズに進めるコンサルテーションのコツ

コンサルタントのつぶやき

やっぱり外科の先生とはやりにくいなぁ。どうみてもドレナージの適応だと思うんだけどやってくれなくって，抗菌薬で押してくれって……。ドレナージしてくれないだけじゃなく，抗菌薬の局所投与をしたいから薬を教えろって。どうしたらよいかなぁ……。

外科からのコンサルテーションの難しさは第1章⑥（68ページ）や前項のつぶやきでも紹介しましたが，いくつかのパターンがあると思います。

> ①手術部位は問題ないと言われる場合
> ②ドレナージをしてくれない場合
> ③抗菌薬を局所投与してほしいと言われる場合

さて，ではどうしたらよいか？ですが，①に関しては第1章⑥でも紹介したように，もともと外科の先生は熱の原因が自分のところとは関係ないと思って相談してきているものだと思うことがまずは重要です。さらに，非外科医の立場から「手術部位の問題に決まってます」などと，手術した外科医のプライドを傷つけるような伝え方をしないように注意することが重要です。たとえ手術部位があやしいと思っても，そこがあやしいですとは言わないで，「一生懸命ほかに熱源がないかを診察したのですが，尿路感染もカテーテル感染もそれを疑う所見がどうしてもないんです」と，内科的疾患についてしっかり"ないんだぞ"という提示の仕方が重要と考えます。

②に関しては，最もやってはいけないのは「ドレナージしないなんて見たことがありません！」とか「ドレナージしないと治りません！」などと，ドレナージが絶対的に正しく，それが大前提のような提示の仕方をしてしまうことです。外科的処置のタイミングを決定するのは最終的にはその処置を行う医師本人になります。処置をするかどうかは，その必要性だけではなく，実現可能かどうかや合併症のリスクとあわせてメリットがあるかなど総合的に判断することになります。ドレナージがいいかもしれませんが，それが難

13．腹腔内感染症（二次性腹膜炎）

しいと考えている外科医の解釈モデルをきちんと聴取したでしょうか？　何より，いまこの瞬間に絶対にドレナージするように相手を仕向けようとすることだけに専念してしまっていないでしょうか？　ドレナージをしてほしいけどなかなかやってくれない場合に自分がやるのは，「いまは何とか抗菌薬で頑張ってみますが，数日みて痛みや熱，CRPなど良くならないようでしたらそのときはお願いします」と，いまやることに固執せずに，未来の約束をするとよいことが多いと思います（こういうときにCRPは役に立つことがあります）。

　③に関しては，感染症に限らず直接臓器に触れ治療している外科医には魅力的に感じやすいのもわからなくはありません。非外科医からすると「感染症の治療を風呂場のタイル掃除と一緒にしているのでは？」などと思ってしまいがちですが[2]，絶対に口に出してはいけません。抗菌薬の局所投与に関してはまだまだ十分なエビデンスがないだけかもしれません。大切なことは，脳室シャント関連感染（脳室炎）での抗菌薬局所投与など一部エビデンスがあるものもあるが，基本的には積極的に推奨するものではないことを文献などで確認し[3]，使うとしても局所投与だけとはせずに，全身性に投与することも認めていただき，患者さんごとに相談することだと思います。

今回のおさらい！

- 二次性腹膜炎の治療では抗菌薬よりも外科的ドレナージが不可欠。ドレナージが必要な腹水貯留がないかCTで確認することなどが重要である。
- 抗菌薬の選択では，「嫌気性菌を考えるべき病態か？」と「抗緑膿菌作用をもつ抗菌薬が必要になる医療曝露があったか？」という視点がポイントになる。
- 細菌検査室は意外に多くの情報をもっている。培養が提出されている場合は細菌検査室と連絡をとって情報を集め，現場に伝えることが大切である。
- 上部消化管に関連した腹膜炎でも，重症度が高い場合や術後などで解剖学的に変化がある場合には，検出されなくてもバクテロイデス・フラジリスなどの嫌気性菌をターゲットに治療する。
- 改善の指標としては腹部症状に注目する。また，①臨床症状の消失，②白血球数の正常化，③消化管機能の正常回復がみられれば抗菌薬終了の目安と考えてよい。

【引用文献】
1) 岸田直樹：腹腔内感染症．感染症診療ガイドライン総まとめ（岩田健太郎・編），総合医学社，pp142-146，2010
2) 大曲貴夫，具 芳明，岸田直樹，他：内科医として外科からのコンサルテーションにどう対応するか？ 感染症チーム医療のアプローチ；解決力・交渉力を磨く，南江堂，pp208-214，2009
3) Falagas ME, et al：Irrigation with antibiotic-containing solutions for the prevention and treatment of infections. Clin Microbiol Infect, 11：862-867, 2005

MEMO

第2章 コンサルテーション応用編

14 抗菌薬による副作用がある患者への対応①

　前項では，腹腔内感染症（二次性腹膜炎）の患者さんについて考えてみました。腹膜炎は病名ではなく病態名であり，十二指腸潰瘍穿孔とか憩室炎といったその原因となった病名が必要です。しかし，その病態からも起因菌に関しては，破綻した部位（上部か下部か）と患者背景（市中か医療関連か）でざっくり分けることができることを確認しました。また，腹腔内感染症で考慮すべき菌の一つである嫌気性菌についての抗菌薬の考え方，特に重症度や解剖学的変化があるかを意識した考え方についても確認しました。さらに，腹腔内感染症は外科の先生とのやり取りが重要で，「外科からのコンサルテーションのコツ」についても確認しました。

　さて本項では，抗菌薬の副作用に関する対応について考えてみましょう。感染症の病名がついた状態での抗菌薬選択などへのアプローチも重要ですが，抗菌薬は最も副作用の多い薬の一つですので，「薬疹が出ちゃったんだけど，どうしたらよいかな？」などといった場合の抗菌薬選択に関しても迅速かつ適切に対応できるようになりましょう。しかし，本項はまずは「抗菌薬の副作用が出ちゃったんだけど何に変更したらよいかな……」という相談ではありません。本症例のような患者さんは多いですが，皆さんは適切に対応できているでしょうか。

患　　者	Nさん　76歳　女性
主　　訴	発熱，右季肋部痛
入院時診断	胆管炎
現 病 歴	近医にて糖尿病，高血圧で通院中の76歳女性。3年前に胆管がんが見つかり肝右葉切除・尾状葉切除・肝外胆管合併切除・胆道再建・Roux-en-Y吻合術が施行された。術後から胆管炎を繰り返していたが転居に伴い当院へ。胆管炎によると思われる悪寒戦慄を伴う発熱・右季肋部痛を認めたため入院となった。本人からアレルギー歴を聞いたところ，ペニシリンアレルギーがあるのでペニ

14. 抗菌薬による副作用がある患者への対応①

シリンは使わないように言われているとのことだった。主治医は、これまでの培養結果でどのような菌が出たか不明だが、医療機関への曝露が濃厚な胆管炎としてタゾバクタム・ピペラシリンを投与しようと考えた。しかし、抗菌薬に関するアレルギー歴があったため「胆管炎なんだけどペニシリンアレルギーがあるみたいなんだよね。セフェム系なら何でもいいかなぁ。セフェム系もやめたほうがいいんだっけ？」と相談を受けた。

既往歴	高血圧，糖尿病，胆管がん術後
内服薬	レニベース®錠2.5mg 1錠/分1，メトグルコ®錠250mg 3錠/分3，オメプラール®錠20mg 1錠/分1
アレルギー	薬・食べ物なし
社会歴	飲酒：なし，喫煙：なし
家族歴	特になし
身体所見	身長155cm，体重50kg
意識	清明
バイタル	血圧142/88mmHg，脈拍92回/分，体温38.4℃，呼吸数16回/分，SpO$_2$ 98%（室内気）
頭頸部	結膜貧血・黄疸なし，副鼻腔圧痛なし，咽頭発赤なし，頸部リンパ節触知せず
胸部	心音：整，雑音なし，呼吸音：清
腹部	腸蠕動音正常，腹部平坦軟，右季肋部に軽度圧痛あり
背部	脊柱叩打痛なし，肋骨脊柱角（CVA）叩打痛なし

☑ **血液検査**

WBC	8,370/μL (Stab 7%, Seg 73%, Eos 3%, Lympho 17%, Mono 0%)	PLT	17.3×10^4/μL	Na	140mEq/L
		AST	42U/L	K	4.2mEq/L
		ALT	36U/L	Cl	106mEq/L
		LDH	245U/L	BUN	24.2mg/dL
		ALP	282U/L	Cre	0.6mg/dL
Hb	12.2g/dL	γGTP	42U/L	CRP	4.12mg/dL
Ht	39.2%	T-Bil	2.0mg/dL	Glu	168mg/dL

☑ 尿検査

潜血	（−）	WBC	0/HPF	細菌	（−）
蛋白	（−）	RBC	0/HPF		

Step 1 はじめに，この症例をどうとらえる？

　本症例は胆管がん術後の繰り返す胆管炎の患者さんです。第1章⑨（108ページ）でも示しましたが，「医療機関への曝露が濃厚，胆道系にデバイスがある場合」の胆管炎に準じてタゾバクタム・ピペラシリンを選択しようとされていて，抗菌薬の選択という意味では特に大きな問題はなさそうです。しかし，主治医の先生がおっしゃるとおり，抗菌薬に関するアレルギーの経過があり，コンサルタント（特に薬剤師さん）のサポートが重要な領域ですのでよろしくお願いします。抗菌薬によるアレルギーはどの臓器にも起こりうるとされますが，なかでも皮膚が最も多いとされます。薬のなかでも最も多く副作用を起こすのが抗菌薬とされ，入院患者の2.2％で皮膚に抗菌薬によるアレルギー反応が起こるというデータがあります。また，1,000入院患者あたり3.6％で皮膚に薬剤アレルギー反応が起こるとされ，うち55％で抗菌薬が原因というデータもあります[1]。このように確かに抗菌薬によるアレルギーは多いのですが，主治医の情報から「じゃあレボフロキサシン＋メトロニダゾールがいいと思います」などと返答してはいけません。何がいけないの？　と思われたかもしれませんが，抗菌薬の選択を提示する前にこのように考えましょう。「この患者さんは本当にペニシリンアレルギーがあるのか？」と。

1. ペニシリンアレルギーの病歴はウソかもと思え！

　ペニシリンアレルギーの病歴がとれることがときどきありますが，そのほとんどが真のペニシリンアレルギーではないといわれています。ウソとはいかないまでも，ペニシリン系を投与できないと判断するアレルギーであることはほとんどないとされます。ペニシリン系投与による有害反応の頻度は一般的に0.7〜10％とされています[2]。さらに，ペニシリンアレルギーと自分で訴える患者の10〜20％しか真のアレルギーではないともされます[3]（皮膚反応試験で80〜90％は真のアレルギー反応を示さなかったとされます）。大切なのはカルテのアレルギー欄の情報や患者さんが言うペニシリンアレル

14. 抗菌薬による副作用がある患者への対応①

ギーという情報そのものを鵜呑みにしないことです。どのようなアレルギー反応があったかを，臨床推論の知識を活かして詳細に聴取できるようになることはとても重要です。しっかり病歴を聴取してきて「何だかペニシリンアレルギーっぽくないんですよね」と主治医に的確に情報提供できるようになりましょう。抗菌薬適正使用の側面だけではなく，本症例のように繰り返す細菌感染症となってしまっている患者さんにとって真の抗菌薬アレルギーなのかどうかは今後にとってとても大きな問題です。

2. 結局どのような抗菌薬アレルギーが問題なのか？

アレルギーには以下の4つのタイプがあります（表1）。しかし，真に使用を中止すべきペニシリンアレルギーとして重要なのはどのタイプのアレルギーでしょうか？

表1 Coombs&Gell分類

分類		メディエーター	皮膚反応試験の有用性
Ⅰ	アナフィラキシー反応	IgE	（＋）
Ⅱ	細胞障害型反応	IgG，補体	（－）
Ⅲ	免疫複合体反応	IgG，IgM免疫複合体	（－）
Ⅳ	遅延型反応	感作T細胞	（－）

〔Idsoe O, et al：Bull World Health Organ, 38：159-188, 1968より〕

完全に回避すべきアレルギーはⅠ型アレルギーとされます。よって，患者さんからアレルギーの病歴をとる場合にはⅠ型（即時型）かどうかを詳細にとるようにすることがまずは重要です。Ⅰ型でなければ安全に投与できるということではありませんが，本当に必要な場合には注意深く投与することは検討してもよいでしょう〔遅延型でも全身性のStevens-Johnson症候群（SJS）や中毒性表皮壊死症（TEN），薬剤性過敏症症候群（DIHS）では，ペニシリンは避けるべきであるとされます〕。では，具体的にどのような病歴をとったらよいでしょうか？ ペニシリンアレルギーが疑われる患者さんでは次頁の問診のポイントが大切です。

> **ココに注目!** **ペニシリンアレルギーが疑われる患者での問診のポイント**
> ・アレルギーが起こったときの年齢
> ・何に対して投与したのか？
> ・その際に出現した症状・皮疹はどのようなものであったか？
> 　―呼吸苦はあったか？　胸はヒューヒューいっていたか？
> 　―皮疹は局所のみか？　それとも全身性か？
> 　―結膜・口腔内・陰部などの粘膜疹はあったか？
> 　―唇が腫れたりしなかったか？
> ・投与から症状・皮疹出現までの時間
> 　―30分以内か？
> ・ほかに内服していた薬剤はなかったか？
> ・その出来事の前後にペニシリン系の投与を受けたことがなかったか，その際どうだったのか？

　繰り返しますが，薬剤アレルギー全般の問診で重要なことは「Ⅰ型（即時型）かどうか」と，「遅延型でも全身性で粘膜疹を伴うものでなかったかどうか」です。では，この患者さんはどうだったでしょうか？

Step 2　患者情報・病歴・身体所見で気になることは？

　病歴をとりにいったところ，次のような情報が得られました。どのように判断したらよいでしょうか？

コンサルタント「いつ頃そのアレルギーはあったのですか？」
患　者「確か20代の頃だったと思います」
コンサルタント「ずいぶん昔の話なんですね，どんな病名だったのですか？」
患　者「うーん，風邪だったかしら？　熱があって近くの病院を受診して注射してもらいました。薬の名前はペニシリン系だという以外には覚えていないんです」
コンサルタント「風邪ですか？　喉は痛かったですかね？」

患　　　者	「喉ですか？　うーん，昔過ぎてはっきりは覚えていないけど……熱しかなくて，何だろうねって言われて予防で投与しておこうねって言われたと思います」
コンサルタント	「そうですか。その後どんな症状があったのですか？」
患　　　者	「注射を打って帰る途中で気分が悪くなって，フラフラしたんで病院に戻ったんです。そしたら病院で一瞬意識を失ってしまったんです」
コンサルタント	「そうですか，それは大変でしたね。意識はすぐに戻ったのですか？」
患　　　者	「バタンと倒れたらしいのですが，意識はすぐに戻ったと思います」
コンサルタント	「その際に呼吸困難感や皮疹などはなかったのですか？」
患　　　者	「よくは覚えていないけど，息苦しいとか発疹が出た記憶はないですね」
コンサルタント	「ほかに飲んでいた薬はなかったですか？」
患　　　者	「そのときは薬をもらったのですが，まだ飲む前だったと思います。そのときの先生が，ペニシリンアレルギーだから使わないようにって言ったんです」

　皆さん，どうでしょうか？　ペニシリンアレルギーでしょうか？　Ⅰ型アレルギーでしょうか？　この病歴を聞いて，ペニシリンアレルギーではないとかⅠ型アレルギーではないと特に薬剤師さんだけで判断する必要はありません。この情報を適切に分析して主治医に伝え，主治医とともに判断するのがよいでしょう。かなり昔の病歴ですので，記憶もあいまいな部分が多くあります。しかし，いわゆるアナフィラキシーを疑わせる症状ではなかったようです。また，意識もすぐに回復し，状況からすると体調不良時の迷走神経反射に伴う失神だった可能性が高いと思われます。記憶があいまいであることを加味しても，皮疹などのエピソードが明確でもありません。また，喉の症状を聞いた理由はわかるでしょうか？　伝染性単核球症にアミノペニシリンを投与した場合には喉とは関係なく，全身にびまん性紅斑を来しますが，これは今後ペニシリンを投与できないという薬剤アレルギーではありませんのでそれを確認した病歴です（90〜100％で出現するといわれています[4),5)]）。

第2章　コンサルテーション応用編

　ペニシリンアレルギーに限らず，副作用に関しては薬剤師さんも病歴をしっかりと聴取する一人になるという姿勢は大切です。このように丁寧にひも解くと，意外にもそのように判断された経緯もおかしく，「原因不明の病態＝薬の副作用」と医師が判断しているだけのことも多いでしょう。副作用の判断は基本的には除外診断で，真の副作用かどうかはチャレンジテストをしない限りは難しいでしょう。しかし，この難しさから「何でも薬の副作用」となっているようでは良くありません。ペニシリン系は安価であり，また現在でもさまざまな疾患に第一選択として使用可能であり，抗菌薬適正使用の観点からも重要な抗菌薬ですので，ぜひ今後もペニシリンアレルギーだという患者さんと会った際にはそれが本物なのか疑いながら診療にあたるとよいでしょう。

Step 3　血液・細菌検査結果をどう読む？

　本症例では，軽度の胆道系酵素の上昇，炎症所見以外には現時点では大きな異常所見はありません。本症例のように，胆道再建後の繰り返す胆管炎ではこの程度の所見しかないことが多いです。それゆえに実は胆道系感染症ではないこともありますので，他疾患が疑われる病態がとれた場合にはスルーしないで主治医に的確に伝えられるようになりましょう。主治医は，繰り返す病歴から「どうせ胆管炎でしょ」といったバイアスに引っ張られていることが多いでしょう。医療曝露歴がありますので，これまでにも示してきた院内の発熱時のワークアップに準じるとよいでしょう。しかし，時期によっては，よくよく聞いたら軽度気道症状があってインフルエンザのお孫さんと接触していたという病歴がとれるかもしれません（インフルエンザワクチン接種の有無も確認し，打っていなければ退院までに指導するようにしましょう。次頁のADVICEを参照してください）。こういうときこそ血液培養が重要です。適切に血液培養さえとっていれば重篤な感染症でも修正可能です。最も多いのは尿路感染症ですが，尿検査ではまったく膿尿なく否定的と判断したのだなというところも確認しましょう。

14. 抗菌薬による副作用がある患者への対応①

> **ADVICE**
> **コンサルタントはワクチン接種歴を聞く一人になろう！**

　感染症はその治療のみがクローズアップされますが，大切なことは予防です。コンサルタントはぜひワクチン接種歴を聞いてください。ところが，これが意外にもたいへんなことがあります。特に肺炎球菌ワクチンは打ったかどうかだけではなく，打ったとしてもいつ打ったか？ も大切です。また，ワクチンを打たないという人も「以前に打ったらちょっと調子が悪くなったからやめている」といった自己判断をされていることも多いです。副作用の病歴聴取と同じですので，ぜひ，いつどのようなタイミングで，どのようなことが起こって調子が悪くなったかなどを聞き取って指導してくれるとうれしいです。

ワクチンに関する基本事項

①肺炎球菌ワクチン（ニューモバックス®NP）

　65歳以上は全例適応と考えてよいでしょう。特に糖尿病，心疾患，慢性肺疾患，脾機能不全，慢性免疫不全（担がん患者，リウマチ・膠原病患者，HIVや臓器移植後など）の患者に推奨しましょう。脾摘患者では保険が適用されますが，ワクチンの効果を高めるには脾摘2週間前に打つ必要があるものの，脾摘前は保険が通らないので注意しましょう。ベストな状況ではないですが，脾摘後でも打つ価値はあるでしょう。

【注意1】
　2014年10月から，65歳以上の高齢者（一部例外あり）を対象として定期接種化されることになりましたが，本書執筆時点（2014年5月）では保険が適用されない自費診療である（現実的には国が正式には認めていない診療と解釈される）ことを踏まえ，以下のことをきちんと説明しましょう。
　脾摘患者以外は保険が通っておらず，公費助成がない地域では自費で6,000～8,000円くらいかかること。また，注射部位の局所反応が他の予防接種と比べてやや多いとはいわれていて，実際現場でもその印象があるが，数日で自然軽快するものがほとんどであること。ワクチンによる抗体価の持続期間は約5年のため，欧米では接種後5年以上経過している場合は再接種する。日本でも「日本感染症学会 肺炎球菌ワクチン再接種問題検討委員会」により肺炎球菌ワクチン再接種に関するガイドラインが提示されており，再接種は可能となっている[6]。

【注意2】
　患者さん（特に高齢者）へどこまで説明するかは悩ましいのですが，コンサルタントとして次のことも熟知しておく必要はあるでしょう。まず，肺炎球菌

ワクチンは肺炎の予防接種ではなく，肺炎の起因菌として最も多い肺炎球菌という菌の予防接種であること．基本的には，血液培養が陽性となるような侵襲性肺炎球菌感染症への効果（重症化しにくいなど）は証明されているが，肺炎に対する予防効果ははっきりとは示されていない（米国CDCも，肺炎を予防するワクチンと説明することは避けるようにしている）．しかし，国内のデータで，ナーシングホーム入居者を対象とした研究では，肺炎球菌性肺炎の発症率および死亡率を下げたというデータはある[7]．

② インフルエンザワクチン

50歳以上，老人ホームや慢性疾患施設の入所者および職員，慢性疾患をもつ人全員，医療従事者など，基本的に打たなくてよいという人のほうがまれです．予防効果に関する日本のデータは以下のようになっています（％は有効率）．
65歳以上　　　　　発症予防：34～55％　死亡回避：80％（米国とほぼ一致）
65歳未満健常成人　発症予防：70～90％

【妊婦への対応】

日本産婦人科学会では，妊婦へのワクチン接種を推奨するというWHOと同様のスタンスをとっています．国によっては，不安定な時期であるfirst trimesterを避けるところもあり，総合的には，医療者側からは摂取を推奨はしても，「絶対に打つべきだ」という言い方は危険かもしれません．胎児だけでなく，母体・家族も精神的にデリケートな時期であることを考慮し，しっかり母親・家族に説明したうえで実施する姿勢が大切でしょう．

上記以外に，成人では破傷風ワクチンやB型肝炎ワクチンも重要です．

Step 4 さて，これまでを踏まえて薬は何を選ぶ？

抗菌薬の選択は，感染臓器および微生物の推定なくして決定されません．本症例は，感染部位は胆道系で「医療機関への曝露が濃厚，胆道系にデバイスがある場合」に準じることになります．アレルギーだからといって抗菌薬の考え方は大きくは変わりません．より患者背景・臓器・原因微生物を丁寧に考える姿勢が強くなるだけです．そのアセスメントさえしっかりしていれば，原因微生物をターゲットにした別な系統の抗菌薬にするだけです．胆道系感染症で「医療機関への曝露が濃厚，胆道系にデバイスがある場合」のレジュメを再度確認してみましょう（表2）．

14. 抗菌薬による副作用がある患者への対応①

表2 胆管炎で医療機関への曝露が濃厚，胆道系にデバイスがある場合で培養途中経過判明前もしくは培養陰性の場合

薬剤名	投与量（1回）	投与間隔
1. タゾバクタム・ピペラシリン（ゾシン®）	4.5g	6時間ごと静注
2. セフェピム（マキシピーム®） 　±メトロニダゾール（フラジール®）	1g	8時間ごと静注

【補足】
メトロニダゾールの代わりにクリンダマイシン（ダラシン®S）の点滴も代用可。1回600mg 8時間ごと静注とする。クリンダマイシンのバクテロイデスへの感受性低下が指摘されているが，ドレナージができていれば臨床的に問題となることは少ない。

「医療機関への曝露が濃厚，胆道系にデバイスがある場合（院内胆道系感染症）」は，シンプルに考えると次の微生物に注目した抗菌薬レジュメにする必要があります。

> **院内胆道系感染症の起因菌**
> 腸内細菌（SPACE含む）±嫌気性菌
> ※培養結果次第では腸球菌も考慮する。

ではどうするか？ ですが，抗菌薬アレルギーの病歴がある患者さんで抗菌薬を考える前に，コンサルタント（特に薬剤師さん）にやっていただきたいことがあります。

> **詳細な「抗菌薬使用歴」をとろう！**

これは，ペニシリンアレルギーが疑われる患者での問診のポイントでも提示したのですが，「その出来事の前後にペニシリン系の投与を受けたことがなかったか，その際どうだったのか」という病歴です。この病歴がとれるかどうかで事態は一変します。先にも述べたように，抗菌薬の副作用に限らず，言い方は悪いですが何でもかんでも薬の副作用とされている場合があります。本当に副作用じゃないとは言えないですが，よくよく薬歴を聞くと，良くはないことなのですがアクシデンタルに同じ薬が再投与されてしまっていることがあります。勝手にチャレンジテストがされちゃっているわけですが，これで問題なければ副作用の可能性は極めて低いとなります。また，ペニシリン系に限らず，可能であれば感染症の患者さんでは「抗菌薬使用歴」をとるようにすることをお勧めします。というのも特に広域抗菌薬の使用歴は耐

性菌保菌のリスクでもありますし，クロストリジウム・ディフィシル感染症のリスクでもあり，それも見積もれます。

本症例は，転居に伴って当院に来るようになってから1年くらい経っていて，数回当院の救急外来や内科の受診歴があり，なんと救急外来でペニシリン系の内服抗菌薬が処方されてしまっていましたが，そのときは何もなかったことが判明しました。ペニシリンアレルギーといわれるきっかけとなった当時の病歴だけではなく，この薬歴からも本症例ではペニシリンアレルギーの病歴はかなり怪しいと思ってよさそうです。

真のペニシリンアレルギー（Ⅰ型）があったらどうするか？

では，もし真のペニシリンアレルギーでⅠ型の病歴がある場合にはどのようにしたらよいでしょうか？　その場合にはペニシリン系は避ける必要があります。また，ペニシリン系はセフェム系との交差アレルギーが10％程度あることは有名です。では，どこまでこの交差アレルギーを考慮したレジュメにしたらよいかですが，Ⅰ型のペニシリンアレルギーの病歴がある場合には交差アレルギーも考慮してβラクタム系全般をダメとしたほうがよいでしょう（選択肢としては，グラム陽性菌に関してはバンコマイシンやクリンダマイシン，グラム陰性菌に関してはアズトレオナムやニューキノロン系，嫌気性菌に関してはクリンダマイシンやメトロニダゾール）。しかし，Ⅰ型ではなく，軽い薬疹程度であれば注意深くセフェム系を投与することは可能とされます。実際，交差アレルギーは具体的には第一世代5～16％，第二世代10％，第三世代2～3％とされ，世代が上がると低くなる傾向があります。また，カルバペネム系はペニシリン系との交差アレルギーが強く，ペニシリン系にアレルギーの既往がある患者においては使用できません。モノバクタム系はペニシリン系との交差アレルギーをもたず基本的には使用可能ですが，構造式上セフタジジムと同一の側鎖をもつためにセフタジジムへのアレルギーのある患者には使用できないので注意しましょう。

14. 抗菌薬による副作用がある患者への対応①

📝 カルテへの実践的記載例！

　コンサルテーションへの返答はカルテ記載だけでなく，ぜひ直接主治医の先生に会ってディスカッションしながら伝えることが重要です．本症例をもとにカルテ記載例を提示してみます．

○○科■■先生よりご相談（●月×日）
● **Problem List**
　#1　発熱，右季肋部痛
　#2　胆管がん術後繰り返す胆管炎の経過
　#3　軽度の胆道系酵素上昇
　#4　ペニシリンアレルギー？
　#5　高血圧，糖尿病

● **Assessment/Plan**
　#1～3より，
　s/o 胆管炎
　r/o 肺炎，尿路感染症，インフルエンザなど

　胆管がん術後でこれまでも胆管炎を繰り返しているようで上記と考えます．軽度の右季肋部痛がありますが，胆道系酵素の上昇も軽度で他の細菌感染症も否定はできません．また，胆汁培養も提出できなさそうですので抗菌薬開始前に血液培養2セットの提出をお願いします．抗菌薬は，通常であれば医療曝露が濃厚な胆管炎としてゾシン®でよいのですが，#4の病歴があります．しかし，アレルギーの病歴を詳細にとってみたところ，ペニシリン投与後に意識消失あったようですが，Ⅰ型アレルギーとしての呼吸苦や皮疹などの経過もなく血管迷走神経失神のような病歴です．また，当院での処方歴を確認したところ，救急外来でペニシリン系が投与されているのを発見しました．その際に何かあったかを確認しましたが，特にアレルギー症状はなかったようです．ペニシリンアレルギーの病歴がある患者さんは多いですが，実際に完全にペニシリンを回避すべきアレルギーがある患者さんはとても少ないとされ，この患者さんもそのように感じました．

・抗菌薬は注意深くゾシン®を投与してもよさそうです．
・Ⅰ型のペニシリンアレルギーがあったとして完全に回避するのであれば，クラビット®＋ダラシン®Sの点滴（ダラシン®Sはフラジール®の内服でも可）にするとβラクタム系全般を回避することは可能です．

　引き続きフォローさせていただきます．ゾシン®を投与するか後ほどご相談させてください．また，病棟での抗菌薬投与のタイミングなどに関して不都合がございましたら，遠慮せず●●にご連絡ください．

第2章 コンサルテーション応用編

　本症例では，今後も繰り返すであろう胆管炎を治療していくうえでも，ペニシリンアレルギーとして対応していくかどうかはとても重要だという話になりました。さらに，聴取したアレルギーの病歴からも「ペニシリンアレルギーっぽくはないよね」となり，タゾバクタム・ピペラシリンを投与しましたが特に問題なく投与可能でした。

▶ 治療をスムーズに進めるコンサルテーションのコツ

コンサルタントのつぶやき

　抗菌薬のアレルギー歴があるという患者さんなんだけど，アレルギーの病歴を聞いてもインチキっぽくって……。「全然大丈夫ですから」と主治医に言っても信用してくれなくって，どうしたらよいかなぁ……。

　適切にアレルギーの病歴をとってみると，どう考えてもその薬によるものではないような病歴がとれることってありますよね。例えば「この抗生物質を飲むと寒気がするの」とか，絶対に違うなぁと自分も思います。しかし，抗菌薬の副作用に限らず，薬の副作用に関して主治医に提示する場合は特に"薬剤師だから"ということではなく医師である自分もとっても気をつかうのです。そこを知ることがまずは重要です。自分は「この薬の副作用です」とか口が裂けても言いませんし，カルテにも書きません。また，「絶対に大丈夫です」なんていう言い方も絶対にしません。薬剤師さんには薬の副作用の判断，介入，コメントの提示が適切にできるようになってほしいのですが，ここは結構難しいのです。というのも，薬の副作用かどうかは除外診断なのです。もしくは，再度その薬のみをチャレンジテストとして投与しないと真の副作用かどうかは判断できません。さらに副作用のない薬はないですので，「そうだ」と言いにくいだけではなく,「そうでもない」とも言えないのです。言い方は悪いですが，「自分は薬の副作用かどうかを完璧に判断できる」な

14. 抗菌薬による副作用がある患者への対応①

どと言う医師・薬剤師は信用しないほうがいいかもしれません。ではどうするか？ ですが，大切なのは適切な情報を臨床推論の知識を活かして聴取して，主治医と一緒に考えることです。いつ，どのような薬を，どのようなタイミングで飲んで，どのようなことが起こったか？ の情報を集める一人に薬剤師さんもなってください。患者さんのもとにも行かずに，ただデータや添付文書だけを見て「副作用です！」とか「副作用の可能性は否定できません」などとは言わない薬剤師になりましょう。副作用判断に関しては，薬剤師さんがリーダーシップをとって，チームで情報を共有し医療従事者同士で一緒に悩む一人になることが大切です。

今回のおさらい！

- ペニシリンアレルギーの病歴をもつ患者のうち，ほとんどは真のペニシリンアレルギーではないといわれる。カルテ情報や患者の訴えを鵜呑みにせず，臨床推論の知識を活かして病歴や抗菌薬使用歴を詳しく聞き取る。
- 薬剤アレルギーの問診では，Ⅰ型（即時型）かどうかと，遅発型の場合には全身性で粘膜疹を伴うものだったかどうかがポイント。情報を的確に主治医に伝えて一緒に考えることが重要で，特に薬剤師のみで判断はしない。
- 病歴や抗菌薬使用歴を聴取したうえで，Ⅰ型アレルギーと判断した場合はペニシリン系を避ける（この場合は交差アレルギーも考慮し，βラクタム系全般を回避）。Ⅰ型ではなく軽い薬疹程度であれば，注意深くセフェム系を投与することは可能。
- 胆道再建後の繰り返す胆肝炎では特徴的な所見に乏しいことが多い。胆道系感染症ではない可能性もあるため，そのような可能性を示す情報を得た際は主治医に伝えることが重要である。

【引用文献】
1) Gruchalla RS, et al : Clinical practice. Antibiotic allergy. N Engl J Med, 354 : 601-609, 2006
2) Idsoe O, et al : Nature and extent of penicillin side-reactions, with particular reference to fatalities from anaphylactic shock. Bull World Health Organ, 38 : 159-188, 1968
3) Salkind AR, et al : The rational clinical examination. Is this patient allergic to penicillin? An evidence-based analysis of the likelihood of penicillin allergy. JAMA, 285 : 2498-2505, 2001
4) Pullen H, et al : Hypersensitivity reactions to antibacterial drugs in infectious mononucleosis. Lancet, 2 : 1176-1178, 1967
5) Patel BM : Skin rash with infectious mononucleosis and ampicillin. Pediatrics, 40 : 910-911, 1967
6) 日本感染症学会 肺炎球菌ワクチン再接種問題検討委員会：肺炎球菌ワクチン再接種に関するガイドライン，2009（http://www.kansensho.or.jp/topics/pdf/pneumococcus_vaccine.pdf）
7) Maruyama T, et al : Efficacy of 23-valent pneumococcal vaccine in preventing pneumonia and improving survival in nursing home residents: double blind, randomised and placebo controlled trial. BMJ, 340 : c1004, 2010

MEMO

第2章 コンサルテーション応用編

15 抗菌薬による副作用がある患者への対応②

　前項では，抗菌薬にアレルギーがある患者さんについて考えてみました。そのなかでもアレルギー歴でよく見かける"ペニシリンアレルギー"について確認しました。ペニシリン系投与による有害反応の頻度は一般的に0.7～10％とされ，ペニシリンアレルギーといわれている患者さんでも10～20％程度しか真のペニシリンアレルギーはいないといわれるなど，真のペニシリンアレルギーかどうかを疑うことが重要であることを確認しました。その際には，何を患者さんから聞いたらよいか，どのような情報を主治医に伝えディスカッションしたらよいかという思考が重要で，その情報を集める一人に薬剤師さんもなることが重要です。

　さて本項は，抗菌薬の副作用に関する対応の第2弾です。感染症の病名がついた状態での抗菌薬選択などへのアプローチも重要ですが，抗菌薬は最も副作用の多い薬の一つですので，治療中に「薬疹が出ちゃったんだけどどうしたらよいかな？」などといった場合の抗菌薬選択に関しても迅速かつ適切に対応できるようになりましょう。抗菌薬にアレルギーがある場合にはどこまで使用している系統の抗菌薬をダメとするかが難しいと思いますので，実際の症例をもとに考えてみましょう。

患　　　者	Mさん　72歳　男性（前々項と同じ患者さん）
主　　　訴	発熱，皮疹
入院時診断	胃がん
現　病　歴	健康診断で貧血を指摘され，その精査で胃がんが見つかり手術目的で入院となった生来健康な72歳男性。入院3日目に予定どおり手術となった。術式は「胃全摘，脾臓摘出，D2郭清施行，Roux-en-Y吻合」で手術時間は3時間40分，麻酔時間4時間23分。出血量は1,044mLで無輸血で終了となった。周術期予防抗菌薬はセファゾリン1gのみで術当日のみで終了となった。術後から38℃

15. 抗菌薬による副作用がある患者への対応②

の発熱持続し，術後4日目に膵前面ドレーンがやや混濁してきていたが経過をみていた。術後6日目に胸部レントゲンで左胸水貯留を認めていた。術後7日目にも38℃の発熱が持続するため腹水培養を提出したところグラム陰性桿菌を認めたためアンピシリン・スルバクタム1回3g 1日4回で開始となった。術後8日目にCT検査で膵周囲の浮腫を認めたが明らかな腹水貯留などは認めなかった。術後9日目も38℃の発熱が持続するため，透視下ですべてのドレーンを入れ替えた。術後10日目に悪寒戦慄を伴う38℃の発熱が持続するため，「抗菌薬どうしたらよいかな」と相談された。

　細菌検査室に腹水培養の途中経過に関して確認したところ，腹水培養の最終結果にはまだなっていないが，培養で出ているグラム陰性桿菌は非発酵菌で緑膿菌などの耐性の強い菌が疑われるとのことで，アンピシリン・スルバクタムでは外している可能性があったため，セフェピム1回1g 1日3回に加えクリンダマイシン1回600mg 1日3回への変更を推奨した。翌日，緑膿菌と判明し，順調に解熱を認めたが，抗菌薬変更後4日目（術後14日目）に朝から再度発熱を認め，四肢・体幹を中心に掻痒感を伴う膨疹を認めた。「せっかくいい感じだったのに薬疹っぽいんだけど，抗菌薬どうしたらよいかな」と再度相談を受けた。

既往歴	18歳：蓄膿手術，22歳：虫垂切除術，70歳：前立腺肥大症，71歳：高血圧，脂質異常症
内服薬	ユリーフ®錠4mg 2錠/分2，レニベース®錠2.5mg 1錠/分1　クレストール®錠2.5mg 1錠/分1，ベシケア®錠5mg 1錠/分1
アレルギー	薬・食べ物なし
社会歴	飲酒：なし，喫煙：40歳まで10本/day
家族歴	叔父が結核
身体所見	身長165cm，体重65kg
全身状態	良好
意識	清明
バイタル	血圧145/84mmHg，脈拍62回/分，体温37.8℃，呼吸数16回/分，SpO₂ 98%（室内気）
頭頸部	結膜貧血・黄疸なし，結膜炎なし，副鼻腔圧痛なし，咽頭発赤なし，口腔粘膜炎なし，頸部リンパ節触知せず

胸	部	心音：整，雑音なし，呼吸音：清
腹	部	腸蠕動音やや低下，右季肋部から側腹部にかけて軽度圧痛あり
背	部	脊柱叩打痛なし，右で肋骨脊柱角（CVA）叩打痛あり
皮	膚	四肢・体幹を中心に掻痒感を伴う膨疹あり（図1），口腔や陰部に粘膜疹はなし

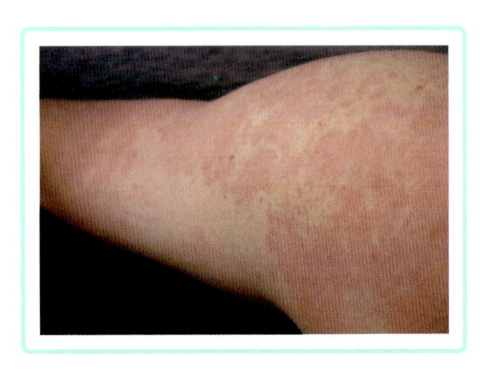

図1 四肢・体幹を中心に掻痒感を伴う膨疹あり（写真は右腕）

☑ 血液検査

WBC	8,230/μL (Stab 2%, Seg 63%, Eos 7%, Lympho 24%, Mono 4%)	PLT	48.2×10⁴/μL	Na	140mEq/L
		AST	38U/L	K	4.4mEq/L
		ALT	36U/L	Cl	102mEq/L
		LDH	172U/L	BUN	14.2mg/dL
		ALP	178U/L	Cre	0.7mg/dL
Hb	8.2g/dL	γGTP	42U/L	CRP	4.2mg/dL
Ht	32.2%	T-Bil	1.4mg/dL	Glu	92mg/dL

☑ 腹水培養

緑膿菌	（＋）

☑ 腹水培養の緑膿菌の薬剤感受性結果

薬剤名	感受性結果		薬剤名	感受性結果	
AZT	≦2	S	SBT/CPZ	≦16	S
PIPC	≦8	S	AMK	≦4	S
IPM/CS	≦1	S	GM	≦1	S
MEPM	≦1	S	TOB	≦1	S
CFS	≦4	S	MINO	8	N/A
CPZ	≦8	S	LVFX	≦0.5	S
CAZ	≦2	S	CPFX	≦0.25	S
CZOP	≦2	S	FOM	>16	R
CFPM	≦4	S	ST	>40	N/A

15. 抗菌薬による副作用がある患者への対応②

Step 1 はじめに、この症例をどうとらえる？

　本症例は胃がん術後の緑膿菌の関与した二次性腹膜炎の患者さんです。抗菌薬を推奨し軽快傾向でしたが、皮疹が出てしまいました。Ⅰ型アレルギーではありませんが、全身性に膨疹を認めており変更が必要です。しかし、本当に抗菌薬のせいでしょうか？　ペニシリンアレルギーの多くがウソであるという前項同様に、薬疹が疑われる皮疹が出ても「抗菌薬ではないのではないか？」と思うことは重要です。感染症のコンサルテーションを受ける側としては、何でも抗菌薬のせいにしないでくれと思いますよね。ぜひ特に薬剤師さんはその専門性を活かして、他の薬剤についても副作用情報に関して整理していただけると嬉しいと日々感じます。しかし、薬のなかでも最も副作用が多いのが抗菌薬とされていて、入院患者の2.2％で皮膚に抗菌薬によるアレルギー反応が起こるというデータがあることを前項で確認しました。また、1,000入院患者あたり3.6％で皮膚に薬剤アレルギー反応が起こるとされ、うち55％で抗菌薬が原因というデータがあることも確認しました。このように抗菌薬によるアレルギーは他の薬剤よりも多いというデータがあることや[1]、薬の副作用判断は基本的に除外診断であることを考えると、まずは抗菌薬を変更してみて改善するかを診ざるをえないことがわかります。感染症医としても「何でも抗菌薬のせいにしないでくれ」と思うときがありますが、抗菌薬使用中の場合にはやはり抗菌薬が原因と考えられることが多いとも実感します。ということで、まずできることは抗菌薬の変更となってしまうのは仕方ないのですが、どのように考えて変更したらよいでしょうか？

「患者背景・感染臓器・微生物」この3つを踏まえた抗菌薬の変更を

　アレルギーがあったら別な系統の抗菌薬に変更することが多いですが、それを考えるためにも、元の疾患の病態の正しい理解と、感染症診療のロジックである患者背景・感染臓器・微生物が適切にアセスメントできていることが最低条件になります。ここが不明の状況で抗菌薬の変更はできません。特に微生物の情報が極めて重要です。どの微生物が起因菌かがわからなければ抗菌薬も選択できません。アレルギーの際の抗菌薬変更において最も威力を発揮するのは培養結果なのです。適切に提出された培養結果があれば起因菌を絞り込むことができるため、抗菌薬の変更も複数選択が可能となります。しかし、培養が適切に提出されていないで、ブロードスペクトラムな抗菌薬

で良くなっている場合には,「あの菌の可能性もこの菌の可能性も,あの耐性菌も否定できないなぁ」となってしまいます。**適切な感染症診療は,抗菌薬のアレルギーが発生した場合や治療開始したけど良くならないときなどスムーズにはいかない経過のときにこそ威力を発揮するのです。**

Step 2 患者情報・病歴・身体所見で気になることは？

本症例は,胃がん術後に起こった二次性腹膜炎の患者さんです。術後経過が順調であれば1週間程度で帰宅可能な病院も多いかもしれませんが,本症例は腹膜炎を併発してしまいました。さらに今回は薬疹も出てしまい相談を受けていますが,まだ腹膜炎としての腹部症状が残っており,緑膿菌が関与した腹膜炎としてまだまだしっかり治療継続しなくてはいけません。薬疹に関しては,前項で確認したとおり,Ⅰ型かどうか,粘膜疹があるかどうかにまずは注目しましょう。病歴では抗菌薬投与後数日で発症しており,タイミングはⅠ型ではなさそうですが,呼吸苦はないか,肺音でwheezeがないか,口腔粘膜や陰部にただれはないかなども確認することが重要です。

Step 3 血液・細菌検査結果をどう読む？

血液検査では,腹膜炎としても治療中ですので炎症所見などはまだ高いかもしれませんが,そのデータにとらわれずに,腹痛の改善といった腹膜炎としてのパラメータに注目するようにしましょう。抗菌薬の副作用という側面では,肝機能・腎機能悪化の有無,血球系の減少の有無や好酸球上昇の有無にも注目しますが,それらがなくても抗菌薬の副作用ではないとはいえません。本症例では好酸球が軽度上昇しており,やはり薬剤性の要素がありそうかなとは思えますが,それが抗菌薬によるものなのか他の薬剤によるものなのかの判断にはなりません。腎機能悪化がある場合には抗菌薬の投与量の調整にも影響しますので注意が必要です。薬剤性間質性腎炎の可能性も考慮し,尿中好酸球の有無を確認してもよいでしょう。

さて,本症例ではせっかく提示した抗菌薬を変更しなくてはならず,培養結果に出ている緑膿菌がどのような抗菌薬に効くかの情報がその選択に大きな影響を与えます。幸い感受性の良い緑膿菌でしたので,変更するにしてもいくつかの選択肢がありそうです。では,どの抗菌薬にしたらよいでしょうか？

15. 抗菌薬による副作用がある患者への対応②

> **ADVICE**
>
> ### 薬剤熱を疑う比較三原則を知ろう！
>
> 　本症例のように入院中の発熱で明確に皮疹があれば，被疑薬はどれにせよ薬剤性と考えてよいでしょう。しかし，熱しかない場合には薬剤性とは言い切れず，薬剤熱は基本的には除外診断であるというスタンスが重要です。よって感染症をしっかりと除外することが大切なのですが，薬剤熱をより積極的に疑うコツってないかなぁと思います。そこでご紹介したいのが「薬剤熱を疑う比較三原則」です。以下の3つがあるときに薬剤熱を考慮しましょう[2]。
>
> 　①比較的元気
> 　②比較的徐脈
> 　③比較的CRPが低い
>
> 　比較的徐脈とは，敗血症に伴う発熱であれば，熱が1℃上昇するごとに心拍数が20回/分は上昇するものなのですが，その上昇を来さないものです。この場合には感染症ではないということではなく，感染症としてもウイルス感染症や腸チフス，マイコプラズマなど一般細菌ではないことが多いとされます。あと，比較的元気かどうかに関しては，患者さんに「実は熱はそんなに気にならない（もしくは熱でつらいとかはない）とかありますか？」と聞くとよいでしょう。この答えにYESであれば薬剤熱かもしれません。「自分は全然気にならないんだけど，測る時間がきたから測ったらあったんだよね」なんて言ってくれることがあります。ちなみに，腫瘍熱もこの比較三原則を満たすことが多い印象で注意が必要ですが，どちらも非感染症で抗菌薬は不要です。

Step 4 さて，これまでを踏まえて薬は何を選ぶ？

　抗菌薬の選択は，感染臓器および微生物の推定なくして決定されません。本症例は，感染部位は上部消化管由来の腹腔内で「医療機関への曝露が濃厚，重症度が高い場合」に準じて治療されています。アレルギーだからといって抗菌薬の考え方は大きくは変わりません。より患者背景・臓器・原因微生物を丁寧に考える姿勢が強くなるだけです。そのアセスメントさえしっかりしていれば原因微生物をターゲットにした別な系統の抗菌薬にするだけです。「上部消化管由来の二次性腹膜炎で，医療機関への曝露が濃厚で重症度が高い場合」のレジュメを再度確認してみましょう（表1）。

　「上部消化管由来の二次性腹膜炎で，医療機関への曝露が濃厚で重症度が高い場合」はシンプルに考えると以下の微生物に注目した抗菌薬レジュメに

表1　上部消化管由来の二次性腹膜炎の場合

薬剤名	投与量（1回）	投与間隔
市中発症の場合：口腔内嫌気性菌（ペプトストレプトコッカスなど），緑色連鎖球菌，大腸菌，クレブシエラ，プロテウスなどを考慮して 1．アンピシリン・スルバクタム（ユナシン®-S） 2．セフトリアキソン（ロセフィン®） 3．セフメタゾール（セフメタゾン®）	 3g 1g 1g	 6時間ごと静注 24時間ごと静注 6時間ごと静注
医療曝露のある場合：市中発症起因菌に加え緑膿菌，セラチア，エンテロバクター，シトロバクター（いわゆるSPACE），バクテロイデス・フラジリスなどを考慮して 1．タゾバクタム・ピペラシリン（ゾシン®） **重症度が高い場合** 2．セフェピム（マキシピーム®） 　　　＋ 　　クリンダマイシン（ダラシン®S）	 4.5g 1g 600mg	 6時間ごと静注 8時間ごと静注 8時間ごと静注

【補足】
・上部消化管由来の市中発症腹膜炎でも重症度が高い場合には嫌気性菌カバーのレジュメがよい。
・バクテロイデス・フラジリスに対するクリンダマイシンの感受性低下が世界的に指摘されているが，臨床的な治療失敗がどのくらいあるかは慎重に判断してもよい。特にドレナージができていれば問題となることは少ない。
・クリンダマイシンの代わりにメトロニダゾール（フラジール®）を使用することも可能である。メトロニダゾールは静注製剤が2014年6月に承認予定である。

する必要があります。二次性腹膜炎は polymicrobial infection（複数菌感染症）ですので，培養結果が判明しても単一菌のみの治療に絞れることは少ないでしょう。基本的には以下の図式をもとにしたレジュメは外せません。

> **医療曝露がある，もしくは重症度の高い場合**
> 腸内細菌（SPACE 含む）＋嫌気性菌

つまり，腸内細菌カバーに加えて抗緑膿菌作用のある抗菌薬と嫌気性菌カバーのある抗菌薬は外せないという前提で選べばよいのです。本症例はセフェピム＋クリンダマイシンの2剤を使っていますが，どちらが被疑薬かを明確に判断することは難しいでしょう。頻度的にはβラクタム系が多いですが，クリンダマイシンも皮疹が出やすい抗菌薬ではあります。

15. 抗菌薬による副作用がある患者への対応②

> **ADVICE**
> ### 薬疹に関する感染症コンサルテーションスキル
> 　薬疹の際の抗菌薬変更は，複数の抗菌薬を投与している場合にはどちらが被疑薬かが悩ましいところです．しかし，コンサルテーションの場合には，何かがあったときに迅速に対応するのは主治医の先生となることも踏まえ，可能なかぎり安全な選択肢にするという考えは間違っていないと思います．さらに，薬疹という起こらなくてもよいことがすでに起こっていますので，これ以上の悪化は避けたいところです．自分が主治医で診ている場合には，どちらか一方の薬剤を変更して経過をみるという方針でもいいですし，そのほうが抗菌薬適正使用の観点からも良いことが多いのですが，コンサルテーションの場合には，できるだけリスクを回避すべくどちらも悪者とするという考え方は間違いではありません．

βラクタム系にアレルギーがある場合の考え方

　抗菌薬のなかで最もアレルギーが多いものとしてβラクタム系があります．抗菌薬アレルギーがあった場合に変更を考えることが最も多いのがこれなのですが，このβラクタム系には交差アレルギーというものがあります．これは，例えばペニシリン系にアレルギーがある場合には，セフェム系にもアレルギーがある場合があり，それを交差アレルギーとよび出現率は5〜15％とされています．よって，ただ系統を変えればよいというものではありません．しかし，理屈も重要ですが，その頻度をどのように見積もるか？ が臨床ではとても重要です．なぜならば，臨床現場ではただ変更すればよいわけではなく，抗菌薬適正使用の観点も重要ですので，変更することで不適正使用にならないようにしたいものです．ではどうするか？ ですが，次の3つの選択肢があると考えます．

> **ココに注目！ βラクタム系でアレルギーがある場合の考え方**
> 例えばセフェム系にアレルギーがある場合，
> ① βラクタム系全般を完全に使用できないとする
> ② ペニシリン系はよいとする
> ③ 同じβラクタム系でも世代を変えればよいとする

簡単に言ってしまえば，①のようにβラクタム系全般を駄目にするという考えが最もリスク回避になります．Ⅰ型アレルギーだった場合やコンサルテーションで信頼がまだ構築されていない時期，患者さんが重症な場合などは①がよいでしょう．しかし，そうすると抗菌薬の選択肢が大きく減ります．よって通常は「交差アレルギーはあるかもしれないけど②で提示する」というのが現実的かと思います．③に関しては，主治医と相談して行うとよいでしょう．抗菌薬適正使用の点でも③が一番，抗菌薬の選択肢が残った考え方になると思います．自分が主治医でみている場合には③をとることが多いです．というのも，アレルギーといっても程度があります．Ⅰ型アレルギーの病歴がある場合には極めて重篤なアレルギーですので交差アレルギーも含めて100％回避すべきでしょう．その場合にはセフェム系を使用していた場合にはペニシリン系は完全に避ける必要があります．交差アレルギーの頻度の10％も無視はできません．つまり考え方としては，グラム陽性菌に関してはバンコマイシンやクリンダマイシン，グラム陰性菌に関してはアズトレオナムやニューキノロン系，嫌気性菌に関してはクリンダマイシンやメトロニダゾールといった選択肢になります．しかし，Ⅰ型だとか粘膜疹があるとかではなく，セフェム系による軽い薬疹程度であれば注意深くペニシリン系を投与することは可能とされます．また，前項でも確認しましたが，カルバペネム系はペニシリン系との交差アレルギーが強く，ペニシリン系にアレルギーの既往がある患者においては使用できません．モノバクタム系はペニシリン系との交差アレルギーをもたず基本的には使用可能ですが，構造式上セフタジジムと同一の側鎖をもつためにセフタジジムへのアレルギーのある患者には使用できないので注意しましょう．では③という選択肢はどういう思考でしょうか？ここもⅠ型アレルギーとか重症薬疹でなければ選択肢の一つと考えてもよいといわれます[1]．実際，軽い薬疹程度であれば，その原因は構造式における側鎖の問題程度のことが多く，世代を変えるだけでも改善することが多いといわれます．主治医と信頼関係がある場合には考慮してもよいでしょう．

15. 抗菌薬による副作用がある患者への対応②

📖 カルテへの実践的記載例！

コンサルテーションへの返答はカルテ記載だけでなく，ぜひ直接主治医の先生に会ってディスカッションしながら伝えることが重要です．本症例をもとにカルテ記載例を提示してみます．

○○科■■先生よりご相談（●月×日）
● Problem List
　#1　発熱，皮疹
　　　―マキシピーム®＋ダラシン®S投与中
　　　―粘膜疹なし
　#2　緑膿菌が関与した二次性腹膜炎
　#3　胃がん術後（胃全摘・脾摘）

● Assessment/Plan
　#1より，
　s/o 抗菌薬による薬疹
　r/o 肺炎，尿路感染症，クロストリジウム・ディフィシル感染症，カテーテル関連血流感染症など

　緑膿菌が関与した術後二次性腹膜炎としてマキシピーム®＋ダラシン®Sで治療しておりましたが，薬疹が出ています．幸いⅠ型アレルギーではなく，粘膜疹なども認めておりません．抗菌薬が被疑薬ではないかもしれませんが，頻度的には抗菌薬が多いとされますので変更を検討します．2剤併用しており，頻度的にはβラクタム系が多いのでマキシピーム®が被疑薬の可能性が高いですが，どちらが被疑薬かは判断が難しいところです．また，βラクタム系には交差アレルギーがあり，セフェム系にアレルギーがある場合には10％程度ペニシリン系でもアレルギーが起こるとされます．Ⅰ型アレルギーがあった場合はこの確率も回避すべきとされますが，今回はそれにあてはまらないので注意深くペニシリン系を投与することも可能です．しかし，重症な腹膜炎の経過でまだ全身状態も安定とはいえない状況ですので，可能なかぎりリスクを回避したレジュメにします．

・抗菌薬は交差アレルギーを完全に回避するレジュメとして，クラビット®1回500mg 1日1回点滴＋フラジール®1回500mg 1日3回の内服に変更いたします．

　引き続きフォローさせていただきます．病棟での抗菌薬投与のタイミングなどに関して不都合がございましたら，遠慮せず●●にご連絡ください．

本症例は抗菌薬を変更しましたが，翌日は皮疹がやや悪化傾向に見えました。しかし，交差アレルギーも回避したレジュメにしていたため，抗菌薬はそのまま継続としたところ，翌々日には軽快しました。

> **ADVICE**
>
> 　本症例では，交差アレルギーを完全に回避するレジュメとしてレボフロキサシン＋メトロニダゾールとしています。しかし，選択肢はまだいくつかあると考えますのでご紹介します。
> ・頻度からセフェピムのみを被疑薬と考えた場合
> 　→レボフロキサシン（またはシプロフロキサシン）＋クリンダマイシン
> ・交差アレルギーを考慮しない場合
> 　→タゾバクタム・ピペラシリン（緑膿菌の菌血症なので注意して投与）
>
> 　大切なことは，薬剤アレルギーがあってもカルバペネム系の出番はそう簡単には基本的にはないということです。

▶ 治療をスムーズに進めるコンサルテーションのコツ

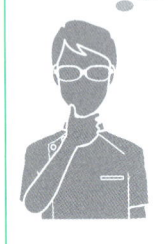

> **コンサルタントのつぶやき**
>
> 　抗菌薬の副作用といえば，腎機能が悪くなるといつもバンコマイシンのせいだって言われるんだよね。いつも言われるから最近ではちょっとでもクレアチニンが上がったら言われる前に変更を推奨しちゃっていて，バンコマイシンを最後まで使えたためしがないんだけど，これでいいのかなぁ…。

　抗菌薬の副作用への対応はいろいろありますが，可能なかぎり自分が推奨した抗菌薬で副作用があったとは言われたくないですよね。特に，信頼を得るはずの期間でそういうことがあると，主治医の先生との関係がギクシャクしないか心配になるかと思います。可能なかぎり避けたいところですが，最も副作用の多い薬剤の一つが抗菌薬であることを考えると，ゼロは不可能で

15. 抗菌薬による副作用がある患者への対応②

すので過度な心配は本末転倒になりますので注意しましょう。では，どうしたらよいでしょうか？

　ひとまず，ここを考えるうえで抗菌薬におけるいくつかの誤解があるという現実を知りましょう。最もよくあるのが「大量抗菌薬を用いると腎不全になる」という伝説で，要注意です。βラクタム系は間質性腎炎（アレルギーⅡ型）の原因ですが用量非依存性とされます。逆に，アミノグリコシド系は腎機能障害のある患者や高齢者では腎機能障害の原因になりうるため注意するほうがよいでしょう。腎機能障害で医師の世界で最も有名な抗菌薬はやはりバンコマイシンなのです。しかし，以前と異なり，腎不全の原因となることは極めてめずらしいとされます。以前は混入物のために純度が悪く，しばしば腎不全の原因となっていたのですが，いまは違います。**いまはむしろ，バンコマイシンを用いていて腎機能が悪くなったら，血中濃度が高すぎる可能性はありますが，そうでなければ何か別の原因があると考えたほうがよい**とされます。バンコマイシンを投与していて腎機能が悪化した場合の最も多い原因は，敗血症に伴う脱水による腎前性腎不全です。抗菌薬の問題ではなく，敗血症に対する輸液不足が原因です。しかもそのような場合でも，バンコマイシンは血中濃度測定へのアクセスがとても良いことが多いので，むしろ腎機能によって適切に調整しやすい良い薬と考えましょう。

　さて，これで解決したでしょうか？　ここで一番問題なのは，この理論武装で主治医に立ち向かおうというその姿勢です。そのような，勝とうという姿勢，つまり自分を絶対正義としている時点であなたの負けです。大切なことは，信頼を得るまでの特に初期は，主治医の先生と理論武装で戦うのではなく，寄り添う形でしっかりと併診していく姿勢こそが重要なのです。そして，主治医の先生よりも早くに副作用に気がつき対応することが重要です。その際に，なんでも抗菌薬を早期に変更するのではなく，すでに副作用かもしれないということに主治医よりも早めに気がついていて注意して一緒にみていますよということを伝えるとよいでしょう。

今回のおさらい！

- アレルギーが疑われる際の抗菌薬変更で最も威力を発揮するのは培養結果。適切に提出された培養結果があることで起因菌を絞り込むことができ，抗菌薬の変更も複数選択できるようになる。

- 薬疹が疑われる患者では，Ⅰ型アレルギーかどうかや，粘膜疹があるかどうかをまず確認。ほかにも，呼吸苦や肺音のwheeze，口腔粘膜や陰部のただれの有無などをチェックする。
- βラクタム系でアレルギーがある場合の選択肢として，3つの考え方を押さえておく。交差アレルギーの可能性を念頭に置いたうえで，Ⅰ型アレルギーかどうかや患者の重症度，主治医との信頼関係の度合いなどに応じて適切な提案を行えるようにしたい。
- 薬剤熱は基本的に除外診断だが，積極的に疑うコツとして「比較三原則」がある（ただし腫瘍熱でも三原則を満たすことが多いので注意）。薬剤熱は非感染症であり抗菌薬は不要。

【引用文献】
1) Gruchalla RS, et al : Clinical practice. Antibiotic allergy. N Engl J Med, 354 : 601-609, 2006
2) 岡田正人：第6回薬物アレルギー．Dr.岡田のアレルギー疾患大原則 第2巻（ケアネットDVD），ケアネット，2008

第2章 コンサルテーション応用編

16 がん患者の感染症①
固形がんで多発転移がある患者の発熱へのアプローチ

　前項では，抗菌薬投与中に副作用が出た患者さんについて考えてみました。抗菌薬は最も副作用の多い薬の一つですので，このような相談はとても多いと思います。特に，感染症のコンサルトを受け，抗菌薬を提示したものの副作用が起こってしまった場合には迅速に対応することが重要です。そうしないと，主治医から「相談して決めた抗菌薬でいつも副作用が出るよね」とか，「いつもすごい量の提示だからそんなことばっかり起こるんじゃないの？」とか誤った方向にとられてしまいます。このような事例では，「薬剤部にバンコマイシンのTDMをしてもらうといつも腎機能が悪くなる」などと言われたことがある薬剤師さんもいると聞きます。そんな馬鹿なはずはないのですが，主治医とコミュニケーションがうまくいっていないことの表れと思います。特に，信頼を得るまでの期間は，副作用への迅速な対応に十分に配慮することが重要です。

　さて本項では，免疫不全患者の感染症としてがん患者の感染症について考えてみましょう。免疫不全患者というと，ついHIVなどと考えてしまいますが，最も多い免疫不全患者さんはがん患者さんです。特に今回は固形がんで多発転移がある場合について考えてみたいと思います。固形がん患者さんというと，よく聞くのは「固形がん患者さんって免疫不全なの？」とか「固形がんだからって何が違うの？」といった声です。そう言ってしまっている方は免疫不全という言葉から勉強し直しましょう。また，今回は多発転移がある場合ということで熱源がはっきりしないことが多いでしょう。究極的には感染症ではないこともありますね。では，実際の症例をもとに考えてみましょう。

16. がん患者の感染症① 固形がんで多発転移がある患者の発熱へのアプローチ

患　　者	Oさん　62歳　男性
主　　訴	発熱
入院時診断	進行大腸がん
現 病 歴	進行大腸がんで外来化学療法（FOLFOX）をしている患者さん。化学療法をするも肝転移，肺転移が進行していた。1週間くらい前から発熱を認めたため精査・治療のため入院となった。入院時に血液培養・尿培養・喀痰培養を提出し，主治医はアンピシリン・スルバクタム1回1.5g 1日2回で開始した。その後も発熱持続し，入院3日目に主治医から「ちょっと熱が下がらなくって，画像とか培養とか一通りやったんだけどどれもはっきりしなくて。がんも進行しているし早く次のケモしてあげたいんだけど……抗菌薬どうしたらよいかなぁ」と相談を受けた。
既 往 歴	55歳：高血圧，脂質異常症
内 服 薬	レニベース®錠2.5mg 1錠/分1，クレストール®錠2.5mg 1錠/分1，ネキシウム®カプセル20mg 1Cap/分1
アレルギー	薬・食べ物なし
社 会 歴	飲酒：日本酒1合/dayとビール350mL/day，喫煙：10本/day
家 族 歴	父親が大腸がん
身体所見	身長178cm，体重72kg
全身状態	ぐったりではない
意　　識	清明
バイタル	血圧98/62mmHg，脈拍92回/分，体温38.6℃，呼吸数18回/分，SpO₂ 96%（室内気）
頭 頸 部	結膜貧血なし，軽度黄疸あり，副鼻腔圧痛なし，咽頭発赤なし，頸部リンパ節触知せず
胸　　部	心音：整，雑音なし，呼吸音：清だが両肺全体に呼吸音減弱
腹　　部	腸蠕動音正常，右季肋部に軽度圧痛あり
背　　部	脊柱叩打痛なし，肋骨脊柱角（CVA）叩打痛なし
皮　　膚	皮疹なし，末梢刺入部の発赤なし

第2章 コンサルテーション応用編

☑ 血液検査

WBC	17,800/μL (Stab 2%, Seg 78%, Eos 6%, Lympho 14%, Mono 0%)	PLT	$10.2 \times 10^4/\mu L$	Na	138mEq/L
		AST	78U/L	K	4.4mEq/L
		ALT	54U/L	Cl	102mEq/L
		LDH	162U/L	BUN	16.8mg/dL
		ALP	124U/L	Cre	0.8mg/dL
Hb	10.2g/dL	γGTP	38U/L	CRP	6.8mg/dL
Ht	38.8%	T-Bil	2.5mg/dL	Glu	82mg/dL

☑ 尿検査

潜血	(−)	WBC	0/HPF	細菌	(−)
蛋白	(−)	RBC	0/HPF		

☑ 胸部レントゲン

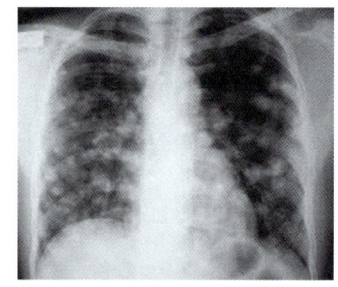

両肺に多発転移あり，小さな新規の浸潤影の判断はできない

☑ 胸腹部造影CT

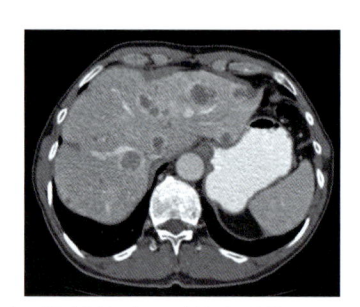

胸部：両肺に多発する腫瘤影あり，一部無気肺認める。両側に軽微胸水あり
腹部：肝内に多発する腫瘤影あり，総胆管の軽度拡張あり

☑ 培養検査

コンサルテーション時（入院3日目）では尿培養・喀痰培養ともに陰性。
血液培養は培養中だがカルテでは陽性の報告はなし

16. がん患者の感染症① 固形がんで多発転移がある患者の発熱へのアプローチ

Step 1 はじめに，この症例をどうとらえる？

　本症例は大腸がんで外来化学療法中の患者さんの発熱です．2週に1回のFOLFOX療法をしていますが，肝転移・肺転移が進行しているようです．本症例のように固形がんで多発転移を認める患者さんでは，もともとプロブレムが多彩であるのが普通ですので，その整理にへこたれないようにしましょう．そのため，発熱の原因として可能性を考えると多岐にわたり収拾がつかなくなりやすく，適切にアセスメントされずにとりあえず広域抗菌薬となっているのを見かけます．また，熱の原因としていろいろ可能性があがるのですが，やはり発熱の原因は一つであることが多い印象です．このようなマルチプロブレムをもった固形がんで多発転移があって発熱のある患者さん（図1）には，どのようにアプローチしたらよいでしょうか？

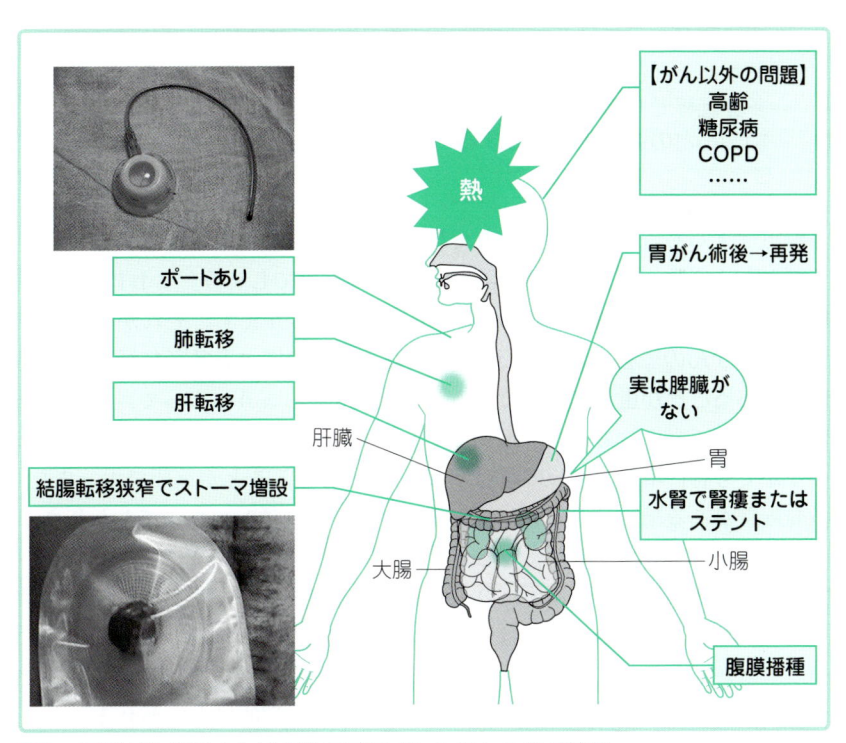

図1　固形がん患者さんは多数のプロブレムをもつのが普通

1. マルチプロブレムをもった固形がんで多発転移で発熱のある患者さんへのアプローチ法とそのコツ

　マルチプロブレムを抱えているから何でもありと考えてしまいがちですが，それでは常に広域抗菌薬を提示するようになってしまうでしょう。可能性ばかり言ってもきりがないので，その妥当性をしっかりと主治医とともに判断できるかどうかが重要です。繰り返しますが，マルチプロブレムがあるといっても，発熱の原因は一つであることが多いのです。患者さんのプロブレムを丁寧にひもといて，それを主治医とともに見つけることができるかどうかが重要となります。では，どのようなことに注意してアプローチするとよいでしょうか？　診断学の観点からも，次のことを念頭に置いて患者さんのプロブレムを整理すると，答えが見えてくることが多いでしょう。

> **ココに注目！**
> **固形がんで多発転移がある患者の発熱の原因**
> ①よくあることはよくある
> 　—感染臓器としては，肺・尿路・血流（カテーテル）
> ②問題があるところに問題が起こる
> 　—多発転移でも特に増悪の激しいところは？
> 　—いつもとの違いを明確にする

　マルチプロブレムがあるとはいっても，"Common is common"（よくある疾患はよくある）の精神は忘れてはいけません。やはりこれまでもお伝えしてきたように，肺炎や尿路感染症の頻度は高いでしょう。これに加えて，固形がん患者ならではの特徴に注目する必要があります。それが②なのです。固形がんの患者さんは，「手術や腫瘍そのものによる多彩な解剖学的変化」があることが重要な特徴であることを知りましょう。よって，その解剖学的変化を丁寧にひもとき，例えば「もともと多発転移があるけれども，そのなかでも特に増悪の強い部位はどこか？」と考えることが重要です。また，多発転移がある場合は，転移による症状がベースラインであってあたりまえです。では，患者さんの訴えとしてとらえるには，どのように聞いたらよいでしょうか？　実はここはずばり「今回の経過でどこが一番調子が悪いと思いますか？」とか「熱・痛みは普段と比べてどこがどう違うと感じていますか？」とか「全体的に今回の熱の原因に関してどう思いますか？（解釈モデル）」と患者さんに直接聞いてみましょう。感染症学的にもいわれることとして，「本当に細菌感染症であれば，菌はどこにいるかを教えてくれている

16. がん患者の感染症① 固形がんで多発転移がある患者の発熱へのアプローチ

もの」という教えがあります。また，CT 画像を見る場合にも，以前のものと比較して，どこの腫瘍がどのくらい増大しているかを丁寧に確認することが重要です（薬剤師さんの場合は生活歴を直接聞くとよいでしょう）。そして何より増大・増悪の激しいところが感染巣となっていることが多いのです。

2. 固形がん患者さんの特徴として，ほかに注意すべき点は？

固形がん患者さんではさらに次の点に注意しましょう。この特徴を知ることが，マルチプロブレムを整理するうえで重要となります。

---
①外科治療の進歩⇒予期せぬ？ 解剖学的異常
②化学療法・放射線治療の進歩⇒予期せぬ？ 免疫抑制状態（七次治療とか……）
③緩和治療の進歩（充実？）⇒予期せぬ？ 無痛状態

外科治療といっても，必ずしも根治をねらったものではないことが多いでしょう。現在，がん領域ではQOL改善も含めた積極的な外科的アプローチ（腸管のバイパス術など）が行われており，その解剖学的な変化も感染の原因となりますので，丁寧にひもとく必要があります。化学療法でも，七次治療まで行われている患者さんもいて，そのような場合は，通常固形がん患者さんでは出会わないような免疫不全時の感染症も起こします。放射線・陽子線治療でも，通常は照射しないような部位へも新たな治療法として照射されていることもあり，注意が必要です。また，緩和治療が全国的にも普及してきており，腹膜炎でも腹膜刺激徴候がびっくりするくらいないことをよく経験するので注意しましょう。

以上から，固形がん患者に特徴的な要因としては，次の5つが重要です。

ココに注目！

感染に関わる固形がん患者の特徴

①腫瘍（転移）による管腔臓器の閉塞や破綻が起こる
　—気管，尿路，腸管，胆管，耳管
②腫瘍（転移）に伴って局所の壊死が起こる
③局所の放射線治療に伴う問題が起こる
　—組織の壊死，線維化など
④手術治療による解剖学的変化とそれに伴う感染症
　—術後創部感染症，胆管炎などのリスク
⑤カテーテル（ポートなど）関連の感染が起こる

つまり，腫瘍・手術などによる解剖学的変化があるところに問題（特に感染）が起こりやすいものだという考えが重要となります。さらに，この解剖学的変化は状況をより複雑にします。例えば①や②がある場合は，たとえ適切な抗菌薬を投与していたとしても治りが遅いくらいが普通かもしれません。よって，適切に抗菌薬を投与していても改善が緩やかなものであるということを知らないと，良くならない原因が抗菌薬のスペクトラムの問題と判断されやすく，安易な抗菌薬の変更が行われやすいので注意しましょう。ここは主治医の先生と一緒に待てる信頼関係を築くことも大切です。

Step 2 患者情報・病歴・身体所見で気になることは？

本症例は大腸がんで外来化学療法中の患者さんです。2週に1回のFOLFOX療法をしていますが，どのような免疫不全状態でしょうか？　特に薬剤に関連した免疫不全に関しては，薬剤師さんがそれをひもとく一人となり，主治医の先生をサポートしてあげてください。よく聞く質問として，「固形がん患者さんでは血液腫瘍の患者さんと違って免疫不全の感染症は考えなくてもよいですよね」というのがありますが，それは本当でしょうか？確かに化学療法の特徴として，例えば固形がんでは血液腫瘍に比べて，好中球減少の程度が軽く，期間が短いことが多いので，がん患者さんの緊急病態である発熱性好中球減少症の頻度は高くはありません。しかし，固形がんでも最近は積極的な化学療法が行われる症例が増えており，注意が必要なのです。さらに，近年では抗がん効果だけでなく，副作用軽減や緩和治療を目的としたステロイド使用が増えてきていて，固形がん患者さんでもその程度によっては細胞性免疫低下を十分来しうると心得るほうがよいでしょう。ステロイドに関して知っておくべきことは，「**プレドニゾロン換算で1日投与量10mg以上かつ総投与量700mg以上になると感染症の合併が増加する**」というデータがあり，このような場合は細胞性免疫低下時の微生物も考慮する必要があります[1]。このステロイドの総投与量の計算が結構たいへんですので，いつも薬剤師さんに協力していただきたいと思っています。固形がんでもニューモシスチス肺炎の報告があり，今後増えていくものと予想されますので注意しましょう[2), 3)]。

免疫抑制薬と免疫不全の種類・原因微生物を表1に示します。

16. がん患者の感染症① 固形がんで多発転移がある患者の発熱へのアプローチ

表1 免疫抑制薬と免疫不全の種類・原因微生物

免疫不全の種類	免疫抑制薬	原因微生物
細胞性免疫低下	糖質コルチコイド シクロホスファミド シクロスポリン タクロリムス アザチオプリン ミコフェノール酸 モフェチル メトトレキサート レフルノミド 抗リンパ球ポリクローナル抗体 muromonab-CD3 バシリキシマブ インフリキシマブ エタネルセプト	【細菌】ノカルジア，レジオネラ，リステリア，サルモネラなど 【抗酸菌】結核菌，非結核性抗酸菌 【真菌】カンジダ，アスペルギルス，クリプトコッカス，ニューモシスチス 【ウイルス】CMV，VZV，HSV，EBV，RSV，HHV-6,7，インフルエンザウイルス，パラインフルエンザウイルス，アデノウイルスなど 【原虫】トキソプラズマ，クリプトスポリジウム，糞線虫など
液性免疫低下	大量の糖質コルチコイド シクロホスファミド アザチオプリン ミコフェノール酸 モフェチル 抗リンパ球ポリクローナル抗体 リツキシマブ	【細菌】連鎖球菌（肺炎球菌など），インフルエンザ菌，髄膜炎菌，カプノサイトファーガ・カニモルサスなど 【ウイルス】エンテロウイルス，VZVなど 【原虫】バベシア，マラリア，ジアルジアなど

CMV：サイトメガロウイルス，VZV：水痘・帯状疱疹ウイルス，
HSV：単純ヘルペスウイルス，EBV：Epstein-Barrウイルス，RSV：RSウイルス，
HHV：ヒトヘルペスウイルス

Step 3 血液・細菌検査結果をどう読む？

　血液検査では白血球と炎症所見の上昇があり，細菌感染症の可能性はあってもよさそうです．若干ですが血小板も減少傾向で，化学療法の影響かもしれませんが，感染による播種性血管内凝固症候群（DIC）かもしれませんので少し緊張感のあるデータです．わずかに肝・胆道系酵素の上昇を認めますが，これも以前のものとの比較が重要です．比較してみると，以前から肝・胆道系酵素の軽度上昇はあり，大きな悪化所見ではなさそうです．つまり，血液検査はそれほど役に立ちません．薬剤師さんは患者さんのもとへ行き慣れていないので，コンサルトを受けたときに検査結果を過度に注目し信頼する傾向がありますので注意しましょう（次頁のADVICEを参照）．

　細菌検査もコンサルテーション時では特に情報はありません．しかし，コンサルトを受けたときにお願いしたいのは，ぜひ「細菌検査室に電話をして何か情報がないか聞いてみる」という姿勢です．これまでも言ってきました

が，細菌検査室がもつ情報を迅速に主治医に伝えるお手伝いをするだけでもコンサルテーションの価値はあります。特に細菌検査に関しては，現場にうまく情報が伝わっていないことがあります。例えば，カルテでは検査結果が書いていなくても，細菌検査室に電話をしたら，細菌検査技師さんが「実はちょっと小さなコロニーが生えてきていて……，でもはっきりしなかったから最初は伝えていなかったんです。はっきりしたら連絡しようと思っていました」とか，「実は血液培養が生えてきていたんですけど，血液培養を出した先生に連絡つかなくって（もしくは午後にまとめて連絡しようと思っていて）……」といったことも多々あります。本症例でも，実は電話してみたら「ついさっき血液培養が生えてきて……」とか，「実は尿培養でちょっと遅れてコロニーができてきていて…」とかあったら嬉しかったのですが，残念ながらありませんでした。しかし，どのような患者さんかを細菌検査技師さんにお伝えしたところ，「肺にも腫瘍があるのでしたら，喀痰培養もちょっと長めにその目で見るようにします。血液培養とか何か生えてきたらすぐに先生のところに連絡するようにしますね」となり，今後のより迅速な連携につながります。

> **ADVICE**
>
> ### 薬剤師さんが陥りがち！
> ### "血液検査の解釈好き"にならないように注意しよう！
>
> 薬剤師さんと話をしていていつも感じるのが"血液検査の解釈好き"という特徴です。医師でも忘れてしまったような細かい検査異常の原因を知っていたりします。しかし，そのような特徴は決して良いとはいえません。そのような薬剤師さんに多いのが，検査値は知っているけど結局のところ患者さんはどうなのか？ が答えられません。まず知ってほしいことは，「血液検査の解釈は，患者さんの状態があってはじめて解釈が可能」ということです。わずかな電解質異常，わずかな肝機能異常に気がつくことは重要ですが，それをすべて薬剤変更にもっていくことを推奨していることも見かけます。前述した医師が忘れてしまっていたような検査異常の原因ということは，そんなに臨床で役に立たない解釈ということです。感染症の領域で多いのはWBCやCRPの値だけを見て，薬剤師さんが抗菌薬の継続を適切に推奨しているという勘違いでしょう。患者さんは良くなっているのですか？ 感染症の病名は何ですか？ そこが重要なのです。そのような検査異常値の介入では，抗菌薬に関しては適正使用ではなく不適正使用を助長しているだけかもしれません。

16. がん患者の感染症① 固形がんで多発転移がある患者の発熱へのアプローチ

Step 4 さて，これまでを踏まえて薬は何を選ぶ？

抗菌薬の選択は，感染臓器および微生物の推定なくして決定されません。本症例は大腸・肝臓・肺に病変があり，そこは感染源になりうるし，FOLFOX療法ですのでレジメのなかにデキサメタゾン（デカドロン®）がかなりの量で入っています。蓄積を計算するとプレドニゾロン換算で700mg以上あり，細胞性免疫低下時の微生物も視野に入れる必要があるかもしれません。固形がんで多発転移がある患者さんでは以下のようなクリニカル・クエスチョンがあり，そこへの現実的な回答が重要となります。

> 多発転移で発熱のある患者さんで，感染臓器を同定しようと努力してもはっきりしない場合，結局どうしたらよいでしょうか？

固形がんで多発転移で発熱のある患者さんで，感染臓器を同定する努力をしてみたものの，結局，肺も尿路もはっきりせず，CTでも熱源が同定しきれないということは多いでしょう。つまり固形がん多発転移の不明熱（fever of unknown origin；FUO）をどうするか？ですが，何でも不明熱というのは良くありませんのできちんと定義づけすることが重要です。

> **固形がん多発転移のFUOの定義**
> ・原発巣＋多発転移部位の症状以外に所見を認めない発熱患者
> ・血液培養・尿培養は陰性
> ・全身CTは撮っているが明らかな所見はない

画像診断が進歩しており，全身のCT（胸腹部の造影CT）を撮っていることも多いでしょう。CTでは転移そのものなのか，それとも小さな膿瘍なのか，さらには腫瘍に感染したのかは正直判別困難となる状況が多いので，主治医とともにそこがはっきりしない場合には読影の専門家にお願いしましょう。このように，異常がないわけではないがどれも決定打に欠けることが多く，結局どこが熱源かわかりにくいことは多いものなのです。しかし発熱のあるがん患者さんでは熱源をはっきりさせることは重要で，迅速かつ適切な抗菌薬処方がアウトカムに大きな影響を与えるといわれています[4]。

がん患者の発熱の原因に関しては，studyによりばらつきはあるのですが，67％で感染症，23％で非感染症，10％で熱源不明というデータもあります。

また，感染症が原因といってもその36％は臨床判断のみで，細菌学的には示されなかったとされていますので，微生物が同定されなくてもある程度はやむなしとなります[5]。特に，画像診断が進歩した近年の研究では，がん患者さんのFUOでは腫瘍熱が最も多いともいわれています[6]。ではどうしたらよいか？ に関しては，図2[6]のアルゴリズムが参考になります。

アルゴリズムにあるように，上記の固形がんFUOにあたる患者さんで，かつ状態が悪い場合はエンピリック治療を開始することになります。しかしここを間違って解釈してはいけません。「とりあえず抗菌薬」という意味ではありません。この際は可能性のなかで最も高いと思われる推定病名をつけて治療することが重要です。例えば，「多発肝転移があり，胆管炎や小さな肝膿瘍などは否定できない」，「多発肺転移があり，それに伴う閉塞性肺炎や肺膿瘍などは否定できない」，「腹膜播種の増大で腸管を巻き込んでいるので，

```
                    がん患者の発熱
                    ┌──────┴──────┐
          熱源が同定できる      熱源が同定できない
                │                    │
           原因の治療         推定病名による抗菌薬によるエンピリック治療
                                     │
                          ┌──────────┤
                        反応する
                          │
                    推定病名による治療
                          │
                   抗菌薬継続＋感染巣の同定
                          │
                        反応しない
                          │
                   ナプロキセン（ナイキサン®）テスト
                          │
                  ┌───────┴───────┐
                 解熱              腫瘍熱
                  │
               解熱しない  ─  感染もしくは腫瘍熱以外の熱（薬剤など）
                                  │
                          さらなるワークアップを
```

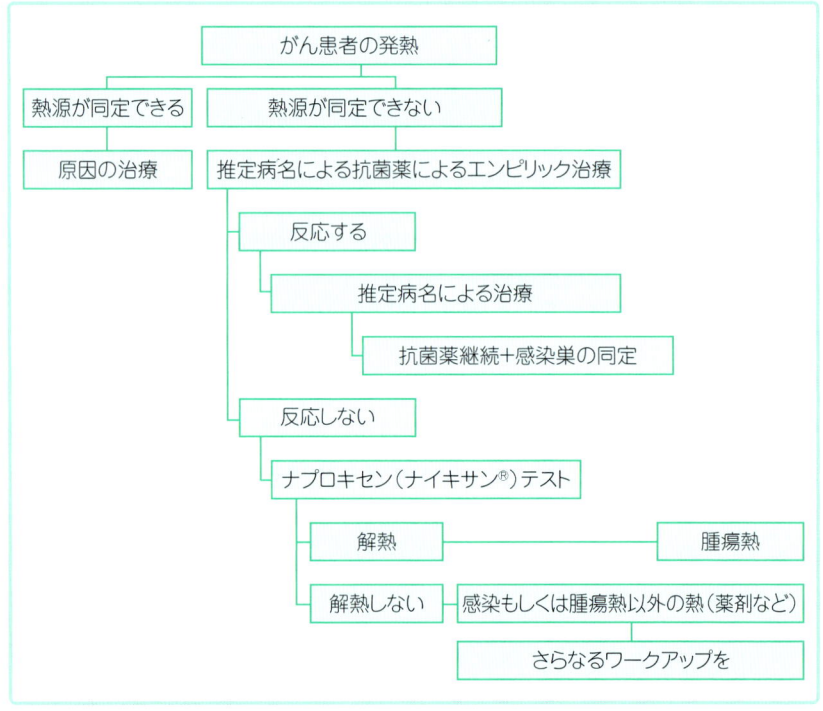

図2　がん患者の腫瘍熱の診断
〔Zell JA, et al：Support Care Cancer, 13：870-877, 2005より〕

16. がん患者の感染症① 固形がんで多発転移がある患者の発熱へのアプローチ

その腫瘍内感染が否定できない」などなど，推定病名をあげてそこで起因菌となる微生物をあげて治療を開始することが重要です。そうしないと，治療開始したが良くならないときに，適切な判断ができなくなります。ゆっくりではあっても改善している，もしくは悪化していない場合は，良くなるスピードが遅くてもいいのががん患者さんですので，抗菌薬を継続するという判断ができるのです。

📝 カルテへの実践的記載例！

コンサルテーションへの返答はカルテ記載だけでなく，ぜひ直接主治医の先生に会ってディスカッションしながら伝えることが重要です。本症例をもとにカルテ記載例を提示してみます。

○○科■■先生よりご相談（●月×日）
- **Problem List**
  - #1 発熱
  - #2 左方移動を伴うWBC上昇，炎症所見上昇
  - #3 軽度の右季肋部痛・黄疸
  - #4 軽度の肝・胆道系酵素上昇
  - #5 CTで両肺に多発する腫瘤影と無気肺，両側胸水
  - #6 CTで肝臓に多発する腫瘤影，総胆管拡張
  - #7 進行大腸がん
     —外来化学療法（FOLFOX）
     —肝・肺転移
  - #8 ステロイド使用（蓄積量でプレドニゾロン換算で700mg以上）
  - #9 高血圧，脂質異常症

- **Assessment/Plan**
  上記より，
  鑑別疾患：閉塞性肺炎（小さな肺膿瘍・腫瘍内感染含む），胆管炎（小さな肝膿瘍・腫瘍内感染含む），大腸がんを巻き込んだ腫瘍内感染，尿路感染症，腫瘍熱，深部静脈血栓症/肺塞栓，薬剤熱

  進行大腸がんで多発転移があり上記プロブレム多数あります。熱源としましては，鑑別疾患にあげたとおり多岐にわたりますが，適切に提出していただいた尿・喀痰・血液培養では現時点では陽性の報告はありません（細菌検査室にも確認しました）。化学療法中ですが，がんも進行しており，最終的には腫瘍熱の可能性は十分あると考えますが，見逃してはいけない細菌感染症が心配です。これまでの経過を見直してみたと

ころ，この数カ月は腫瘍の進行でも特に肺転移の増悪が強いようです。本人に確認しても，最近労作時の呼吸苦や咳，胸部の不快感が強くなっているようです。CTではどこが膿瘍かなどはっきりしませんが一部無気肺あり，転移による閉塞性肺炎・肺膿瘍となっている可能性があります。背後に膿瘍があるかもしれず，解熱しにくいのかもしれませんし，投与されているユナシン®-Sは投与量が少なめですのでそのせいかもしれません。若干本人がぐったりしていることもあり，医療曝露も濃厚ですので，緑膿菌などのSPACEカバーも考慮してもよさそうです。

- もう数日待てそうであれば，ユナシン®-S 1回3g 1日4回への変更で経過をみたいところです。
- 少しでも悪化があれば抗菌薬はゾシン®1回4.5g 1日4回への変更をお勧めします。その際は，再度，血液培養の提出をお願いします。
- ゾシン®への変更でも解熱しないようでしたら，腫瘍熱の疑いとしてナイキサン®テストをしてもよいと考えます。

引き続きフォローさせていただきます。病棟での抗菌薬投与のタイミングなどに関して不都合がございましたら，遠慮せず●●にご連絡ください。

　本症例は，主治医よりもう数日待てそうとのことでしたので，ユナシン®-Sを十分量に変更し経過をみていたところ，悪化なく徐々に微熱となりました。再度，肺のCTを確認したところ無気肺になっていた部分に肺膿瘍と思われる病変が見えたため，肺転移による閉塞性肺炎・肺膿瘍の診断となりました。2週間の点滴治療後に内服（オーグメンチン®＋サワシリン®）へ変更し，内服を継続しながら外来化学療法も再開となりました。

16. がん患者の感染症① 固形がんで多発転移がある患者の発熱へのアプローチ

▶ 治療をスムーズに進めるコンサルテーションのコツ

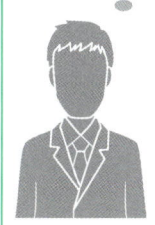

コンサルタントのつぶやき

がん患者さんっていつも腫瘍熱なのかもなと思い悩んじゃうんだよね……。けど抗菌薬を教えてほしいって言われているので言いにくいときも多いなぁ。腫瘍熱かどうかの判断で良い方法ってないかなぁ……。

腫瘍熱かどうかを確定する方法はありません。基本的には除外診断というスタンスが重要です。一応，次頁に示したように診断基準として提唱されているものはあるのですが[6]，絶対的なものではありません。重要なことは，上記固形がんのFUOとして，どこまで他疾患が除外できたかです。このスタンスは薬剤熱の判断と似ています。これまで説明してきたような流れで**十分他疾患が否定できた状況**，つまり腫瘍熱の疑いが高い状況では，ナプロキセン（ナイキサン®）テストの感度92%・特異度100%であり，このような状況下では極めて有用なテストといえます。自分の個人的経験では，腫瘍熱の患者さんはあまり熱で困っていないことが多いので，熱型で判断はせず，患者さんにずばり「熱が出ていますけどおつらいですか？」と聞くのも手でしょう。患者さんがYesとは答えず，Noもしくは悩むようであれば腫瘍熱の可能性は高いと考えます。

第2章　コンサルテーション応用編

> **腫瘍熱の診断基準**
> ① 1日1度は37.8℃以上の発熱
> ② 2週間以上続く発熱
> ③ 感染の所見がみられない
> 　　A．身体所見で
> 　　B．検体検査で
> 　　C．画像で
> ④ アレルギーがなさそう
> ⑤ 最低7日抗菌薬を投与しても熱が下がらない
> ⑥ ナイキサン®を飲んだらあっという間に熱が下がる

　固形がん多発転移で発熱のある患者さんで，熱源がわからないというときに自分が口ずさむフレーズを紹介します（図3）。意外にこのフレーズに助けられることが多いと感じます。皆さんも活用してみてください。

やっぱりわからないと思ったときに口ずさむ…

非感染性	感染性
・比較的元気な薬剤熱・腫瘍熱 ・実は大穴，血栓症 　（深部静脈血栓症/肺塞栓症） ・意外に長引く血腫吸収熱 ・腎機能正常でよい薬剤性間質性腎炎 　（無菌性膿尿あれば尿中好酸球チェック） ・なぜか最初は気がつきにくい偽痛風 ・熱の原因，無気肺は？と思ったらゴミ箱診断かもと思え	・むせてもくれない誤嚥（不顕性） ・疑わないと気づけない末梢カテ感染 　（以前の刺入部も曲者！） ・無症候性細菌尿あたりまえの状況下での熱のみ腎盂腎炎 ・ALPのみちょっと動く（？）胆管炎 ・原因不明のWBC↑はクロストリジウム・デイフィシルかも ・なぜか教えてくれない蜂窩織炎と肛門周囲膿瘍 ・熱の原因bacterial translocation？と思ったらゴミ箱診断かもと思え

図3　固形がん多発転移FUOフレーズ集
〔「大曲貴夫：思い出のローテーター，だめになったローテーター．感染症チーム医療のアプローチ（大曲貴夫，具　芳明，岸田直樹，沖中敬二，藤田崇宏 共著），p152, 2009, 南江堂」より許諾を得て改変し転載〕

16. がん患者の感染症① 固形がんで多発転移がある患者の発熱へのアプローチ

今回のおさらい！

- 固形がん患者はマルチプロブレムを抱えがちだが，発熱の原因は一つであることが多い。「よくあることはよくある」，「問題があるところに問題が起こる」ことを念頭に，プロブレムを丁寧にひもといていく。
- 固形がん患者の特徴として，①外科治療による解剖学的異常，②化学・放射線療法による免疫抑制状態，③緩和治療による無痛状態がある。腫瘍・手術による解剖学的変化があるところに感染は起こりやすい。
- 積極的な化学療法やステロイドの使用増加で，細胞性免疫低下を来しうる固形がん患者は増えている。プレドニゾロン換算で1日10mg以上かつ総投与量700mg以上では，細胞性免疫低下時の感染症の危険性が高まるため注意する。
- 不明熱の定義にあてはまる固形がん患者で状態が悪い場合はエンピリック治療を開始する。その際，「とりあえず抗菌薬」ではなく，最も可能性が高いと思われる推定病名をつけ，起因菌をあげて治療する。

【引用文献】
1) Stuck AE, et al：Risk of infectious complications in patients taking glucocorticosteroids. Rev Infect Dis, 11：954-963, 1989
2) Rodriguez M, et al：Prevention of infection due to *Pneumocystis* spp. in human immunodeficiency virus-negative immunocompromised patients. Clin Microbiol Rev, 17：770-782, 2004
3) Stuck AE, et al：Risk of infectious complications in patients taking glucocorticosteroids. Rev Infect Dis, 11：954-963, 1989
4) Elting LS, et al：Outcomes of bacteremia in patients with cancer and neutropenia: observations from two decades of epidemiological and clinical trials. Clin Infect Dis, 25：247-259, 1997
5) Toussaint E, et al：Causes of fever in cancer patients (prospective study over 477 episodes). Support Care Cancer, 14：763-769, 2006
6) Zell JA, et al：Neoplastic fever: a neglected paraneoplastic syndrome. Support Care Cancer, 13：870-877, 2005

第2章　コンサルテーション応用編

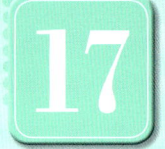

17 がん患者の感染症②　発熱性好中球減少症へのアプローチ

　前項では，固形がんで多発転移がある場合のアプローチについて考えてみました。固形がんでも多発転移がある場合には，発熱の原因としていくつもの疾患の可能性があがります。しかし，多発転移があるから何でもありではなく，①よくあることはよくある，②問題があるところでも増悪の激しい部位に問題が起こる，という視点から丁寧にひもとくと熱源が見えてくることを確認しました。固形がんでは腫瘍や手術，放射線治療などにより解剖学的変化が多彩であることが特徴で，その解釈は難しいことが多いですが，主治医の先生とともに病態について一緒に確認することが重要です。また，固形がんで多発転移がある場合には発熱の原因として非感染症である腫瘍熱の可能性も十分あります。腫瘍熱は基本的には除外診断で，それを瞬時に確定する方法はありません。ナイキサン®テストは有用ですが，そのためにも丁寧な発熱のワークアップと，疑いとしての感染症への治療に反応しないという前提が重要です。ここは薬剤熱へのアプローチと似ていますので，薬剤師さんにはむしろ決して難しいものではないのではないかと思います。ぜひ，サポートをお願いします。

　さて本項は，免疫不全患者の感染症としてやはりがん患者の感染症，特に発熱性好中球減少症について考えてみたいと思います。発熱性好中球減少症は medical emergency で，血液腫瘍の患者さんに多いでしょう。しかし，コンサルタントが相談を受けるのはむしろ，そんなに頻度は多くないけれども起こってしまった固形がん患者さんの発熱性好中球減少症ではないかと思います（主治医の先生もそれほど慣れていない疾患ですので）。しかも，近年では固形がんの化学療法もかなり積極的に行われるようになっており，あなどれません。さらにそこに多発転移がある場合には病態は極めて複雑になります。では，実際の症例をもとに考えてみましょう。

17. がん患者の感染症② 発熱性好中球減少症へのアプローチ

患　　者　Pさん　47歳　女性
主　　訴　発熱
入院時診断　多発性ボーエン病
現 病 歴　10年前に婦人科で陰部の黒色腫瘍を指摘され，生検をしてボーエン様丘疹症の診断となった。その後，同部位を切除し植皮を施行された。7年前に右大腿内側に再発が確認されていたが経過観察となっていた。3年前の2月に同部位の腫瘍が500円玉大に増大してきていた。同年9月に貧血で近医受診し，Hb2.9g/dLと低値を認め精査の結果，直腸浸潤が見つかった。右大腿内側の腫瘍を生検したところ扁平上皮がんと診断。骨盤MRIでは右臀部より7.8×6cm大のカリフラワー状の腫瘤あり，右鼠径リンパ節転移も認め，生検でボーエン病の診断となった。

　同年10月から一次療法としてPEP（ペプロマイシン+エトポシド+シスプラチン）療法開始。同年11月に外陰がん切除+分層植皮+人工肛門造設をした。2年前の1月に二次療法としてCA（シスプラチン+ドキソルビシン）療法するも進行あり，同年4月に三次療法としてFP（フルオロウラシル+シスプラチン）療法を開始し継続するも変化はみられなかった。1年前の3月に腎機能低下も認めたため四次治療としてFP療法からイリノテカンに変更した。CTでは軽度増大あり，イリノテカンは効果なしと判断された。同年7月に五次治療として再びFP療法を行ったがリンパ節転移や肺転移が増大していた。同年11月には六次治療としてCBDCA+DOC（カルボプラチン+ドセタキセル）療法を施行。PET-CTでは肺転移は軽度増大するもリンパ節の集積は消失し，リンパ節には効果ありと判断された。その後もCBDCA+DOC施行されるも腫瘍マーカーであるSCCが倍増したため，七次治療としてティーエスワン®+シスプラチンを行った。

　化学療法中から嘔気は強く，化学療法が終了し退院した後も食欲不振・下痢の増悪あり。夜中に37.6℃の微熱と軽度悪寒を認めた。電話で連絡があり，発熱性好中球減少症の可能性もあるため受診を勧めるも拒否。その後39.8℃あり，7日前に当院受診。血液検査でWBC 6,930/μL（N 84.7%）で好中球減少は認めず水分摂取可能とのことで帰宅となった。帰宅後腹痛，下痢頻回

で，足も頻回につるようになり，自宅でも対応できず5日前に救急車で当院に搬送された。来院時，血圧106/88mmHg，呼吸数74回/分，SpO$_2$ 95%（室内気），BUN/Cre 53.1/3.16で高度脱水の判断で入院となった。血液培養施行しクロストリジウム・ディフィシル（CD）Toxin検査を提出するも陰性で，補液に加えて乳酸カルシウムとロペラミドを使用された。その後も間欠的な腹痛が持続し，2日前に好中球数が280/μLまで減少したためG-CSF（顆粒球コロニー刺激因子）開始となった。その日の夜に38.0℃あり，血液培養2セット提出。昨日も右側腹部全体に間欠痛あり，夜には38.0℃の発熱を認めた。本日，尿量は増加し，排便も少なくなっていて，腹痛も間隔は短くなってはいるものの，依然好中球520/μLと低値を認め，炎症所見も増悪傾向を認めたため，主治医から「好中球も戻ってはきている感じだけど，抗菌薬どうしたらよいかな」と相談があった。

既往歴	上記以外は特になし
内服薬	ゾフラン®ザイディス4mg 1錠/分1，ロペミン®カプセル2mg 2Cap/分2，ナウゼリン®錠10mg3錠/分3
アレルギー	薬：テガダームで搔痒感，食べ物：カレー，サバで皮疹
社会歴	飲酒：機会飲酒，喫煙：なし　42歳から禁煙
家族歴	なし
身体所見	身長157cm，体重46kg
全身状態	ややぐったり
意識	清明
バイタル	血圧88/50mmHg，脈拍83回/分，体温39.2℃，呼吸数18回/分，SpO$_2$ 98%（室内気）
頭頸部	結膜貧血あり，黄疸なし，副鼻腔圧痛なし，咽頭発赤なし，頸部リンパ節触知せず
胸部	心音：整，雑音なし，呼吸音：清，ポート刺入部に発赤などなし
腹部	腸蠕動音正常，心窩部から右側腹部にかけて圧痛あり，特に右側腹部の圧痛強い，Murphy signはなし
背部	脊柱叩打痛なし，肋骨脊柱角（CVA）叩打痛なし
皮膚	全身に色素沈着あり

17. がん患者の感染症② 発熱性好中球減少症へのアプローチ

☑ 血液検査

WBC	1,020/μL (Stab 2%, Seg 49%, Eos 3%, Lympho 46%, Mono 0%)	PLT	10.4×10⁴/μL	Na	136mEq/L
		AST	42U/L	K	4.2mEq/L
		ALT	38U/L	Cl	106mEq/L
		LDH	142U/L	BUN	32.6mg/dL
		ALP	138U/L	Cre	1.2mg/dL
Hb	9.8g/dL	γGTP	36U/L	CRP	28.6mg/dL
Ht	36.2%	T-Bil	1.4mg/dL	Glu	78mg/dL

☑ 尿検査

潜血	(−)	WBC	0/HPF	細菌	(−)
蛋白	(−)	RBC	0/HPF		

☑ 胸部レントゲン

肺転移あるも増悪はなし

☑ 培養検査

コンサルテーション時（入院5日目）では尿培養・血液培養ともに陰性。血液培養は培養中だが，カルテでは陽性の報告はなし

Step 1 はじめに，この症例をどうとらえる？

　本症例は多発性ボーエン病で化学療法中の患者さんの発熱性好中球減少症です。固形がん患者さんですが，これまでたくさんの化学療法が行われてきています。ここまでになると免疫不全の程度を通常の固形がん患者さんにあてはめるのは妥当ではなさそうだというのはよくわかるのですが，ではどのようにアプローチしたらよいでしょうか？　ここはひとまず発熱性好中球減少症の一般的なことを確認し，その場合にどのようにアプローチするか？を知っていることが重要ですので，そこら辺を確認してみたいと思います。

1. 発熱性好中球減少症はmedical emergency！

　まず，皆さんが最初に知らなくてはいけないことは，発熱性好中球減少症は極めて緊急度の高い病態であるということです。発熱性好中球減少症へのエンピリック治療を行う前の時代（1960年代くらい）では60％程度が感染症で，うち2/3でグラム陰性桿菌菌血症があったとされます。死亡率は当時

は90％程度もあったとされ，そのデータから全例にエンピリック治療が開始されるようになりました。このように緊急性はあるのですが大切なことはいつもと同じで，患者さんの背景は何か，どの臓器の感染か，原因となる微生物は何か，それに基づいてどの抗菌薬を選択するか，そして適切な経過観察は？ といったロジックをしっかりと詰めていく作業であり，それは大きくは変わりありません。しかし，発熱性好中球減少症では緊急度からこのロジックの順番が以下のように変化します。

> **ココに注目！ 発熱性好中球減少症における感染症アプローチ**
> ①ひとまず緑膿菌だけは外さない抗菌薬開始
>   —最低限の培養提出（血液培養，尿培養，喀痰培養）
> ②患者背景を理解
> ③どの臓器の感染？
>   —発熱性好中球減少症で注目すべきところは？
> ④原因となる微生物は？
>   —発熱性好中球減少症で注意すべき微生物は？
> ⑤再度，抗菌薬を検討
>   —追加の必要はないか？
> ⑥適切な経過観察
>   —どのくらい待ってもよいものか？

簡単に言ってしまえば，好中球が少ない場合にはグラム陰性桿菌があっという間に人を死に至らしめるため，「最低限の培養を提出したうえで，抗菌薬治療をいち早く開始し，その後時間をかけて診察したり情報を集める」というスタンスになります。

2．発熱性好中球減少症の定義とは？

発熱性好中球減少症とはいうものの，その"発熱"の定義は？"好中球減少"の定義は？ と聞くと答えられない人が多いので確認しておきたいと思います。

17. がん患者の感染症② 発熱性好中球減少症へのアプローチ

発熱性好中球減少症の定義

● 発熱
  ・口腔温で 38.3℃ 以上（日本臨床腫瘍学会のガイドラインでは腋窩温が 37.5℃ 以上）
  ・38.0℃ 以上の発熱が 1 時間以上持続している
● 好中球減少
  ・好中球数 500/μL 未満
  ・今後 48 時間以内に好中球数 500/μL 未満への減少が予測される
  ・Functional neutropenia（好中球数は正常範囲でも血液疾患などで機能に問題がある場合）

まずは定義を理解することはとても重要です。しかし，これにあてはまらないから発熱性好中球減少症ではないとするのも危険なカテゴリーがありますので，そこにも注意できるようになりましょう。特に，好中球減少患者さんでも感染徴候としての有意な熱が出にくい場合があります。①高齢者，②ステロイド使用者がそれにあたるでしょう。好中球減少患者さんの感染の初期徴候としては発熱だけではなく，低体温，低血圧，低血糖，説明のつかない全身状態の悪化などもそれにあたります。よって，熱がなくても説明のつかない全身状態の悪化があれば発熱性好中球減少症に準じて抗菌薬開始の閾値は低くてもよいと考えます。ただし，その際にも最低限，血液培養 2 セットを提出後に抗菌薬を開始するようにしましょう。

3. 免疫不全の違いによる原因微生物の違い

前項でもお話ししましたが，漠然と免疫不全を怖がるのではなく，どのタイプの免疫不全かを分類することが重要です。つまり，好中球減少なのか細胞性免疫低下なのかそれとも液性免疫低下なのかです。なぜその分類が重要かというと，その分類によって原因として考えられる微生物も変わってくるからなのです。表 1 をご覧ください[1]。今回は好中球減少ですので，特に注意すべきは細菌で，しかも一刻を争うのはグラム陰性桿菌と考えるとよいわけです。

4. 好中球減少にも程度がある

好中球減少とはいっても，その程度などで大きく違うとされています。例えば，好中球数に関していえば 1,000/μL 以下から感染が徐々に増え，

1,000daysあたり10程度の感染ですが，500/μL以下でそれが20へ，100/μL以下では45へと増加します。特に好中球数が100/μL以下では死亡率も高くなり，好中球減少のなかでも緊急度はさらに増すと考えてよいでしょう。また，好中球数だけではなく，減少のスピードや減少期間，好中球の機能障害（血液疾患，放射線治療，抗がん剤治療，免疫抑制薬，糖尿病など）の有無など複合的に関わって感染を引き起こしやすくなるとされています。よって，血液疾患の患者さんでは，好中球の絶対数も少なく，減少の勢いも強く，減少期間も長いだけではなく，血液疾患に伴いもともと好中球があっても機能障害があるため感染のリスクが高いことがわかります。

> **好中球減少と感染のリスク**
> 減少の絶対数×減少の勢い×減少の期間×機能障害＝感染∞

表1　免疫不全の違いによる微生物の違い

		細　菌	真　菌	ウイルス	その他
好中球減少		CNS *S.aureus* *Streptococcus* Enterobacteriaceae *P. aeruginosa*	*Candida* *Aspergillus*	HSV	
細胞性免疫低下		*Listeria* *Salmonella* spp. *Nocardia* spp. MTB Non-TB 　Mycobacteria *Legionella*	*Candida* *Cryptococcus* *Pneumocystis* 　*Jirovecii* *Aspergillus* Endemic 　mycosis	CMV HSV VZV Respiratory Viruses 　Influenza 　Parainfluenza 　RSV 　EBV 　HHV-6, 7	*Toxoplasma* *Cryptosporidium* *Cyclospora* *Microsporidium* *Strongyloides*
液性免疫低下	脾機能不全	*S. pneumoniae* *H. influenzae* *N. meningitidis*			*Babesia* *Plasmodium*
	補体・免疫グロブリン異常			VZV Echovirus	

CNS：コアグラーゼ陰性ブドウ球菌，MTB：結核菌，HSV：単純ヘルペスウイルス，CMV：サイトメガロウイルス，VZV：水痘・帯状疱疹ウイルス，RSV：RSウイルス，EBV：Epstein-Barrウイルス，HHV：ヒトヘルペスウイルス

17. がん患者の感染症② 発熱性好中球減少症へのアプローチ

Step 2 患者情報・病歴・身体所見で気になることは？

　発熱性好中球減少症の患者さんでは上記どおり固形がんか血液腫瘍かでもリスクが違います。しかし，本症例では化学療法が七次治療まで行われており，化学療法としては血液腫瘍の患者さんにかなり近いと考えて問題なさそうです。ほかに注意すべき病歴としては，感染症の既往が何かないかや，予防抗菌薬の有無，好中球のトレンド（上昇傾向か低下傾向か）にも注目しましょう。これ以外にも，好中球が少ない以外に感染が起こりやすい因子として皮膚粘膜バリアの破綻があるとされています[2]。例えば，図1のような化学療法に伴う口腔や消化管粘膜の障害が強いと，特にグラム陽性球菌による感染を起こしやすいとされます。また，がんに伴う解剖学的な問題だけではなく，良かれと思って入れている中心静脈（CV）ラインの存在も皮膚防御機構の破綻を起こしており微生物が侵入しやすいと考えましょう。

血液腫瘍患者さんに特に多い，熱しかない発熱性好中球減少症

　発熱性好中球減少症は緊急性の高い病態とは知っていて，一生懸命病歴や身体所見をとってはみるものの，熱以外に明らかな局所所見がないことが多いと思われるかもしれません。血液腫瘍の患者さんでは粘膜炎はあるものの，熱が出る前からで，熱源とも言いにくいとなりがちです。このように思うのはあながち間違いではありません。実際，好中球減少では症状が出にくいも

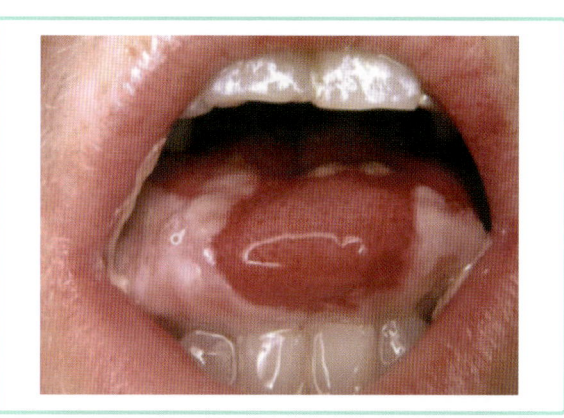

図1　重度の口腔粘膜炎

のだと思うことが重要です。データでは，菌血症でも45％は熱しか出ないとされています。肺炎でも膿性痰が出るのは8％，扁桃炎でも滲出性となるのは22％，尿路感染症でも排尿障害は44％，頻尿は33％，膿尿に至っては11％といわれています[3]。それも別に驚くことではありません。なぜならば，好中球が少ないので炎症反応が弱くてあたりまえです。また，好中球が少ないため，わずかな量の微生物でも感染が成立することになりますから，画像所見だって出にくいのです。ただし，**本当に患者さんは症状を訴えていないのでしょうか？** 実は"なし"ではなく，気づけていないことが多いと日々感じます。医師が診察時に気づかなくても，看護師や薬剤師が初めて気がつくことも多いでしょう。ぜひ，サポートをお願いいたします。発熱性好中球減少症の診察の心得をまとめると以下のようになると思います。

> **ココに注目！**
>
> ### 発熱性好中球減少症の診察の心得
>
> ・初発症状は微妙なくらいが普通と心得る
> ・典型的な所見を呈さないのが普通と心得る
>   —尿沈渣のきれいな腎盂腎炎
>   —皮膚の赤くなっていない蜂窩織炎
>   —レントゲン正常の肺炎，痰に多核球のいない肺炎
> ・「所見より症状を重視」と心得る
> ・患者さんからいかに症状を引き出せるか！ 聞き方にはコツがある。「熱以外に気になるところはないですか？」と直接聞くのがよい
> ・特に気をつけて診察する場所を意識する（下記）

発熱性好中球減少症の患者さんで特に気をつけて診察するところは次頁の6つとされます。実際，発熱性好中球減少症でよく起こる感染部位として，口腔・咽頭25％，肺25％，CV・皮膚軟部組織15％，肛門周囲10％，消化管・尿路感染5％，鼻・副鼻腔5％とされます。適切にワークアップすれば30～50％で起因菌や感染臓器が判明するとされます。

17. がん患者の感染症② 発熱性好中球減少症へのアプローチ

> **ココに注目！ 発熱性好中球減少症で特に注意して診察する部位**
> ① 口腔内・咽頭
> ② 胸部聴診
> ③ 腹部（肝脾腫，腸蠕動音，圧痛）
> ④会陰部
> ⑤ ライン刺入部（末梢・中心静脈）
> ⑥ 皮膚（爪周囲，骨髄穿刺部）

Step 3 血液・細菌検査結果をどう読む？

　血液検査では，脱水としての腎機能など改善傾向ですので悪くはなさそうで，好中球数はやや上昇傾向でもあります。しかしまだ500/μL程度ですのであなどれません。培養結果は血液培養や尿培養はともに現時点では陰性で，入院時にとられたCD Toxin検査も陰性で，検査では明らかな手がかりはなさそうです。ただし，今回は発熱性好中球減少症ですが，明らかな局所所見として腹痛・下痢があり，身体所見上も右側腹部を中心として明確に圧痛があるようです。発熱性好中球減少症では局所所見に乏しいことが多いですが，このように明確にある場合にはそこをしっかりとワークアップすることが重要です。鑑別としては，一般細菌による感染性胃腸炎，憩室炎や虫垂炎，クロストリジウム・ディフィシル感染症（CDI）などありますが，好中球減少と関係した病態として次の疾患を知っておくことは重要です。

Neutropenic enterocolitis（好中球減少性腸炎）

　発熱性好中球減少症患者さんの重要な腹腔内感染として，このneutropenic enterocolitisという疾患を知っておきましょう。頻度は報告によって違いますが，発熱性好中球減少症の0.8〜26%とされます。症状としては発熱＋腹痛で下痢を伴うこともあります。CTまたはエコーでの腸管粘膜の肥厚が特徴的で，病変部位は回盲部が最も多いとされます。抗菌薬は下部消化管の微生物として嫌気性菌のカバーを加えるのが一般的で，壊死・穿孔・閉塞が生じた場合は手術適応となります。死亡率は報告によって幅があり，20％程度というものから50％以上というものまであります[4),5)]。

Step 4 さて，これまでを踏まえて薬は何を選ぶ？

抗菌薬の選択は，感染臓器および微生物の推定なくして決定されません。本症例は発熱性好中球減少症の患者さんで腹部に局所所見があり，そこのワークアップが必要な状況で若干アドバンストです。ひとまず熱源がはっきりしないときの発熱性好中球減少症の抗菌薬選択について確認しましょう（表2）。

表2　発熱性好中球減少症の抗菌薬選択

薬剤名	投与量（1回）	投与間隔
セフェピム（マキシピーム®） ± バンコマイシン（バンコマイシン®） ※バンコマイシンの適応がある場合	2g 15mg/kg	12時間ごと静注 12時間ごと静注
医療曝露の嫌気性菌の関与が疑われる場合 1. タゾバクタム・ピペラシリン（ゾシン®） 2. メロペネム（メロペン®）	 4.5g 1g	 6時間ごと静注 8時間ごと静注

抗緑膿菌作用のある抗菌薬を選択することを迷う必要はありません。しかし，バンコマイシン併用はルーチンではなく，それを考慮する場合を判断できるようになりましょう。

ココに注目！ バンコマイシン併用を考慮する場合

① 重症敗血症など血行動態が不安定な場合
② グラム陽性球菌が血液培養から陽性となっている場合（感受性判明前）
③ 重篤なカテーテル関連血流感染症が疑われる
④ 皮膚軟部組織感染症
⑤ 画像上，診断された肺炎
⑥ MRSA/PRSP（ペニシリン耐性肺炎球菌）を保菌している
⑦ キノロン系予防中，もしくはセフタジジム投与下での重症粘膜炎

【注意】
※ バンコマイシンが不要とわかった時点で中止する。経験的カバーを開始後2日の時点でグラム陽性球菌感染症の証拠がつかめない場合も中止を検討する。
※ バンコマイシンなどのグリコペプチド系やアミノグリコシド系は，発熱性好中球減少症の際，半減期が短くなる傾向があることが指摘されており，十分な初期投与量で開始し，TDMを行う。

17. がん患者の感染症② 発熱性好中球減少症へのアプローチ

　また，嫌気性菌の関与が疑われる場合には，嫌気性菌にスペクトラムのある抗緑膿菌作用のある抗菌薬を選択する必要があります。発熱性好中球減少症で嫌気性菌が菌血症に占める割合は5%未満とされます。しかし，リスクになる病態がある場合にカバーします。具体的には，neutropenic enterocolitis，necrotizing mucositis，副鼻腔炎，腹腔内・骨盤内感染，直腸周囲膿瘍，直腸周囲蜂窩織炎，歯周病とされます。また，下痢があり程度が強い場合にはCD Toxinが陰性でもCDIは否定はできません。よって，その場合には抗緑膿菌作用のある抗菌薬に加えて，メトロニダゾールを内服させるという判断は間違いではありません。

ADVICE

　これまでにも何度もお伝えしてきたアドバイスですが，再度確認させてください。発熱性好中球減少症は緊急性の高い病態ですので，迅速性が重要です。もし相談を受けたときに抗菌薬が入っていない場合には，「ひとまず血液培養2セットと尿培養を提出していただいて，すぐにマキシピーム®2gを点滴しておいてください」と伝えるとよいでしょう。「ちょっと診察させてもらってから連絡します」では間に合わない可能性があります。注意してください。

カルテへの実践的記載例！

　コンサルテーションへの返答はカルテ記載だけでなく，ぜひ直接主治医の先生に会ってディスカッションしながら伝えることが重要です。本症例をもとにカルテ記載例を提示してみます。

○○科■■先生よりご相談（●月×日）
● Problem List
　#1　発熱
　#2　下痢
　#3　右側腹部痛
　#4　好中球減少　（WBC 1,020/μL：好中球51%＝ANC 520/μL）
　#5　腎機能障害　　CCr 41.4mL/min
　　　　　　　　　　（Cre 1.22mg/dLで。Cre 1.0mg/dLでCCr 50mL/min）

#6 外陰がん　多発性ボーエン病（臀部有棘細胞がん）
　　―リンパ節転移
　　―肺転移
　　―ティーエスワン®＋シスプラチン治療中　day21

●Assessment/Plan
#1～4, 6より,
s/o neutropenic enterocolitis
r/o 薬剤性, クロストリジウム・ディフィシル感染症, 好中球減少に伴う無石胆囊炎
好中球は500/μLを超えてはいますが, 好中球減少に加えて腸炎症状が持続しているようです。診察上もおそらく上行結腸から横行結腸真ん中くらいに一致して帯状に圧痛があり, neutropenic enterocolitisの可能性があると考えそのカバーも考慮したほうがよさそうです。全身状態はひどくは悪くはないようですが, 迅速な治療開始が望ましいと思われます。

・抗菌薬はマキシピーム®1回2g 1日2回＋ダラシン®S 1回600mg 1日3回開始がよいと考えます。
・39℃の発熱あり。血液培養採取はしていますが, 再度2セット提出をお願いします。
・検査の感度の問題もあり, 再度CD Toxin＋便培養提出をお願いします。
・腹部エコーでの胆囊・腸管などの評価, 腹水の有無などチェックをお願いします。

引き続きフォローさせていただきます。病棟での抗菌薬投与のタイミングなどに関して不都合がございましたら, 遠慮せず●●にご連絡ください。

ANC：絶対好中球数

　本症例は, 腹部エコー検査を施行したところ, 上行結腸を中心に浮腫状に腸管粘膜の肥厚を認め, neutropenic enterocolitisと考えられました（図2）。抗菌薬開始し, 症状は急速に軽快しました。

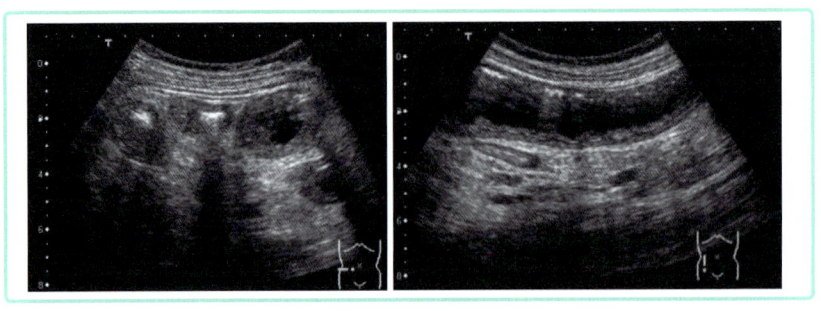

図2　上行結腸を中心に浮腫状に腸管粘膜の肥厚あり

17. がん患者の感染症② 発熱性好中球減少症へのアプローチ

▶ 治療をスムーズに進めるコンサルテーションのコツ

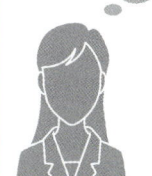

コンサルタントのつぶやき

　発熱性好中球減少症の患者さんの相談のときはいつも，抗真菌薬は最初から入れないの？　アスペルギルスとか大丈夫？　サイトメガロは？　って聞かれるのよね。心配なのはよくわかるけど，サイトメガロを最初からカバーって……。最初から全例に抗真菌薬を入れるのもどうかと思うけどなぁ。けど，好中球が少ないからみんな落ち着かなくって……。どうしらよいかなぁ。

　このつぶやきにあるように，発熱性好中球減少症が起こるとメディカルスタッフは皆「大丈夫なのか！」とドキドキしているものですので，安易な「大丈夫ですよ」という言い方も良くないかもしれませんね。このコンサルタントの気持ちにあるように，好中球減少でも真菌感染は出てくる時期が違うとされ，一般的には5日以上続く発熱性好中球減少症をみたら真菌（カンジダ，アスペルギルス）を考えるとされます。真菌を考えるといっても優先順位があって以下のように考えるとよいでしょう。

ココに注目！

考える真菌の優先順位
①カンジダ（酵母：菌血症）
　―広域抗菌薬使用
　―CVライン挿入，TPN使用
　―複数カ所にcolonize
　―腎不全，人工透析患者
　　肝臓・脾臓への病変が多い
②アスペルギルス（糸状菌：肺，副鼻腔，播種性）
　―5日以上の発熱性好中球減少症で
　　肺の浸潤影，局所の皮膚粘膜病変，眼・副鼻腔の炎症

　しかし，長期の抗菌薬使用，好中球減少の程度や遷延，化学療法のサイクル数などがリスクとなり，必ずしも5日以上経ったところで治療開始するわ

第2章　コンサルテーション応用編

けではありません。初日でも極めて全身状態が悪く，真菌感染のリスクが高いと判断すれば，絶対にカバーしないわけではありません。特に，発熱性好中球減少症の初日でも呼吸器症状や胸痛があってCTでアスペルギルスに特徴的な浸潤影があるとか，粘膜障害が強く腸管を使えていない患者さんでの全身状態が悪いカテーテル関連血流感染症疑いの場合には治療開始としてよいでしょう。**大切なことは，「診療ガイドラインではこうだから」ではなく，全身状態や上記真菌感染症を疑う所見が現時点ではないこと，また，今後5日程度経っても解熱しない場合には考慮する予定であるといった今後の予定も提示し共有することが重要だと思います。**

今回のおさらい！

- 発熱性好中球減少症＝medical emergency。特にグラム陰性桿菌は致死的な結果をもたらすため，最低限の培養を提出したうえで，抗菌薬治療をいち早く開始する。
- 熱が出にくいなど，発熱性好中球減少症の定義にあてはまらない症例もある。特に高齢者とステロイド使用者は要注意。熱はなくとも説明がつかない全身状態の悪化があれば，抗菌薬開始の閾値は低くてよい。
- 患者から熱以外の症状をうまく聞き出すことを心がける。特に注意して診察すべきは，①口腔内・咽頭，②胸部聴診，③腹部，④会陰部，⑤ライン刺入部，⑥皮膚。「熱以外に気になるところはないですか？」と直接聞くとよい。
- Neutropenic enterocolitis（好中球減少性腸炎）はCTやエコーでの腸管壁の肥厚が特徴で，発熱と腹痛に加え下痢を伴うこともある。抗菌薬は下部消化管の微生物として嫌気性菌をカバーする。
- 熱源がはっきりしない場合の発熱性好中球減少症ではセフェピムを投与（バンコマイシンの併用を考慮する場合も頭に入れておく）。また，嫌気性菌の関与が疑われる場合は，嫌気性菌にスペクトラムのある抗緑膿菌作用をもつ抗菌薬を選択する。

17. がん患者の感染症② 発熱性好中球減少症へのアプローチ

【引用文献】
1) 大曲貴夫, 監:感染症診療のロジック. がん患者の感染症診療マニュアル（改訂2版）, pp13-44, 南山堂, 2012
2) Viscoli C, et al : Infections in patients with febrile neutropenia: epidemiology, microbiology, and risk stratification. Clin Infect Dis, 40（Suppl 4）: S240-S245, 2005
3) Pizzo PA : Management of fever in patients with cancer and treatment-induced neutropenia. N Engl J Med, 328 : 1323-1332, 1993
4) Gomez L, et al : Neutropenic enterocolitis: spectrum of the disease and comparison of definite and possible cases. Clin Infect Dis, 27 : 695-699, 1998
5) Gorschlüter M, et al : Neutropenic enterocolitis in adults: systematic analysis of evidence quality. Eur J Haematol, 75 : 1-13, 2005

MEMO

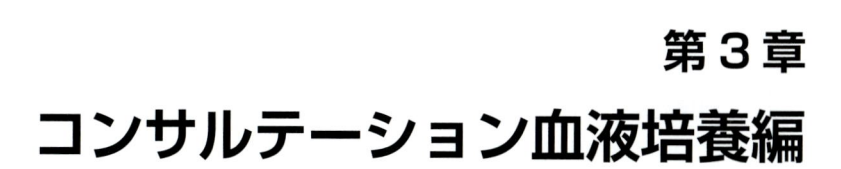

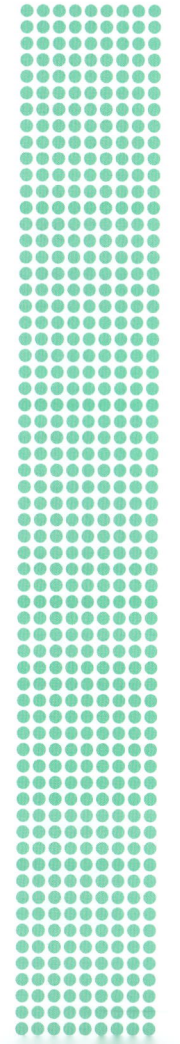

第3章
コンサルテーション血液培養編

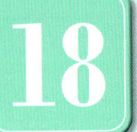

第3章 コンサルテーション血液培養編

18 「血液培養からこんな菌が生えてきたんだけど…」という相談① バシラスの場合

　前項では，がん患者の感染症として発熱性好中球減少症へのアプローチについて確認しました。発熱性好中球減少症は，以前は血液内科の患者さんがほとんどでしたが，近年の積極的な化学療法により固形がん患者さんでもよくみられるようになってきました。発熱性好中球減少症は緊急性の高い病態ですので，ゆっくり時間をかけて情報収集をしてから抗菌薬の提示をするのではなく，血液培養など最低限の培養を提出していただき，抗菌薬を開始していただいたうえで情報収集をするといったことが重要であることを確認しました。また，固形がん患者さんでの発熱性好中球減少症の難しさや，特別な疾患である neutropenic enterocolitis についても確認しました。

　さて本項は，「血液培養からこんな菌が生えてきたんだけど…」シリーズの第1弾で，血液培養からバシラスが生えてきた場合についてです。抗菌薬の相談を受けるシチュエーションで意外に多いのが，この血液培養から菌が生えてきたタイミングです。特に菌名同定・感受性結果が出たタイミングでは，その検査結果の解釈が意外に難しく，「このなかでどの抗菌薬を使ったらいいのかなぁ」と相談されることがあるでしょう。もう皆さんは，そこで抗菌薬のみを提示することはないですよね。その病名や患者さんのいまの状態をしっかり確認したうえで提示できるようになることが重要です。では，実際の症例をもとに考えてみましょう。

患　　者	Qさん　65歳　男性
主　　訴	発熱
入院時診断	食道がん　化学療法目的
現 病 歴	1年半くらい前から，食事の際にものが通りにくい感じがあり，胃

18. 「血液培養からこんな菌が生えてきたんだけど…」という相談① バシラスの場合

カメラをしたところ下部食道がんが見つかった。1年前に下部食道がんに対して，「下部食道切除＋胃全摘＋Roux-en-Y再建」を施行した。1カ月前に腹腔内リンパ節が再発し，5日前に化学療法〔FP（フルオロウラシル＋シスプラチン）療法〕目的で入院となった。昨日，午前中に20分程度続く悪寒戦慄を伴う発熱あり。熱源精査目的で血液培養を提出し経過をみていたところ，2セット中2セットからグラム陽性桿菌が陽性となった。主治医から，「全身状態はひどく悪くはないんだけど。細菌検査の技師さんからはバシラスって菌にほぼ間違いなくて，コンタミネーションのこともある菌だって言われたんだけど，2セット陽性だからコンタミネーションではないよね。これから化学療法だし，熱の原因がはっきりしないから治療したいけど何がいいかな」と相談を受けた。

既往歴	食道がん以外には，高血圧・脂質異常症・糖尿病などなし
内服薬	なし
アレルギー	薬・食べ物なし
社会歴	飲酒：2年前まで日本酒2合/day，喫煙：2年前まで40本/day
家族歴	特になし
身体所見	身長170cm，体重68kg
全身状態	シックさはなし
意識	清明
バイタル	血圧125/72mmHg，脈拍89回/分，体温38.2℃，呼吸数18回/分，SpO$_2$ 98%（室内気）
頭頸部	結膜貧血・黄疸なし，副鼻腔圧痛なし，咽頭発赤なし，頸部リンパ節触知せず
胸部	心音：整，雑音なし，呼吸音：清
腹部	腸蠕動音正常，圧痛なし
背部	脊柱叩打痛なし，肋骨脊柱角（CVA）叩打痛なし
皮膚	皮疹なし
関節	腫脹なし

第3章　コンサルテーション血液培養編

☑ 血液検査

WBC	9,600/μL (Stab 2%, Seg 78%, Eos 2%, Lympho 18%, Mono 0%)
Hb	13.2g/dL
Ht	42.8%

PLT	15.1×10^4/μL
AST	30U/L
ALT	38U/L
LDH	182U/L
ALP	152U/L
γGTP	38U/L
T-Bil	1.2mg/dL

Na	142mEq/L
K	4.2mEq/L
Cl	102mEq/L
BUN	28.8mg/dL
Cre	0.7mg/dL
CRP	7.2mg/dL
Glu	82mg/dL

☑ 尿検査

潜血	(−)
蛋白	(−)

WBC	0/HPF
RBC	0/HPF

細菌	(−)

☑ 培養検査

巨大なグラム陽性桿菌でバシラスが疑われる（図1）

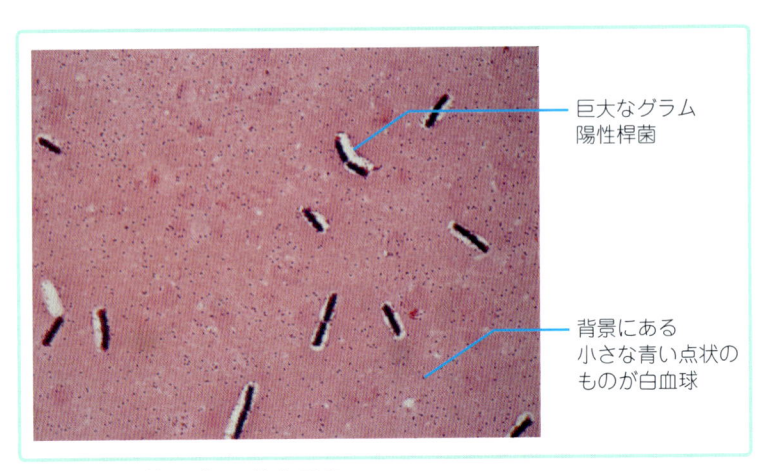

図1　血液培養のグラム染色写真

（巨大なグラム陽性桿菌／背景にある小さな青い点状のものが白血球）

18.「血液培養からこんな菌が生えてきたんだけど…」という相談① バシラスの場合

Step 1 はじめに，この症例をどうとらえる？

本症例は，食道がん術後の再発に対して化学療法が予定されている患者さんに起こった入院中の発熱です。これまでも「院内の発熱」というテーマはありましたので，そこからのアプローチでもよいのですが，すでに血液培養が陽性となっており，その情報があります。さらにグラム染色上，特徴的な菌の場合には，培養陽性の時点で菌名までかなり推測が可能で，本症例もその特徴的な大きさからバシラス（バシラスでも特にバシラスセレウス）が疑われます。主治医の先生からは「熱源がはっきりしていない」とのことです。適切な病名あっての抗菌薬・治療期間の提示ですので，ただ抗菌薬を提示するようなことはやめましょう。

さて，ではどうするか？ ですが，本症例のように，血液培養の情報がすでにある場合のアプローチを知ることが重要です。まず皆さんはこの言葉を知りましょう。

> **ココに注目！ 臨床感染症の心得**
> 血液培養の菌名が
> 感染臓器・病名を教えてくれる

喀痰培養や高齢者・基礎疾患のある患者さんの尿培養は必ずしも無菌検体ではないため，菌が検出されたとしても必ず感染というわけではありません。しかし，無菌検体で特に血液培養2セット陽性は真の菌血症であり，それはすなわち感染を意味します。しかもすべての感染症に共通につながる培養です。つまり，そこで陽性となった菌名から逆に感染巣を予測することができます。感染症は時間とともに菌量が増えるため，時間が経てばいずれ菌は"ここにいるよ"と感染巣を教えてくれはします。しかし，初期には熱以外に症状・所見がはっきりしないことは多いですし，免疫不全患者さんではもともと症状・所見に乏しいのが特徴です。また，菌血症は重篤な病態の一つで，迅速な対応が求められます。ぜひ，血液培養の活用方法を知ってください。

さて，バシラスが血液培養から陽性となった場合にはどのような感染症の可能性があるでしょうか？ 皮膚の常在菌の一つですので，1セットのみ陽性であればコアグラーゼ陰性ブドウ球菌の場合と同様にコンタミネーションの可能性が高いでしょう。しかし，2セット陽性であれば，バシラス菌血症

の原因は，簡単に言ってしまえばほぼカテーテル関連血流感染症（catheter-related bloodstream infection；CRBSI）となります。新生児や重度の免疫不全患者での髄膜炎・眼内炎や，麻薬静注者での感染性心内膜炎といった特殊な状況を除けば，ほぼ全例，しかも末梢のCRBSIです[1), 2)]。バシラス（セラチアも）の末梢ライン感染に関して国内からもその関連の報告があります。日本では，正直本当に必要かどうかという感じでアミノ酸とブドウ糖が入った輸液を末梢から投与することがとても多いです。バシラス（セラチアも）はこれら末梢のアミノ酸製剤で急速に増加することが示されています[3)]。

バシラスの末梢CRBSIは現場ではそれなりの頻度で起こっていると感じます。しかし，コアグラーゼ陰性ブドウ球菌によるCRBSIと似ていて，ルート抜去のみで良くなってしまう事例も多いので，CRBSIと認識されていない症例も多いと思いますので注意してください。

ADVICE

バシラス菌血症のほとんどはCRBSI（特に末梢のもの）です。しかも国内でも，院内感染としてアウトブレイクの報告があります[4)]。近年では，国立がん研究センター中央病院の事例もありました[5)]。これに気がつくのは感染症医じゃないと駄目，ICNじゃないと駄目ということではありません。その専門家を常駐させられる施設はとても少ないでしょう。感染症に関わるメディカルスタッフの誰でも構いません。その誰かがこの感染症の存在を知り，早期に発見し，診断・治療ができ，さらなる事例の発生（アウトブレイクの予兆）がないかを感染に関わるスタッフでシェアできれば，散発例の範囲で対処はできることが多いでしょう。

Step 2 患者情報・病歴・身体所見で気になることは？

本症例は食道がん術後の再発に対して化学療法が予定されている患者さんに起こったバシラス菌血症です。病歴では20分間持続する悪寒戦慄があったようで，結果が先にわかっていますが，いまの皆さんであればそりゃそうだ（悪寒戦慄があれば菌血症の特異度は極めて高いので）と思うでしょう。さて，ではどうするか？ですが，バシラス菌血症に対する上記の知識があれば，実はあとは答えを知っている試験を受けるようなものです。CRBSIでも末梢ルート感染に違いないので，その"強い疑いの目"で末梢静脈炎

18.「血液培養からこんな菌が生えてきたんだけど…」という相談① バシラスの場合

の所見がないかを見に行けばよいのです。また，その末梢ルートからアミノ酸やブドウ糖が入った輸液を落としていないかを確認すればよいのです。ちょっとコンサルタントとして格好よく対応するのであれば，電話で主治医から相談があった時点で「末梢ルートは入っているでしょうか？ アミノフリード®などのアミノ酸製剤を投与していないでしょうか？ 末梢刺入部の所見に乏しくてもバシラスによる末梢静脈炎の可能性があるので，確認させていただいてもよいでしょうか？」と言うとよいでしょう。また，それで決着がついたときにも，「先生が早期に血液培養をとっていただいたおかげで，より早期に診断でき治療開始できました。バシラスのCRBSIは国内でもアウトブレイクの報告があるので，今後院内でもそのような傾向がないかを注意してみていくことができます。血液培養をとっていただき本当にありがとうございました」という流れでよいのです。

というわけで，もう答えを知っているような状況で，末梢カテーテル刺入部を見に行きましょう。すると図2のような，末梢静脈旧刺入部から静脈に沿って発赤・熱感・腫脹・疼痛を認めました。

今回は，もう答えがわかっているという状況で見に行ったので簡単に見つけられました。血液培養の情報がなければこの疑いの目はもてなかったかもしれません。それでは院内の発熱の原因としてコンサルトを受けた場合にこの末梢CRBSIを見逃してしまいます。この末梢静脈のCRBSIを見つけるためには次のような心得が重要です。また，輸液製剤を確認したところ，やはりアミノフリード®がつながっていました。

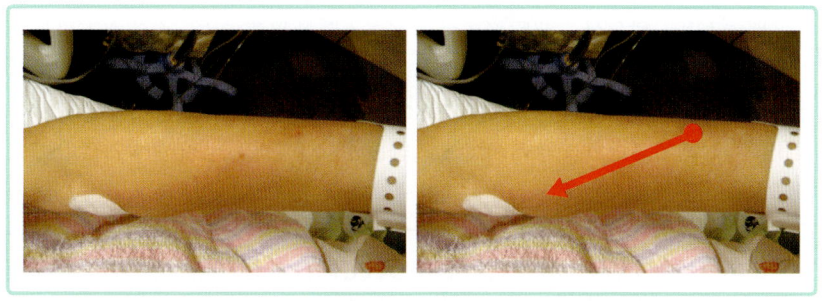

図2 末梢静脈ライン刺入部から静脈ラインに一致して発赤などあり。
触るとよくわかるが，見た目はわかりにくい（矢印に一致）

> **ココに注目!**
>
> ### 末梢 CRBSI を見つける心得
> ・院内の原因不明の発熱患者さんでは,必ず末梢静脈ルートの刺入部の圧痛を確認する
> ・突然の悪寒戦慄で発症した初日ははっきりしないことが多い
> ・初日は刺入部の違和感程度でもよい
> ・初日にはっきりしなくても毎日確認する
> ・いま入っているルートだけではなく,以前の刺入部も悪者になりうるので,以前の部位も必ず確認する(いつどこにルートがあったかは看護師さんに聞くとよい)

Step 3 血液・細菌検査結果をどう読む?

　血液検査では,現時点では若干の WBC の左方移動があるくらいです。しかし発見が遅れると,血流感染症ですので,重症敗血症としての臓器障害が進行したり,敗血症性ショックになり死亡したりする症例もあります。血液検査では,そのような敗血症としての程度をしっかり確認しましょう。細菌検査室からはグラム陽性桿菌でも"巨大な"という特徴があり,ほぼバシラスセレウスに間違いないとのことです。ここで少し,バシラスの菌としての特徴とその感染症について知っておきましょう。

　バシラス感染症の多くはバシラスセレウス(*Bacillus cereus*)によって起こされます。しかしバシラスセレウス以外の種にもそれなりの頻度で出会う印象です。バシラスセレウスのグループは微生物学的な特徴としてカタラーゼ陽性であり,嫌気性,芽胞形成性のグラム陽性桿菌です。血液寒天培地やチョコレート培地で環境の気温にて容易に培地を埋めるほど成長し,環境に豊富に存在します。芽胞形成することで長期間生存することができ,気温の変化にも耐えることができるのです。細菌が胞子を形成し発育することで食物に入り込み胃腸の疾患を引き起こすこともありますし,人工装具や点滴のルートなどにも入り込むことができるのです。**バシラスは血液培養でよくコンタミネーションしてしまうことも知られており,その判断のためには血液培養の適切な提出と臨床判断が重要になります。**前述したように,優れた病院でもバシラスセレウスのアウトブレイク報告があり,人工呼吸器の回路や人工透析の回路など医療器具からの侵入が多くなっているとされています。

18.「血液培養からこんな菌が生えてきたんだけど…」という相談① バシラスの場合

Step 4 さて，これまでを踏まえて薬は何を選ぶ？

　抗菌薬の選択は，感染臓器および微生物の推定なくして決定されません。本症例は，感染部位は末梢静脈で血流感染症になります。菌名がほぼわかっている状況ですが，感受性結果はわかっていません。感受性結果がわかる前後で考えてみましょう（表1）。

表1　血液培養でバシラスが疑われるグラム陽性桿菌が検出された場合

薬剤名	投与量（1回）	投与間隔
感受性結果判明前 バンコマイシン（バンコマイシン®）	15mg/kg	12時間ごと静注
感受性結果判明後 感受性結果によって 1．クリンダマイシン（ダラシン®S） 2．バンコマイシン（バンコマイシン®）	600mg 15mg/kg	8時間ごと静注 12時間ごと静注

　ほぼすべてのバシラスセレウスはβラクタマーゼを産生し，ペニシリン系やセフェム系の抗菌薬に対して耐性があります。感受性結果が判明する前にエンピリック治療としては，バンコマイシンの投与が推奨されます。また，この時点ではグラム陽性桿菌で本当にバシラスかどうか？　という状況もあるでしょう。例えば，頻度は多くはありませんが，コリネバクテリウムもグラム陽性桿菌でCRBSIの起因菌になりえます。その場合を考慮しても，バンコマイシンであれば問題ありません。

　その他の抗菌薬としてカルバペネム系やフルオロキノロン系もセカンドチョイスとして，アレルギーがある場合などでは感受性をもつ場合は選択肢にはなります。クリンダマイシン耐性も報告されているため，感受性結果がわかる前にはクリンダマイシンは使うべきではないとされています。

　菌血症の治療は，原因と考えられるカテーテルの抜去をすることと抗菌薬投与で，抗菌薬はバンコマイシンを含んだものをカテーテル抜去後から7～14日間投与することになっています。治療期間については，臨床症状が解決しているなら7日間と限定した投与でよいとされています。持続した菌血症と発熱を伴う場合は長期の抗菌薬投与が推奨されています。

カルテへの実践的記載例！

　コンサルテーションへの返答はカルテ記載だけでなく，ぜひ直接主治医の先生に会ってディスカッションしながら伝えることが重要です．本症例をもとにカルテ記載例を提示してみます．

○○科■■先生よりご相談（●月×日）
- **Problem List**
    #1　発熱
    #2　末梢静脈刺入部の発赤・疼痛など
    #3　血液培養からグラム陽性桿菌（＋）で形態からはバシラスの疑い
    #4　下部食道がん術後再発
    　　―FP療法

- **Assessment/Plan**
    #1〜3より，
    s/o バシラスによる末梢CRBSI
    　化学療法前に悪寒戦慄を伴う発熱あり，血液培養からはバシラスセレウスを疑うグラム陽性桿菌が検出されています．バシラスセレウスは，細菌検査室の技師さんに確認したところ特徴的な形態で，まだ菌名同定には至ってはいませんが，ほぼ間違いないとのことです．コンタミネーションとしても有名な菌ですが2セット陽性ですので，真の起因菌と考えます．バシラスは，重度の免疫不全患者や新生児以外では基本はCRBSIで，しかも末梢CRBSIが原因とされます．また，アミノ酸製剤がリスクとしてあげられていて，この患者さんもアミノフリード®がつながっていました．診察させていただきましたが，一見わかりにくいですが末梢刺入部に炎症所見を認め確定と考えます．

- 抗菌薬は感受性結果がはっきりするまではバンコマイシン®になります．
- 感受性結果が良ければダラシン®Sへの変更も可能です．TDM（薬物血中モニタリング）は不要となります．
- 全身状態が良ければ治療期間は7日程度でもよいとされています．
- バシラスは，院内感染としてのアウトブレイクの報告が国内でも散見されます．今後，院内で似たような症例が発生しないかを注意してみていきます．

　引き続きフォローさせていただきます．また，病棟での抗菌薬投与のタイミングなどに関して不都合がございましたら，遠慮せず●●にご連絡ください．

18.「血液培養からこんな菌が生えてきたんだけど…」という相談① バシラスの場合

　本症例はバンコマイシン開始後，翌日には解熱したため，7日間の抗菌薬治療で終了となりました。バシラスのCRBSIは，湿度の高くなる時期に発生する傾向があります。もし連続して発生する場合には，ルート確保時の感染指導や環境確認など早期に介入するのがよいでしょう。バシラスアウトブレイクに対する自治医科大学の研究報告はとても参考になりますので一読してみてください[6]。アウトブレイクとはいかないまでも，散発例はそれなりの頻度で発生していると考えます（血液培養をとっていない施設では気がついていないだけかもしれません）。

治療をスムーズに進めるコンサルテーションのコツ

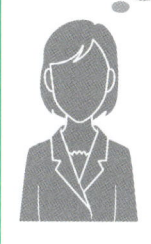

> **コンサルタントのつぶやき**
>
> 　いろいろ勉強してきて，感染症コンサルテーションを受けたいんだけど，そんなにないのよね……。やる気はあるのになぁ，ちょっと暇で。やっぱり抗菌薬のラウンドとか血液培養に全例介入するとか，こっちから乗り込んでいったほうがいいのかなぁ。

　感染症のコンサルテーションを出してもらうにはいろいろなやり方があるでしょう。特に近年では，抗菌薬適正使用に対する取り組みとして抗菌薬ラウンドなども推奨されているので，こちらから積極的に乗り込むことを推奨するものもなくはありません。しかし，そのような介入に違和感を感じている人も少なくないと思います。喜ばれることもありますが，多くは煙たがられてはいないでしょうか？　もし，煙たがられてなんかいないという方は，相当すでに別の側面で信頼されているか，それとも相当鈍感かのどちらかでしょう。正直，自分でも望んでいないのに介入されるのは，いまの日本の医療システムでは違和感があります。知らないうちに誰かが入り込んできて……というのに慣れていると言えるほど，明確な役割分担をもったチーム医療は進んではいないでしょう。

まずは，現在の日本ではこのような感染症のコンサルテーションというものが存在することすら知らない人がほとんどであるという現状を知りましょう。つまり，誰にどう相談してもよいか，相手もわからないのです。感染症科と科名をつけて，感染症医がいればわかりやすいでしょうが，多くの病院には存在しません。ここの解決方法にはいくつかあり，その一つとして「血液培養全例に対して強制的に介入する」というのもあるでしょう。血液培養が陽性となる場合は，一般的には重症例が多いですので，主治医も診断・治療に困っていることは多いかもしれません。ここに入っていけばコンサルタントとしても貢献できるのではと思いがちです。しかし，ここで注意しなくてはいけないのは，「強制的に介入する」という点です。感染症コンサルテーションのとらえ方はさまざまですが，できれば迎えられて入っていくスタイルが，日本のような主治医制のシステムでは結局は良いことが多いでしょう。強制介入では「私が介入するからには事態はきっと良くなる」と思いがちであり，思われがちです。よって，抗菌薬変更や追加検査といった仕事が増えるようなことになってしまうと「余計なことをして」と思われやすいのです。ではどうするか？ ですが，**ここで「マイクロバイオロジーラウンドによる電子カルテでの情報提供」が威力を発揮すると感じます。**

マイクロバイオロジーラウンドとは，毎朝，細菌検査室から血液培養などの無菌検体陽性例や耐性菌陽性例を教えてもらい，カルテ上でそのような菌が検出されていることをご連絡するというシステムです。病院の規模にもよりますが，500床規模の急性期病院でも毎日行えば15分以内で終わると思います。記載例を以下にご紹介します。

血液培養陽性例の記載例

ご提出いただきました血液培養○セットよりグラム陰性桿菌が検出されております。形態からは腸内細菌が疑われます。
必要がありましたら，○○へのご相談もお勧めいたします。ご検討ください。

無理強いしないことが重要です。情報は，その受け手が望ましい行動をとっていくための判断材料です。自然と最適な行動をとるように仕向けることが大切です。無駄な情報はむしろノイズとなり判断を狂わせることになります。全例介入はしないとは言いましたが，一つの案として，血液培養から黄色ブ

18.「血液培養からこんな菌が生えてきたんだけど…」という相談① バシラスの場合

ドウ球菌もしくはカンジダが検出された場合には，その重症度や治療困難症例の多さからも，また多くの主治医は自分の専門外の感染症であることが多い微生物であるということからも，全例介入というのは悪くないかもしれません。が，何も言わずに入り込むのではなく，電話をして「もしよければ一緒に併診いたしますが，どうですか？」と言うのがよいでしょう。ここまでしなくてはいけないのか？ と思われる方もいるかもしれませんが，このようなちょっとしたアプローチで今後に大きな影響を与えることは間違いないとも思います。

何よりこれからは感染症医でないと感染症のコンサルテーションを受けてはいけないということではなく，感染症に関わる多職種（医師だけではなく，看護師，薬剤師，細菌検査技師）がそれぞれの側面から関わりやすい切り口で介入し始め，お互いの専門性を活かして協力しあう体制が重要です。例えば細菌検査室からの培養結果報告（もしくは ICN による環境ラウンド）をきっかけにして，主治医からの相談を受けた内容によっては細菌検査技師さん（もしくは ICN）から薬剤師さんに連絡するといったチームプレイが，感染症医がいなくてもかなりのレベルで可能です。

今回のおさらい！

- 血液培養の菌名は感染臓器・病名を教えてくれる。バシラスが陽性の場合，2 セットとも陽性であればその原因は CRBSI であることがほとんどである。
- バシラスやセラチアは末梢のアミノ酸製剤で急速に増加することが示されているので要注意。
- 国内でもバシラス菌血症によるアウトブレイクが報告されており，人工呼吸器回路や人工透析回路などからの侵入が多い。医療者の誰かが早期に発見できればアウトブレイクを防げる確率は高まる。
- バシラス菌血症の場合は，強い疑いの目で末梢静脈炎の所見がないか見に行く。また，血液培養の情報がなかった場合も，「末梢 CRBSI を見つける心得」を頭に入れて実践する。
- 菌血症の治療は，原因と考えられるカテーテルの抜去と抗菌薬投与。バシラスの場合，感受性結果判明前ではバンコマイシンが推奨される。クリンダマイシンは耐性も報告されているため，感受性結果判明前の使用は避ける。

【引用文献】
1) Sliman R, et al : Serious infections caused by *Bacillus* species. Medicine(Baltimore), 66 : 218-223, 1987
2) Matsumoto S, et al : Management of suspected nosocomial infection: an audit of 19 hospitalized patients with septicemia caused by *Bacillus* species. Jpn J Infect Dis, 53 : 196-202, 2000
3) Kuwahara T, et al : Effect of lipid emulsion and multivitamins on the growth of microorganisms in peripheral parenteral nutrition solution. Int J Med Sci, 10 : 1079-1084, 2013
4) Sasahara T, et al : *Bacillus cereus* bacteremia outbreak due to contaminated hospital linens. Eur J Clin Microbiol Infect Dis, 30 : 219-226, 2011
5) 独立行政法人国立がん研究センター中央病院：国立がん研究センター中央病院におけるセレウス菌感染症のご報告（第4報）(http://www.ncc.go.jp/jp/ncch/information/20131227.html)
6) 科学研究費補助金研究成果報告書：セレウス菌による血流感染症アウトブレイクの研究；原因の解明と対策の確立（研究代表者：林　俊治）．2009（http://kaken.nii.ac.jp/pdf/2009/seika/jsps-2/32202/19590519seika.pdf)

MEMO

第3章 コンサルテーション血液培養編

19 「血液培養からこんな菌が生えてきたんだけど…」という相談② 黄色ブドウ球菌の場合

　前項は，「血液培養からこんな菌が生えてきたんだけど…」という相談で，バシラスが生えてきた場合について考えてみました。バシラスは，1セットのみ陽性であればコンタミネーションの可能性がありますが，2セット陽性の場合は真の菌血症で特にカテーテル関連血流感染症の可能性が高いことを確認しました。また，その場合にはカテーテル関連血流感染症でも末梢のカテーテル感染で，アミノフリード®などのアミノ酸製剤がリスクになることも確認しました。バシラス菌血症は院内感染としてアウトブレイクの報告が国内でもあり，より早期の散発例の時点で発見し対応することの重要性も確認しました。メディカルスタッフの誰でも構いません。誰かがこの感染症に気がつき介入できるかどうかなのです。

　さて，本項は「血液培養からこんな菌が生えてきたんだけど…」シリーズの第2弾で，血液培養から黄色ブドウ球菌が生えてきた場合についてです。前項でもお話ししましたが，このような血液培養陽性での相談を受ける場合には，当初想定していた微生物ではないので相談を受けることが多いでしょう。主治医の先生は抗菌薬をどうしたらよいかだけ知りたいという姿勢が多いのですが，適切な病名なくして抗菌薬の提示はありません。状況によっては外科的ドレナージや手術が必要になるなど治療方針にも影響があります。患者さんのいまの状態をしっかり確認し，真の病名に関して主治医とともにディスカッションし抗菌薬を提示できるようになることが重要です。では，実際の症例をもとに考えてみましょう。

患　者　Rさん　78歳　男性
主　訴　様子がおかしい

19.「血液培養からこんな菌が生えてきたんだけど…」という相談② 黄色ブドウ球菌の場合

入院時診断	肺炎
現病歴	5カ月前に肺がんの宣告を受けてからうつ状態になっていた。もとから食事は出しても1/3ほどしか食べなかったが、肺がんの宣告後からは1/10くらいしか食べないようになっていた。1カ月前に意識状態が悪いことに家族が気がつき近医脳神経外科病院に救急車で搬送された。検査で低血糖を認めたため、内科の病院に転院するも精査はなく、点滴のみで低血糖は起こらず数日で退院となった。その後も摂食はほとんどなくなり、体重が5kg減少し37kgになった。衰弱がひどいため2週間前から3日前まで近医内科に点滴のみで入院していた。退院翌日から37℃台の微熱を認めていた。2日前に再度意識状態が悪くなり近医脳神経外科病院に搬送され低血糖を認めたため、前回と同様の処置をされ改善したため帰宅となった。本日も朝から意識が悪くなり、妻が糖尿病治療で使っていた自己血糖測定器で測ったところlowであったため、砂糖をなめさせながら来院した。微熱も認めたため主治医は、低血糖による意識障害で誤嚥性肺炎にでもなったかなと考え、血液培養2セット提出のうえ、セフトリアキソンを開始し入院とした。翌日、細菌検査室から2セット中2セットでブドウ球菌が陽性との報告を受けたが、全身状態は安定していたためそのまま治療を継続していた。本日、血液培養の菌名がMRSAであることが判明し、主治医から「全身状態はひどく悪くはないんだけど。血液培養からMRSAが出てきたのでバンコマイシンの量とかTDMのタイミングとかお願いできないかな」と相談を受けた。
既往歴	17年前に胃がんで胃全摘術、肺がん、甲状腺機能低下症
内服薬	チラーヂン®S錠50μg 1錠/分1、バイアスピリン®100mg 1錠/分1、レンドルミン®0.25mg 1錠/分1、プルゼニド®12mg 1錠/分1
アレルギー	薬・食べ物なし
社会歴	飲酒:なし、喫煙:17年前まで20本/day
家族歴	特になし
身体所見（入院時）	身長160cm、体重37kg
全身状態	ややぐったり、るい痩著明
意識	病院に来る途中で会話可能な意識状態に

バイタル	血圧140/90mmHg，脈拍82回/分，体温36.7℃，
	呼吸数16回/分，SpO$_2$ 95%（室内気）
頭頸部	結膜貧血・黄疸なし，副鼻腔圧痛なし，咽頭発赤なし，
	頸部リンパ節触知せず
胸部	心音：整，雑音なし，呼吸音：右下肺で軽度crackleあり
腹部	腸蠕動音正常，圧痛なし，正中に手術痕あり
背部	脊柱叩打痛なし，肋骨脊柱角（CVA）叩打痛なし
皮膚	皮疹なし
関節	腫脹なし

☑ 血液検査（入院時）

WBC	6,430/μL (Stab 8%, Seg 85%, Eos 2%, Lympho 5%, Mono 0%)	PLT	17.0×10^4/μL	Na	129mEq/L
		AST	101U/L	K	3.8mEq/L
		ALT	84U/L	Cl	95mEq/L
		LDH	377U/L	BUN	35.5mg/dL
		ALP	337U/L	Cre	0.87mg/dL
Hb	9.0g/dL	γGTP	43U/L	CRP	4.9mg/dL
Ht	25.6%	T-Bil	1.3mg/dL	Glu	27mg/dL

☑ 尿検査（入院時）

潜血	（−）	WBC	0/HPF	細菌	（−）
蛋白	（−）	RBC	0/HPF		

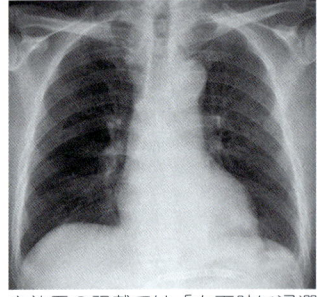

☑ 胸部レントゲン（入院時）

主治医の記載では「右下肺に浸潤影?」とあるが，レントゲン上ははっきりした浸潤影はない。肺がんの指摘あるも結節影もはっきりはしない。

☑ 血液培養の感受性結果（2セット中 2セットから黄色ブドウ球菌でMRSA）

薬剤名	感受性結果		薬剤名	感受性結果	
PCG	≧0.5	R	EM	≧8	R
MPIPC	≧4	R	CLDM	≧8	R
IPM/CS	≧16	R	TC	≦1	S
CCL	≧32	R	MINO	≦4	S
CEZ	≧64	R	VCM	≦1	S
CMZ	≧64	R	TEIC	≦0.5	S
AMK	≦2	S	LVFX	≧8	R
GM	≦0.5	S	FOM	≧128	R
ABK	≦4	S	ST	≦10	S

19.「血液培養からこんな菌が生えてきたんだけど…」という相談② 黄色ブドウ球菌の場合

Step 1 はじめに，この症例をどうとらえる？

　本症例は簡単にまとめると「胃がん術後の78歳男性が，肺がんの指摘後からうつ状態となり食事摂取量が低下して意識障害を伴う低血糖を繰り返していた。今回も，低血糖による意識障害となり誤嚥性肺炎を併発したため入院し抗菌薬治療開始。入院時の血液培養からは黄色ブドウ球菌が検出されている」となりますが，皆さんは何も違和感をもたれないでしょうか？　これまで医師を含めメディカルスタッフの誰も違和感をもっていなかったのでこのような長期の経過になっているのでしょうが，その違和感に気がつく一人に皆さんはなってください。本症例のおかしいところは，感染症を勉強してきている人が気づくおかしさとしてまずは「肺炎の診断で血液培養が黄色ブドウ球菌というのが変だな」になるかと思います。黄色ブドウ球菌は肺炎の起因菌としては典型的ではありません。また，肺炎での血液培養陽性率はそれほど高くはなく，例えば市中肺炎では10％程度とされます[1]。本症例は高齢のがん患者さんですが，黄色ブドウ球菌の肺炎となれば，侵襲性の壊死性肺炎の病像をとることが多く，レントゲンでも浸潤影すらはっきりしないというのもおかしいにもほどがあります。このような培養結果から診断名の修正がなされることは，症状がはっきりしない高齢者や免疫不全患者さんではよくあるでしょう。**大切なのはそのまま培養結果の微生物の治療をするのではなく，診断名の修正もすることです。**適切な診断名なくして適切な抗菌薬の提示はできません。改めて確認ですが，高齢者や免疫不全患者さんで血液培養をとる意義で最も大きいのは，菌血症となっているリスクが高いからというよりは，初期はその診断名でよいかが正直はっきりしないことが多く，血液培養をとっていれば重篤な別の感染症であった場合に軌道修正することができるという点が大きいと思います。

> **ココに注目！**
> **臨床感染症の心得**
> 高齢者の誤嚥性肺炎・尿路感染症は
> ゴミ箱診断となっていることが多い。
> 適切な軌道修正のためにも血液培養の提出を！

　主治医には「このようなマネジメントではダメ，最初の時点での詰めが甘い」とか言わないでください。高齢者や免疫不全患者さんは症状・所見がはっ

きりしないことが多く，重症度が高ければ別ですが，初期にすべてを解決しろと言われると全例に過度な検査になってしまいます．すべてのメディカルスタッフが患者さんのわずかな症状に気がつき，みんなでシェアする一人になっていただくのも重要な解決策と思います．高齢者では正直自分も「暫定病名は誤嚥性肺炎（尿路感染症）だけど，今後の症状の経過や培養結果に注意して迅速に修正しよう」というアセスメント／プランにすることは多いです．

しかし，この患者さんの経過でもっとおかしいことはないでしょうか？ これまで何度も低血糖を繰り返していますが，その原因が食事摂取量不足でよいでしょうか？ 食事摂取量不足で人間は簡単に低血糖になるでしょうか？ しかも意識障害を来すほどの……．人間には血糖に関わるホルモンがたくさんあるのですが，血糖を下げるホルモンはインスリンだけです．その他のホルモンはすべて血糖を上げるほうに作用します．人間にとって血糖値の低下は特に脳にとって重大な影響があるため，そう簡単に低血糖にはならないようになっています．まして，低血糖の原因で一番多い血糖降下薬（SU薬やインスリン自己注射など）も何も入っていません．このあたりの薬剤性に関しては薬剤師さんが気づいてあげてもいいでしょう．「何も血糖降下薬が入っていないのに低血糖になっているって変ですね？ 薬剤性ではなさそうですが」と情報提供してあげましょう．ここで皆さんに知ってほしいのは「原因不明の○○といえば敗血症を想起する」という思考です．

> **ココに注目！ 敗血症が疑われる原因不明シリーズ**[2]
> ①よくわからない 意識障害・せん妄
> ②よくわからない 血圧低下
> ③よくわからない 低血糖
> ④よくわからない 代謝性アシドーシス
> ⑤よくわからない 肝障害
> ⑥よくわからない 心不全
> ⑦よくわからない 腎不全
> ⑧よくわからない 低体温
> ⑨よくわからない 白血球増多もしくは減少
> ⑩よくわからない CRP増多

上にあるように，主治医が「何だかはっきりしないんだよね，○○の原因が……」と言っていたら，誰かが一度は敗血症を想起して血液培養の提出を

19.「血液培養からこんな菌が生えてきたんだけど…」という相談② 黄色ブドウ球菌の場合

推奨してください。このよくわからない（いまいち説明のつかない）シリーズは極めて現実的な敗血症への気づきとなると思います。このなかに原因不明の低血糖があります。

> **ADVICE**
> 敗血症は極めてcommonな病態であり，よくあるからこそ非典型的なプレゼンテーションも多いのです。しかも迅速に対応すれば基本的には治療可能な病態ですので，メディカルスタッフが一丸となり誰かがそれに気づき，チームでシェアできるようになりましょう。敗血症では"Speed is life"，"Time is life"です。感染症医がいないとダメとかではなく，"みんなで支えあう感染症マネジメント"がこれからは重要と考えています。

Step 2 患者情報・病歴・身体所見で気になることは？

本症例は，胃がん術後・肺がん未治療中に低血糖を繰り返している患者さんに起こった黄色ブドウ球菌の菌血症です。誤嚥性肺炎という診断名になっていますが，明らかな気道症状があるわけではなく，レントゲンでも浸潤影すらはっきりしません。しかし，高齢者の誤嚥性肺炎には不顕性誤嚥というものもあり，明確な誤嚥のエピソードがないものもあります。また本症例のように，高齢者で意識障害となった場合には誤嚥しないほうが奇跡ですので，そう判断した主治医を否定しないように注意しましょう。繰り返す低血糖の病歴はおかしいですが，血液培養陽性となりましたので，その原因は黄色ブドウ球菌感染症であったと考えます。身体所見では，やはりこれといって感染巣となる臓器の症状がはっきりしないようです。ではどうしたらよいか？のためにも，次のStep 3の「培養結果の解釈をどうするか？」が先に必要になります。

Step 3 血液・細菌検査結果をどう読む？

前項でもお伝えしましたが，血液培養2セット陽性は真の菌血症ですので，その場合には「菌名が感染臓器を教えてくれる」というアプローチをすればよいのです。では，今回はどのように考えたらよいでしょうか？

まず，血液培養から黄色ブドウ球菌が検出されたという報告があったらど

う考えるか？　というところからスタートしてみましょう。この場合には2セット陽性ならば真の菌血症と考えることに異論はないでしょうが，では1セットのみ陽性だったらどうでしょうか？　「血液培養からこんな菌が生えてきたんだけど…」という質問に答えられるためには，まずは1セットのみの場合でもそれが真の菌血症かそれともコンタミネーションかを判断できなくてはいけません。では，黄色ブドウ球菌が1セットのみから生えてきた場合にはどのように考えたらよいでしょうか？　コンタミネーションでしょうか？　黄色ブドウ球菌に限った話ではありませんが，2セット生えてきたら解釈可能ということではなく，たとえ1セットのみ陽性でもある程度は解釈できるようになることが重要です。そこで，このクエスチョンを次のように変えてみるとよいでしょう。

1. 血液培養が1セットのみ陽性でもコンタミネーションとは考えない菌は？

表1をご覧ください[3]。これは血液培養陽性時に，その菌が真の菌血症・コンタミネーション・臨床的な判断不能の割合を示した表です。「真の菌血症の割合が100％でないものはコンタミネーションがあってもいいという意味？」とは考えないでください。真の菌血症の割合が90％以上のものは，ほぼコンタミネーションと考えることはありません。この表からわかりやすくまとめると次のようにするとよいでしょう。

> **ココに注目！　血液培養で検出されたら原則コンタミとは考えない菌**
> ・黄色ブドウ球菌（93％）
> ・肺炎球菌（100％）
> ・溶連菌（97％）
> ・グラム陰性桿菌全般
> 　―大腸菌（97％），クレブシエラ（95％），エンテロバクター（93％），
> 　　セラチア（93％），プロテウス（100％），緑膿菌（96％）
> ・バクテロイデス（97％）
> ・カンジダ（ほぼ100％）

これらが検出された場合には，たとえ1セットのみの陽性でも，原則治療適応としてください。全身状態が良く感染巣がはっきりしなくてもひとまず治療開始として抗菌薬を開始し，経過をみながら改めて感染巣を探すという

19.「血液培養からこんな菌が生えてきたんだけど…」という相談② 黄色ブドウ球菌の場合

表1 血液培養陽性時に,真の菌血症・コンタミネーション・臨床的な判断不能の割合

微生物	合計 n	真の菌血症 n	真の菌血症 %	コンタミネーション n	コンタミネーション %	臨床的な判断不能 n	臨床的な判断不能 %
Coagulase-negative staphylococci	1,005	105	10	828	82	72	7
Staphylococcus aureus	339	315	93	4	1	20	6
Streptococcus pneumoniae	26	26	100	0	0	0	0
β-hemolytic streptococci	32	31	97	0	0	1	3
Escherichia coli	175	170	97	1	1	4	2
Klebsiella pneumoniae	118	112	95	1	1	5	4
Enterobacter cloacae	46	43	93	0	0	3	7
Serratia marcescens	42	39	93	0	0	3	7
Proteus mirabilis	25	25	100	0	0	0	0
Other Enterobacteriaceae	62	62	100	0	0	0	0
Pseudomonas aeruginosa	52	50	96	2	4	0	0
Stenotrophomonas maltophilia	11	8	73	0	0	3	27
Clostridium spp.	25	16	64	6	24	3	12
Propionibacterium spp.	35	1	3	33	94	1	3
Bacteroides spp.	35	34	97	0	0	1	3
Other Gram-negative anaerobic bacteria	8	7	88	0	0	1	13
Candida albicans	46	45	98	0	0	1	2
Candida glabrata	32	32	100	0	0	0	0
Other Candida spp.	30	30	100	0	0	0	0

〔Pien BC, et al:Am J Med, 123:819-828, 2010より〕

姿勢が重要です。表1からもわかるとおり,黄色ブドウ球菌は93%で真の菌血症であり,コンタミネーションは1%しかありません。皆さんは菌に対してもつイメージから勝手な解釈をしてしまっていることがあります。例えば,黄色ブドウ球菌は表皮ブドウ球菌と菌名も似ているし,皮膚に常在していてもよい菌なのでコンタミネーションしやすそうだと思ってしまいがちですが,まったく違います。また大腸菌なんかも,高齢者の大腿動脈採血で血液培養をとった場合だと何となくコンタミネーションしそうですが,そのイメージも間違いです。血液培養が1セットのみの陽性であっても表1をもとにして解釈できるようになりましょう。

> **ADVICE**
>
> 適切に2セット提出した血液培養のうち，1セットのみでバシラスやコアグラーゼ陰性ブドウ球菌が検出された場合は原則コンタミネーションです。しかし，もし主治医の先生が血液培養を1セットのみしか提出していなくて，そこからこれらが出た場合の判断は難しいところです。結論からいうとこの1セットのみからでは判断できないのですが，ではどうしたらよいでしょうか？これらが起因菌となる場合はほとんどがカテーテル関連血流感染症（コアグラーゼ陰性ブドウ球菌ではまれに感染性心内膜炎）で，ほかに熱源がなければ再度血液培養2セットを提出して治療開始としておくとよいでしょう。その際にも，良い教育のタイミングですので「1セットのみの提出だとこのように判断が難しく，再度血液培養を提出しないといけない事態になりますので，今後は最初の時点で2セット提出をお願いします」と伝えましょう。

2. 血液培養から黄色ブドウ球菌が出たという報告があったら考えること

では，血液培養から黄色ブドウ球菌が検出されたら具体的にどのようにしたらよいでしょうか？ 黄色ブドウ球菌に原則コンタミネーションはありませんので，感染巣を死ぬ気で探す必要があります。しかし，菌名が感染臓器を教えてくれるといったように，黄色ブドウ球菌の感染症として次のようなものがあります。

> **ココに注目！ 黄色ブドウ球菌菌血症を来す感染症**
> ・感染性心内膜炎
>   ―この合併症として中枢神経感染症（髄膜炎）
> ・化膿性脊椎炎
> ・化膿性関節炎
> ・腸腰筋膿瘍
> ・脾膿瘍
> ・感染性大動脈瘤
> ・敗血症性肺塞栓症
> ・菌血症のリスクは高くないが，その他皮膚・唾液腺・肺

たくさんあるなぁと思われたと思います。そのとおりで，要は全身のいたるところに膿瘍を形成します。黄色ブドウ球菌は極めて血管親和性が高く，血流が好きな菌なのです。よってそこを経由して感染巣を作ります。ただし，

19.「血液培養からこんな菌が生えてきたんだけど…」という相談② 黄色ブドウ球菌の場合

膿瘍を見つけてもその膿瘍形成は原発巣（primary lesion）かもしれませんし，感染性心内膜炎の転移性病巣（metastatic lesion）かもしれません。つまり膿瘍があってもそれが原因なのか結果なのかはそれだけでは判断できません。ではどうするか？ですが，次のようにアプローチするとよいでしょう。

> **ココに注目！**
>
> ### 黄色ブドウ球菌が血液培養から生えたら
> - Step 1：感染巣探し　病歴・身体所見
>   - 一生懸命，痛いところがないかを聞く・見る
>   関節・筋肉・脊椎・腸腰筋・脾臓・皮膚
>   - 一生懸命，心雑音がないかを聞く
>   - あればそこの画像評価へ（基本は造影CT，脊椎はMRI，心臓はまずは経胸壁心エコー）
> - Step 2：症状がはっきりしなくても以下は避けられない
>   - whole body（全身）造影CT
>   - ひとまず経胸壁心エコーで疣贅の確認（なければ原則，経食道心エコーまで）

ひとまず，患者さんの症状（特に痛み）などから感染巣を探しましょう。「実はちょっと腰が痛くて」とか主治医には言っていないこともありますので，誰か気づいたらチーム内でシェアしましょう。あとは身体所見で感染性心内膜炎を疑うような心雑音がないか確認します。こうなると薬剤師さんは，もう自分のできる範疇ではなく厳しいなぁと思われる方も多いでしょう。しかしここはそんなに悲観的になる必要はありません。理想はこのような2ステップでのアプローチですが，黄色ブドウ球菌菌血症では局所所見があったとしても結局は他にも小さな膿瘍（metastatic lesion）を作っていないかという議論になり，そういう病変はほとんど症状もありませんので，最終的には上のStep 2までやらざるをえないことが多いのです。つまり，血液培養から黄色ブドウ球菌が検出された場合は，自分も指導医として研修医に「心内膜炎があるとか膿瘍をどっかに作っているから，それを示唆する病歴・身体所見を必死で探してこい！」と患者さんのもとに走らせるのですが，裏ではこっそりと造影CTと心エコーのオーダーを入れておきます。研修医が「ちょっと○○が痛いかもしれないみたいで，そこの膿瘍のチェックが必要そうです。あと心雑音もはっきりしませんが……」と言っても言わなくても，「よく頑張った，じゃあ画像でチェックしてみよう！オーダーはしておいた」となるのです。何てひどい指導医だと言わないでください。結局，病歴・身

体所見だけではわからないのです。しかし、この病歴・身体所見をとる努力は重要です。なぜなら、画像を撮っても初期ははっきりしないことも多々あります。疑わしいところは画像を見るときも毎日の診察でも診る目が変わります。また、同部位を繰り返し検査するというアプローチにもつながります。

Step 4 さて、これまでを踏まえて薬は何を選ぶ？

抗菌薬の選択は、感染臓器および微生物の推定なくして決定されません。本症例は、感染部位は肺ではなさそうです。菌名や感受性結果はわかっていますが、臓器がはっきりしていませんので、まずは上記のとおり感染巣を探してください。感染性心内膜炎や中枢神経感染症であれば抗菌薬の種類や量なども変わってくるでしょう。しかし、それでも初期には感染巣がはっきりしない場合も多いのがこの黄色ブドウ球菌菌血症です。ではどうしたらよいでしょうか？ 答えは簡単で、はっきりするまでは最悪の事態である感染性心内膜炎として治療し続ければよいのです（表2）。

表2 血液培養で黄色ブドウ球菌が検出された場合（感染巣がはっきりするまでは感染性心内膜炎に準じるとよい）

薬剤名	投与量（1回）	投与間隔
MSSAの場合 セファゾリン（セファメジン®α）	2g	8時間ごと静注
± ゲンタマイシン（ゲンタシン®） ※人工弁のある場合はさらにリファンピシン併用	3mg/kg	24時間ごと静注
MRSAの場合 バンコマイシン（バンコマイシン®）	15mg/kg	12時間ごと静注
± ゲンタマイシン（ゲンタシン®） ※人工弁のある場合はさらにリファンピシン併用	3mg/kg	24時間ごと静注

【補足】
・感受性結果判明前はMRSAに準じる。MSSAの場合にはバンコマイシンでは不十分で、初期からセファゾリンのような黄色ブドウ球菌に活性のあるβラクタム系を併用したほうが予後が良いという意見もあり、MRSAのレジュメにセファゾリンを併用してもよい[4]。
・ゲンタマイシンの投与方法は、感染性心内膜炎では古典的に1回1mg/kgを8時間ごとといった分割投与とされる。しかし近年各国のガイドラインではonce daily dosingでの使用の記載が増えている。感染性心内膜炎は分割投与が古典的な投与方法だが、TDMにより調整すると結局はonce dailyになってしまうだけである。よって、筆者は基本的には最初からonce dailyで投与する。副作用の観点からもそれが良い印象である。

19.「血液培養からこんな菌が生えてきたんだけど…」という相談② 黄色ブドウ球菌の場合

📋 カルテへの実践的記載例！

　コンサルテーションへの返答はカルテ記載だけでなく，ぜひ直接主治医の先生に会ってディスカッションしながら伝えることが重要です．本症例をもとにカルテ記載例を提示してみます．

●○○科■■先生よりご相談（●月×日）

●Problem List
　#1　血液培養からMRSA陽性
　#2　繰り返す低血糖，微熱
　#3　誤嚥性肺炎の疑い
　#4　胃がん術後
　#5　肺がん

●Assessment/Plan
　#1，2より，原因不明のMRSA菌血症
　繰り返す低血糖発作で誤嚥性肺炎の疑いとして抗菌薬治療となっていますが，血液培養からMRSAが検出されています．黄色ブドウ球菌は肺炎の起因菌となりうる菌ですが，頻度は高くはなく，経過からも肺炎像もはっきりしないようで，肺炎以外の感染巣がありそうです．黄色ブドウ球菌は血管親和性が高く，感染性心内膜炎を来したり，血行性にさまざまな臓器に膿瘍を形成したりします．経過からは明らかにどこかが痛いという訴えはなさそうですが，高齢ですので訴えが乏しいだけかもしれません．感染症の病名次第で抗菌薬の投与量や併用薬，ドレナージの必要性など治療方針が変わりますので，いくつかワークアップをお願いいたします．

- 膿瘍探しのため全身の造影CTをお願いします（腸腰筋膿瘍，骨髄炎，脾膿瘍，敗血症性肺塞栓症の有無を確認したいです）．
- 感染性心内膜炎のチェックのため，ひとまず経胸壁心エコーをお願いします．それでもはっきりしない場合は経食道心エコーもご検討いただけると幸いです．
- ひとまずバンコマイシン®15mg/kgの開始となります．その後は病名次第で検討します．
- 上記ワークアップでもはっきりしない場合は，ひとまず感染性心内膜炎に準じた抗菌薬治療となります．

　引き続きフォローさせていただきます．また，病棟での抗菌薬投与のタイミングなどに関して不都合がございましたら，遠慮せず●●にご連絡ください．

本症例は造影CTを施行したところ，腸腰筋膿瘍が見つかりました（図1）。経過も長かったため心内膜炎のチェックとして経食道心エコーまでしましたが疣贅は認めませんでした。CTガイド下でドレナージも施行し軽快しました。肺がんは実際にはなく，以前に認めた肺の浸潤影に対して主治医が「肺がんの可能性もあるが精査はしても方針は変わらない」と説明したものを肺がん確定と解釈していたようでした。うつ症状と言われていたものも腸腰筋膿瘍治療により改善し，その後は低血糖発作は認めませんでした。

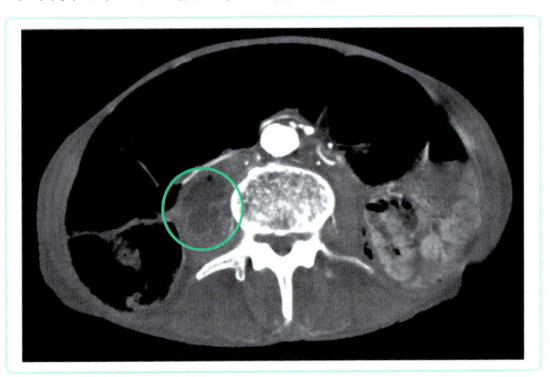

図1　右腸腰筋に膿瘍性病変あり

治療をスムーズに進めるコンサルテーションのコツ

コンサルタントのつぶやき

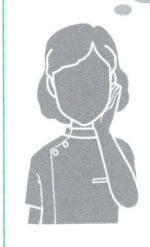

不明熱精査で入院となった患者さんで，血液培養から黄色ブドウ球菌が検出されたけど感染巣がはっきりしなかったので，いつもの造影CTと経胸壁心エコーしてもらったんだけど，経胸壁心エコーでは「僧帽弁に逆流を認めるも明らかな疣贅はなし」ということで，循環器内科医からは感染性心内膜炎は絶対にないので経食道心エコーは必要ないって言われたんだけど…。経食道心エコーまでしないと否定はできないと思うんだけど，どうしたらいいかしら…。

19.「血液培養からこんな菌が生えてきたんだけど…」という相談② 黄色ブドウ球菌の場合

　このような状況は，いまは少なくなってきているかとは思いますが，このような医師にどのように対応したらよいかというご相談をたまに受けます。結論から言うと経胸壁心エコーでは感染性心内膜炎は絶対にないとは口が裂けても言えませんので，血液培養も陽性になっていますから経食道心エコーへ進んで問題ない状況です。しかし，医師とここで戦ってはいけません。感染性心内膜炎は確かに否定はできませんが，実はほかに感染巣があって探し切れていないだけかもしれません。例えば，血液培養から黄色ブドウ球菌が検出されていますので，実は腸腰筋膿瘍があるとか，硬膜外膿瘍，化膿性椎体炎などはっきりしていないだけかもしれません。そのあたりのワークアップは十分にしているでしょうか？　感染性心内膜炎もそうですが，膿瘍性病変も初期には造影CTでもはっきりしないことがあり，1週間後に繰り返してCTを撮ったらはっきりしてくるということもあります。ではどうするか？ ですが，大切なことははっきりするまではコンサルテーションとしては悪いほうにとっておくとよいでしょう。つまり，感染性心内膜炎として治療しながらワークアップを継続する（心エコーやCTを繰り返す）のが現実的でしょう。腎機能があまり良くなく，造影CTがまだ撮れていないときなどは経食道心エコーでの感染性心内膜炎の除外も重要ですが，膿瘍性病変も十分に否定はできていません（椎体炎に関してはMRIまで撮らないとはっきりしません）。このようにあいまいな場合は感染性心内膜炎に準じて抗菌薬開始後72時間程度で血液培養を繰り返しましょう。これは感染性心内膜炎としての治療期間を判断するためにも重要ですが，もしそこでさらに陽性となるようでしたら，治療開始しても持続的菌血症が続いているのでより感染性心内膜炎の可能性が高くなり，再度経食道心エコーを検討していただける情報となります。仮に別な膿瘍性病変があったとしても，フォローの血液培養も陽性となるようでしたら，二次的に感染性心内膜炎を合併していないかをチェックすることが重要です。感染性心内膜炎の場合には抗菌薬の投与量が通常の感染症とは全然違いますので，はっきりするまではそれとして治療しながらワークアップをするという姿勢は間違っていません。

今回のおさらい！

- 高齢者や免疫不全患者では初期には症状がはっきりしないことが多い。血液培養をとっていれば後で診断名を軌道修正できるので,血液培養はしっかり提出してもらう。
- 敗血症はcommonな病態だが,だからこそ非典型的な経過をたどることも多い。敗血症が疑われる「原因不明の○○」シリーズを頭に入れて,おかしな症状に気づける一人になる。
- 黄色ブドウ球菌,肺炎球菌,グラム陰性桿菌全般,バクテロイデス,カンジダは,血液培養でたとえ1セットのみの陽性でも原則治療適応とする。
- 黄色ブドウ球菌は極めて血管親和性が高く,全身のいたるところに膿瘍を形成する。そこで血液培養から黄色ブドウ球菌が生えた場合は,2つのステップでアプローチする。
- 黄色ブドウ球菌菌血症では初期には感染巣がはっきりしないことが多い。その場合は最悪の事態である感染性心内膜炎として治療し続けるようにする。

【引用文献】
1) Afshar N, et al：Blood cultures for community-acquired pneumonia: are they worthy of two quality measures? A systematic review. J Hosp Med Feb, 4：112-123, 2009
2) IDATENセミナーテキスト編集委員会・編：病院内/免疫不全関連感染症診療の考え方と進め方（IDATEN感染症セミナー）．医学書院，2011
3) Pien BC, et al：The clinical and prognostic importance of positive blood cultures in adults. Am J Med, 123：819-828, 2010
4) McConeghy KW, et al：The empirical combination of vancomycin and a β-lactam for Staphylococcal bacteremia. Clin Infect Dis, 57：1760-1765, 2013

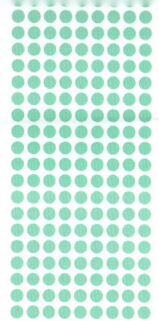

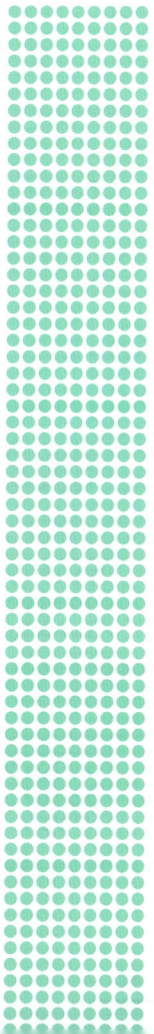

付　録

主な抗菌薬・抗真菌薬の用量と使い方一覧

静 静注　**点** 点滴静注　**筋** 筋注　**錠** 錠剤　**カ** カプセル　**顆** 顆粒　**細** 細粒　**シ** シロップ

主な注射薬

一般名（商品名）	添付文書上の適応症と用法・用量
ベンジルペニシリンカリウム（ペニシリンGカリウム）	**症①**：敗血症，表在性・深在性皮膚感染症，リンパ管・リンパ節炎，乳腺炎，咽頭・喉頭炎，扁桃炎，急性気管支炎，肺炎，肺膿瘍，膿胸，慢性呼吸器病変の二次感染，淋菌感染症，中耳炎，副鼻腔炎，猩紅熱，炭疽，ジフテリア（抗毒素併用），鼠咬症，破傷風（抗毒素併用），ガス壊疽（抗毒素併用），放線菌症，回帰熱，ワイル病 ➡ **静** 1回30～60万単位を1日2～4回（適宜増減） **症②**：化膿性髄膜炎 ➡ **点** 1回400万単位を1日6回（適宜減量） **症③**：感染性心内膜炎 ➡ **点** 1回400万単位を1日6回（適宜増減），**1回最高**：500万単位，**1日最高**：3000万単位 **症④**：梅毒 ➡ **点** 1回300～400万単位を1日6回（適宜減量）
アンピシリン（ビクシリン）	敗血症，感染性心内膜炎，表在性・深在性皮膚感染症，リンパ管・リンパ節炎，慢性膿皮症，外傷・熱傷・手術創等の二次感染，乳腺炎，骨髄炎，咽頭・喉頭炎，扁桃炎，急性気管支炎，肺炎，肺膿瘍，膿胸，慢性呼吸器病変の二次感染，膀胱炎，腎盂腎炎，淋菌感染症，腹膜炎，肝膿瘍，感染性腸炎，子宮内感染，化膿性髄膜炎，眼瞼膿瘍，角膜炎（角膜潰瘍を含む），中耳炎，副鼻腔炎，歯周組織炎，歯冠周囲炎，顎炎，抜歯創・口腔手術創の二次感染，猩紅熱，炭疽，放線菌症 ➡ **筋** 1回250～1000mgを1日2～4回（適宜増減），**静** 1日1～2gを分1～2（適宜増減），**点** 1日1～4gを分1～2（適宜増減），**敗血症・感染性心内膜炎・化膿性髄膜炎**：通常より大量を使用
ピペラシリン（ペントシリン）	敗血症，急性気管支炎，肺炎，肺膿瘍，膿胸，慢性呼吸器病変の二次感染，膀胱炎，腎盂腎炎，胆嚢炎，胆管炎，バルトリン腺炎，子宮内感染，子宮付属器炎，子宮旁結合織炎，化膿性髄膜炎 ➡ **静** **筋** **点** 1日2～4gを分2～4，**難治・重症**：1日8gまでを静注
アンピシリン・スルバクタム（ユナシン-S）	**症①**：肺炎，肺膿瘍，腹膜炎 ➡ **静** **点** 1日6gを分2，**難治・重症**：1回3gを1日4回まで（**1日最高**：12g） **症②**：膀胱炎 ➡ **静** **点** 1日3gを分2
タゾバクタム・ピペラシリン（ゾシン）	**症①**：敗血症，肺炎，腹膜炎，腹腔内膿瘍，胆嚢炎，胆管炎 ➡ **点** **静** 1回4.5gを1日3回，肺炎では1日4回も可 **症②**：腎盂腎炎，複雑性膀胱炎 ➡ **点** **静** 1回4.5gを1日2回，1日3回も可

【ワンショット静注の欄】
○1：添付文書に投与速度の記載なし，○2：添付文書に「緩徐に投与」と記載

添付文書上の1日最高量/1回最高量[*1]	保険適用が認められる適応外使用[*2, *3]	理想的な投与量	ワンショット静注[*4]
3000万単位/日 500万単位/回	・脳膿瘍：1回400万単位を4時間ごと静脈内投与 ・壊死性筋膜炎：1回200〜400万単位を4〜6時間ごと静脈内投与	髄膜炎：1回400万単位 1日6回 心内膜炎：1回400〜500万単位 1日6回 肺炎球菌肺炎：1回200万単位 1日6回（血液培養陰性肺炎球菌肺炎は1日600万単位でよい）	×
4g/日（敗血症・感染性心内膜炎・化膿性髄膜炎ではより大量使用）	・リステリア症 ・細菌性髄膜炎：1回2gを4時間ごと静脈内投与 ・現行の適応症について小児：点滴静注	1回2g 1日4回 （心内膜炎等の重症腸球菌感染およびStreptococcus pneumoniae, Streptococcus, Listeria等による中枢神経感染：1回2g 1日6回）	○1
8g/日	・現行の適応症：1回3gを6時間ごと静脈内投与 ・外傷・熱傷・手術創等の二次感染	1回2g 1日4回 （Pseudomonas aeruginosa感染：1日12〜24g必要な場合あり）	○2
12g/日	・脳膿瘍：1回3〜4.5gを6時間ごと静脈内投与 ・扁桃周囲膿瘍，顎骨周囲の蜂巣炎，喉頭膿瘍，虫垂炎 ・皮膚・軟部組織感染症：1回3gを6時間ごと静脈内投与 ・皮膚軟部組織感染症，髄膜炎	1回3g 1日4回	○2
18g/日		1回4.5g 1日4回	○2

一般名(商品名)	添付文書上の適応症と用法・用量
セファゾリン (セファメジンα)	敗血症,感染性心内膜炎,表在性・深在性皮膚感染症,リンパ管・リンパ節炎,慢性膿皮症,外傷・熱傷・手術創等の二次感染,びらん・潰瘍の二次感染,乳腺炎,骨髄炎,関節炎,咽頭・喉頭炎,扁桃炎,急性気管支炎,肺炎,肺膿瘍,膿胸,慢性呼吸器病変の二次感染,膀胱炎,腎盂腎炎,腹膜炎,胆嚢炎,胆管炎,バルトリン腺炎,子宮内感染,子宮付属器炎,子宮旁結合織炎,眼内炎(全眼球炎を含む),中耳炎,副鼻腔炎,化膿性唾液腺炎 ➡ 静 筋 点 1日1gを分2,**効果不十分**:1日1.5〜3gを分3,**重篤**:1日5gまで
セフメタゾール (セフメタゾン)	敗血症,急性気管支炎,肺炎,肺膿瘍,膿胸,慢性呼吸器病変の二次感染,膀胱炎,腎盂腎炎,腹膜炎,胆嚢炎,胆管炎,バルトリン腺炎,子宮内感染,子宮付属器炎,子宮旁結合織炎,顎骨周辺の蜂巣炎,顎炎 ➡ 静 点 筋 1日1〜2gを分2,**難治・重症**:1日4gまでを分2〜4
セフォチアム (パンスポリン)	敗血症,深在性皮膚感染症,慢性膿皮症,外傷・熱傷・手術創等の二次感染,骨髄炎,関節炎,扁桃炎(扁桃周囲炎,扁桃周囲膿瘍を含む),急性気管支炎,肺炎,肺膿瘍,膿胸,慢性呼吸器病変の二次感染,膀胱炎,腎盂腎炎,前立腺炎(急性症,慢性症),腹膜炎,胆嚢炎,胆管炎,バルトリン腺炎,子宮内感染,子宮付属器炎,子宮旁結合織炎,化膿性髄膜炎,中耳炎,副鼻腔炎 ➡ 静 点 1日0.5〜2gを分2〜4(適宜増減),**敗血症**:1日4gまで,筋 1日0.5〜2gを分2〜4(適宜増減)
セフトリアキソン (ロセフィン)	敗血症,咽頭・喉頭炎,扁桃炎,急性気管支炎,肺炎,肺膿瘍,膿胸,慢性呼吸器病変の二次感染,膀胱炎,腎盂腎炎,精巣上体炎(副睾丸炎),尿道炎,子宮頸管炎,骨盤内炎症性疾患,直腸炎,腹膜炎,腹腔内膿瘍,胆嚢炎,胆管炎,バルトリン腺炎,子宮内感染,子宮付属器炎,子宮旁結合織炎,化膿性髄膜炎,角膜炎(角膜潰瘍を含む),中耳炎,副鼻腔炎,顎骨周辺の蜂巣炎,顎炎 ➡ 静 点 1日1〜2gを分1〜2,**難治・重症**:1日4gまでを分2,**淋菌感染症**:①咽頭・喉頭炎,尿道炎,子宮頸管炎,直腸炎:1回1g単回,②精巣上体炎(副睾丸炎),骨盤内炎症性疾患:1日1回1g
セフタジジム (モダシン)	敗血症,感染性心内膜炎,外傷・熱傷・手術創等の二次感染,咽頭・喉頭炎,扁桃炎(扁桃周囲炎,扁桃周囲膿瘍を含む),急性気管支炎,肺炎,肺膿瘍,膿胸,慢性呼吸器病変の二次感染,膀胱炎,腎盂腎炎,前立腺炎(急性症,慢性症),腹膜炎,胆嚢炎,胆管炎,肝膿瘍,バルトリン腺炎,子宮内感染,子宮付属器炎,子宮旁結合織炎,化膿性髄膜炎,中耳炎,副鼻腔炎 ➡ 静 点 1日1〜2gを分2,**難治・重症**:1日4gまでを分2〜4

添付文書上の1日最高量/1回最高量*1	保険適用が認められる適応外使用*2, *3	理想的な投与量	ワンショット静注*4
5g/日	・現行の適応症の重症例：1回2gを8時間ごと静脈内投与	1回1g 1日3～4回 （MSSAによる感染性心内膜炎：1回2g 1日3回を検討）	○2
4g/日		1回1g 1日3～4回	○2
4g/日		1回1g 1日3～4回	○1
4g/日		1回1g 1日1～2回 （髄膜炎：1回2g 1日2回）	○2
4g/日	・発熱性好中球減少症：1回2gを8時間ごと静脈内投与	1回1g 1日3～4回	○2

一般名（商品名）	添付文書上の適応症と用法・用量
セフォペラゾン・スルバクタム（スルペラゾン）	敗血症，感染性心内膜炎，外傷・熱傷・手術創等の二次感染，咽頭・喉頭炎，扁桃炎，急性気管支炎，肺炎，肺膿瘍，膿胸，慢性呼吸器病変の二次感染，膀胱炎，腎盂腎炎，腹膜炎，腹腔内膿瘍，胆嚢炎，胆管炎，肝膿瘍，バルトリン腺炎，子宮内感染，子宮付属器炎，子宮旁結合織炎 ➡ 静 点 1日1〜2gを分2，**難治・重症**：1日4gまでを分2
セフェピム（マキシピーム）	症①：敗血症，深在性皮膚感染症，外傷・熱傷・手術創等の二次感染，肛門周囲膿瘍，扁桃炎（扁桃周囲膿瘍を含む），肺炎，肺膿瘍，慢性呼吸器病変の二次感染，複雑性膀胱炎，腎盂腎炎，前立腺炎（急性症，慢性症），腹膜炎，腹腔内膿瘍，胆嚢炎，胆管炎，子宮内感染，子宮旁結合織炎，中耳炎，副鼻腔炎 ➡ 静 点 1日1〜2gを分2，**難治・重症**：1日4gまで 症②：発熱性好中球減少症 ➡ 静 点 1日4gを分2
アズトレオナム（アザクタム）	敗血症，肺炎，肺膿瘍，慢性呼吸器病変の二次感染，膀胱炎，腎盂腎炎，前立腺炎（急性症，慢性症），尿道炎，子宮頸管炎，腹膜炎，腹腔内膿瘍，胆嚢炎，胆管炎，バルトリン腺炎，子宮内感染，子宮付属器炎，子宮旁結合織炎，化膿性髄膜炎，角膜炎（角膜潰瘍を含む），中耳炎，副鼻腔炎 ➡ 静 点 筋 1日1〜2gを分2，**淋菌感染症・子宮頸管炎**：筋 静 1日1回1〜2g（適宜増減），**難治・重症**：1日4gまでを分2〜4
イミペネム・シラスタチン（チエナム）	敗血症，感染性心内膜炎，外傷・熱傷・手術創等の二次感染，骨髄炎，関節炎，急性気管支炎，肺炎，肺膿瘍，膿胸，慢性呼吸器病変の二次感染，膀胱炎，腎盂腎炎，前立腺炎（急性症，慢性症），腹膜炎，胆嚢炎，胆管炎，肝膿瘍，バルトリン腺炎，子宮内感染，子宮付属器炎，子宮旁結合織炎，角膜炎（角膜潰瘍を含む），眼内炎（全眼球炎を含む） ➡ 点 1日0.5〜1gを分2〜3（適宜増減），**難治・重症**：1日2gまで，筋 1日0.5〜1.0gを分2（上記適応症より敗血症，感染性心内膜炎，角膜炎，眼内炎を除く）
メロペネム（メロペン）	症①：敗血症，深在性皮膚感染症，リンパ管・リンパ節炎，外傷・熱傷・手術創等の二次感染，肛門周囲膿瘍，骨髄炎，関節炎，扁桃炎（扁桃周囲膿瘍を含む），肺炎，肺膿瘍，膿胸，慢性呼吸器病変の二次感染，複雑性膀胱炎，腎盂腎炎，腹膜炎，胆嚢炎，胆管炎，肝膿瘍，子宮内感染，子宮付属器炎，子宮旁結合織炎，化膿性髄膜炎，眼内炎（全眼球炎を含む），中耳炎，副鼻腔炎，顎骨周辺の蜂巣炎，顎炎 ➡ 点 1日0.5〜1gを分2〜3（適宜増減），**難治・重症**：1日3gまで（1回最高：1g），**化膿性髄膜炎**：1日6gを分3（適宜減量） 症②：発熱性好中球減少症 ➡ 点 1日3gを分3

添付文書上の1日最高量/1回最高量[*1]	保険適用が認められる適応外使用[*2, *3]	理想的な投与量	ワンショット静注[*4]
4g/日		1回2g 1日2回	○2
4g/日		1回1g 1日3回（発熱性好中球減少症および緑膿菌感染：1回2g 1日2回）	○2
4g/日		1回1g 1日3〜4回	○1
2g/日		1回0.5g 1日4回	×
6g/日 1g/回	・細菌性髄膜炎：1回2gを8時間ごと静脈内投与	1回1g 1日3回	×

一般名（商品名）	添付文書上の適応症と用法・用量
バンコマイシン（塩酸バンコマイシン）	症①：〔メチシリン耐性黄色ブドウ球菌（MRSA）〕敗血症，感染性心内膜炎，外傷・熱傷・手術創等の二次感染，骨髄炎，関節炎，肺炎，肺膿瘍，膿胸，腹膜炎，化膿性髄膜炎 症②：〔ペニシリン耐性肺炎球菌（PRSP）〕敗血症，肺炎，化膿性髄膜炎 ➡ 点 1日2gを1回0.5g 6時間ごと，または1回1g 12時間ごと（適宜増減），**高齢者**：1回0.5g 12時間ごと，または1回1g 24時間ごと（適宜増減）
トブラマイシン（トブラシン）	症①：膀胱炎，腎盂腎炎 ➡ 筋 点 1日120mgを分2（適宜増減） 症②：敗血症，深在性皮膚感染症，慢性膿皮症，外傷・熱傷・手術創等の二次感染，急性気管支炎，肺炎，慢性呼吸器病変の二次感染，膀胱炎，腎盂腎炎，腹膜炎 ➡ 筋 点 1日180mgを分2〜3（適宜増減）
ゲンタマイシン（ゲンタシン）	敗血症，外傷・熱傷・手術創等の二次感染，肺炎，膀胱炎，腎盂腎炎，腹膜炎，中耳炎 ➡ 筋 点 1日3mg/kgを分3（適宜減量），**1日最高**：5mg/kgまでを分3〜4
アミカシン（アミカシン硫酸塩）	敗血症，外傷・熱傷・手術創等の二次感染，肺炎，肺膿瘍，慢性呼吸器病変の二次感染，膀胱炎，腎盂腎炎，腹膜炎 ➡ 筋 1回100〜200mgを1日1〜2回（適宜増減），点 1回100〜200mgを1日2回（適宜増減）
ミノサイクリン（ミノマイシン）	敗血症，深在性皮膚感染症，慢性膿皮症，扁桃炎，急性気管支炎，肺炎，慢性呼吸器病変の二次感染，膀胱炎，腎盂腎炎，腹膜炎，炭疽，つつが虫病，オウム病 ➡ 点 初回：100〜200mg，以後：12時間ないし24時間ごとに100mg
エリスロマイシン（エリスロシン）	外傷・熱傷・手術創等の二次感染，肺炎，ジフテリア ➡ 点 1日600〜1500mgを分2〜3（適宜増減）
クリンダマイシン（ダラシンS）	敗血症，咽頭・喉頭炎，扁桃炎，急性気管支炎，肺炎，慢性呼吸器病変の二次感染，中耳炎，副鼻腔炎，顎骨周辺の蜂巣炎，顎炎 ➡ 点 1日600〜1200mgを分2〜4，**難治・重症**：1日2400mgまでを分2〜4，筋 1日600〜1200mgを分2〜4
シプロフロキサシン（シプロキサン）	敗血症，外傷・熱傷・手術創等の二次感染，肺炎，腹膜炎，胆嚢炎，胆管炎，炭疽 ➡ 点 1回300mgを1日2回

添付文書上の 1日最高量/ 1回最高量*1	保険適用が認められる 適応外使用*2, *3	理想的な投与量	ワン ショット 静注*4
2g/日 （適宜増減可）		actual body weightで計算し，1回15～20mg/kg 1日2回から開始（必要時は初回ローディングドーズ25～30mg/kg） 5ドーズ目以降はTDMで調整〔目標血中濃度：トラフ10～15μg/mL（菌血症，心内膜炎，骨髄炎，髄膜炎，院内肺炎ではトラフ15～20μg/mLを考慮）〕	×
180mg/日 （適宜増減可）		ideal body weightで計算し，1回5mg/kg 1日1回から開始 2ドーズ目以降はTDMで調整（目標血中濃度：ピーク15～25μg/mL，トラフ<1μg/mL）	×
5mg/kg/日	・黄色ブドウ球菌等による感染性心内膜炎：他の抗菌薬と併用時	ideal body weightで計算し，1回5mg/kg 1日1回から開始 2ドーズ目以降はTDMで調整（目標血中濃度：ピーク15～25μg/mL，トラフ<1μg/mL）	×
400mg/日 （適宜増減可）	・結核 ・現行の適応症に1回で1日量（400mg）を静脈内投与	ideal body weightで計算し，1回15mg/kg 1日1回から開始 2ドーズ目以降はTDMで調整（目標血中濃度：ピーク55～65μg/mL，トラフ<1μg/mL）	×
200mg/日	・日本紅斑熱	1回100mg 1日2回	×
1500mg/日 （適宜増減可）		1回500mg 1日4回	×
2400mg/日	・壊死性筋膜炎：毒素ショック症候群に対する静脈内投与	1回600mg 1日3回	×
600mg/日	・膿胸・肺膿瘍・肺化膿症・慢性呼吸器疾患の二次感染，好中球減少時の不明熱，子宮内感染症	1回300mg 1日2回	×

一般名(商品名)	添付文書上の適応症と用法・用量
スルファメトキサゾール・トリメトプリム (バクトラミン)	カリニ肺炎 ➡ 点 トリメトプリムとして1日15〜20mg/kgを分3（適宜増減）
ホスフルコナゾール (プロジフ)	カンジダ属，クリプトコッカス属による感染症：真菌血症，呼吸器真菌症，真菌腹膜炎，消化管真菌症，尿路真菌症，真菌髄膜炎 ➡ **カンジダ症**：静 初日・2日目：1日1回100〜200mg，維持：1日1回50〜100mg ➡ **クリプトコッカス症**：静 初日・2日目：1日1回100〜400mg，維持：1日1回50〜200mg ➡ **難治・重症**：初日・2日目：1日1回800mg，維持：1日1回400mg
ミカファンギン (ファンガード)	症①：アスペルギルス属及びカンジダ属による感染症：真菌血症，呼吸器真菌症，消化管真菌症 ➡ **アスペルギルス症**：点 1日1回50〜150mg，**難治・重症**：1日300mgまで（体重50kg以下では1日6mg/kgまで） ➡ **カンジダ症**：点 1日1回50mg，**難治・重症**：1日300mgまで 症②：造血幹細胞移植患者におけるアスペルギルス症及びカンジダ症の予防 ➡ 点 1日1回50mg（体重50kg以下では1日1mg/kgまで）
ボリコナゾール (ブイフェンド)	侵襲性アスペルギルス症，肺アスペルギローマ，慢性壊死性肺アスペルギルス症，カンジダ血症，カンジダ腹膜炎，気管支・肺カンジダ症，クリプトコックス髄膜炎，肺クリプトコックス症，フサリウム症，スケドスポリウム症 ➡ 点 初日：1回6mg/kgを1日2回，2日目以降：1回3mg/kgまたは4mg/kgを1日2回
アムホテリシンB (ファンギゾン)	アスペルギルス，カンジダ，ムコール，クリプトコッカス，ブラストマイセス，ヒストプラズマ，コクシジオイデス，ホルモデンドラム，ヒアロホーラ，ホルミシチウムによる深在性感染症 ➡ 点 1日0.25mg/kgより開始し1日0.5mg/kg，**1日最高**：1mg/kg，**隔日最高**：1.5mg/kg，**副作用発現時**：1日1mgより開始し1日50mgまでを連日または隔日1回 適宜用量調節，**1日総投与量**：1.5mg/kg ➡ **気管内注入**：1日1mgまたは5〜10mgより開始し1日10〜20mgを隔日1回 ➡ **胸膜内注入**：1日1mgより開始し5〜20mgを週1〜3回 ➡ **髄腔内注入**：1回0.25〜1mgを採取髄液量を超えない液量で漸増法により1日1回隔日または3日ごと ➡ **膀胱内注入**：15〜20mgを1日1〜2回 ➡ **皮内注**：0.5〜2mgを10〜30日間隔，**1回最高**：50mg ➡ **吸入**：1回2.5〜5mg/mLを1日2〜5回，1〜2カ月継続

添付文書上の1日最高量/1回最高量*1	保険適用が認められる適応外使用*2, *3	理想的な投与量	ワンショット静注*4
20mg/kg/日（適宜増減可）		Pneumocystis jirovecipneumoniaでは，トリメトプリムとして1回5mg/kg 1日3〜4回 グラム陰性桿菌などによる全身性感染症では，トリメトプリムとして1回5mg/kg 1日2回	×
800mg/日（初日・2日目），400mg/日（維持）		初日800mg（2日目より1回400mg 1日1回）	○1
300mg/日		カンジダ：1回100mg 1日1回 アスペルギルス：1回150〜300mg 1日1回	×
12mg/kg/日（初日），8mg/kg/日（2日目以降）		ローディングドーズは1回6mg/kg 1日2回 その後は1回3〜4mg/kg 1日2回	×
1.5mg/kg/日		1回0.5〜1mg/kg 1日1回（または24時間持続投与）（Zygomycetes：1回1〜1.5mg/kg 1日1回を検討）	×

一般名(商品名)	添付文書上の適応症と用法・用量
アムホテリシンBリポソーム (アムビゾーム)	症①:アスペルギルス属,カンジダ属,クリプトコッカス属,ムーコル属,アブシジア属,リゾプス属,リゾムーコル属,クラドスポリウム属,クラドヒアロホーラ属,ホンセカエア属,ヒアロホーラ属,エクソフィアラ属,コクシジオイデス属,ヒストプラズマ属及びブラストミセス属による真菌血症,呼吸器真菌症,真菌髄膜炎,播種性真菌症 ➡ 点 1日1回2.5mg/kg(適宜増減),**1日最高**:5mg/kg(クリプトコッカス髄膜炎では6mg/kg) 症②:真菌感染が疑われる発熱性好中球減少症 ➡ 点 1日1回2.5mg/kg 症③:リーシュマニア症 ➡ **免疫能正常**: 点 投与1〜5日目の連日,14,21日目に1日1回2.5mg/kg ➡ **免疫不全**: 点 投与1〜5日目の連日,10,17,24,31,38日目に1日1回4.0mg/kg

添付文書上の 1日最高量/ 1回最高量*1	保険適用が認められる 適応外使用*2, *3	理想的な投与量	ワン ショット 静注*4
6mg/kg/日		1回3〜5mg/kg 1日1回	×

主な経口薬

一般名（商品名）	添付文書上の適応症と用法・用量
ベンジルペニシリンベンザチン （バイシリンG）	顆 リンパ管・リンパ節炎，咽頭・喉頭炎，扁桃炎，急性気管支炎，肺炎，慢性呼吸器病変の二次感染，梅毒，中耳炎，副鼻腔炎，猩紅熱，リウマチ熱の発症予防 ➡ 1回40万単位を1日2〜4回（適宜増減），**梅毒**：40万単位を1日3〜4回（適宜増減）
アモキシシリン （サワシリン）	錠 力 細 表在性・深在性皮膚感染症，リンパ管・リンパ節炎，慢性膿皮症，外傷・熱傷・手術創等の二次感染，びらん・潰瘍の二次感染，乳腺炎，骨髄炎，咽頭・喉頭炎，扁桃炎，急性気管支炎，肺炎，慢性呼吸器病変の二次感染，膀胱炎，腎盂腎炎，前立腺炎（急性症，慢性症），精巣上体炎（副睾丸炎），淋菌感染症，梅毒，子宮内感染，子宮付属器炎，子宮旁結合織炎，涙嚢炎，麦粒腫，中耳炎，歯周組織炎，歯冠周囲炎，顎炎，猩紅熱 ➡ 1回250mgを1日3〜4回（適宜増減）
スルタミシリン （ユナシン）	錠 表在性・深在性皮膚感染症，リンパ管・リンパ節炎，慢性膿皮症，咽頭・喉頭炎，扁桃炎，急性気管支炎，肺炎，肺膿瘍，慢性呼吸器病変の二次感染，膀胱炎，腎盂腎炎，淋菌感染症，子宮内感染，涙嚢炎，角膜炎（角膜潰瘍を含む），中耳炎，副鼻腔炎 ➡ 1回375mgを1日2〜3回（適宜増減）
アモキシシリン・クラブラン酸 （オーグメンチン）	錠 表在性・深在性皮膚感染症，リンパ管・リンパ節炎，慢性膿皮症，咽頭・喉頭炎，扁桃炎，急性気管支炎，慢性呼吸器病変の二次感染，膀胱炎，腎盂腎炎，淋菌感染症，子宮内感染，子宮付属器炎，中耳炎 ➡ 1回375mgを1日3〜4回 6〜8時間ごと（適宜増減）
セファレキシン （ケフレックス）	力 表在性・深在性皮膚感染症，リンパ管・リンパ節炎，慢性膿皮症，外傷・熱傷・手術創等の二次感染，乳腺炎，骨髄炎，筋炎，咽頭・喉頭炎，扁桃炎，急性気管支炎，肺炎，慢性呼吸器病変の二次感染，膀胱炎，腎盂腎炎，前立腺炎（急性症，慢性症），精巣上体炎（副睾丸炎），淋菌感染症，子宮頸管炎，バルトリン腺炎，子宮内感染，涙嚢炎，麦粒腫，角膜炎（角膜潰瘍を含む），外耳炎，中耳炎，副鼻腔炎，化膿性唾液腺炎，歯周組織炎，歯冠周囲炎，上顎洞炎，顎炎，抜歯創・口腔手術創の二次感染 ➡ 1回250mg 6時間ごと（適宜増減），**重症・低感受性**：1回500mg 6時間ごと
セファクロル （ケフラール）	力 表在性・深在性皮膚感染症，リンパ管・リンパ節炎，慢性膿皮症，外傷・熱傷・手術創等の二次感染，乳腺炎，咽頭・喉頭炎，扁桃炎，急性気管支炎，肺炎，慢性呼吸器病変の二次感染，膀胱炎，腎盂腎炎，麦粒腫，中耳炎，歯周組織炎，歯冠周囲炎，顎炎，猩紅熱 ➡ 1日750mgを分3（適宜増減），**重症・低感受性**：1日1500mgを分3

【簡易懸濁法の欄】
適1：10分以内に崩壊・懸濁，適2：錠剤のコーティング破壊あるいは脱カプセルにより崩壊・懸濁

添付文書上の 1日最高量/ 1回最高量[*1]	保険適用が認められる 適応外使用[*2, *3]	理想的な投与量	簡易 懸濁法[*5]
160万単位/日 （適宜増減可）		A群β溶連菌咽頭炎：1回40万単位 1日4回	適1
1000mg/日 （適宜増減可）	・急性副鼻腔炎	肺炎：1回500mg（2Cap）1日4回 中耳炎：1回500mg（2Cap）1日3回 尿路感染：1回500mg（2Cap）1日3〜4回 溶連菌：1回500mg（2Cap）1日2回 その他：1回500mg（2Cap）1日3〜4回	錠― カ 細 適1
1125mg/日 （適宜増減可）	・手術創等の二次感染，顎炎，顎骨周囲蜂巣炎	1回750mg（2錠）1日3回 または 1回375mg（1錠）1日3回 ＋アモキシシリン1回250mg（1Cap）1日3回	適1
1500mg/日 （適宜増減可）		1回750mg（2錠）1日3回 または 1回375mg（1錠）1日3回 ＋アモキシシリン1回250mg（1Cap）1日3回	×
2000mg/日		1回500mg（2Cap）1日4回	適1
1500mg/日		1回500mg（2Cap）1日3回	適1

一般名（商品名）	添付文書上の適応症と用法・用量	
セフォチアム ヘキセチル （パンスポリンT）	錠 表在性・深在性皮膚感染症，リンパ管・リンパ節炎，慢性膿皮症，外傷・熱傷・手術創等の二次感染，乳腺炎，肛門周囲膿瘍，咽頭・喉頭炎，扁桃炎，急性気管支炎，肺炎，慢性呼吸器病変の二次感染，膀胱炎，腎盂腎炎，尿道炎，涙嚢炎，麦粒腫，瞼板腺炎，角膜炎（角膜潰瘍を含む），中耳炎，副鼻腔炎 ➡ 1日300～600mgを分3（適宜増減） ➡ **慢性呼吸器病変の二次感染**：1日600～1200mgを分3（適宜増減） ➡ **重症・効果不十分**：1日1200mgを分3	
クラリスロマイシン （クラリス）	錠 〔200mg〕**症①**：表在性・深在性皮膚感染症，リンパ管・リンパ節炎，慢性膿皮症，外傷・熱傷・手術創等の二次感染，肛門周囲膿瘍，咽頭・喉頭炎，扁桃炎，急性気管支炎，肺炎，肺膿瘍，慢性呼吸器病変の二次感染，尿道炎，子宮頸管炎，感染性腸炎，中耳炎，副鼻腔炎，歯周組織炎，歯冠周囲炎，顎炎 ➡ 1日400mgを分2（適宜増減） 〔200mg〕**症②**：マイコバクテリウム・アビウムコンプレックス（MAC）症を含む非結核性抗酸菌症 ➡ 1日800mgを分2（適宜増減）	
アジスロマイシン （ジスロマック）	錠 〔250mg〕**症①**：深在性皮膚感染症，リンパ管・リンパ節炎，咽頭・喉頭炎，扁桃炎（扁桃周囲炎，扁桃周囲膿瘍を含む），急性気管支炎，肺炎，肺膿瘍，慢性呼吸器病変の二次感染，副鼻腔炎，歯周組織炎，歯冠周囲炎，顎炎 ➡ 1日1回500mgを3日間（計1.5g），シ 1回2g 〔250mg〕**症②**：尿道炎，子宮頸管炎 ➡ 1回1000mg，シ 1回2g 〔250mg〕**症③**：骨盤内炎症性疾患 ➡ アジスロマイシン注射剤による治療を行った後1日1回250mg	
エリスロマイシン （エリスロシン）	表在性・深在性皮膚感染症，リンパ管・リンパ節炎，乳腺炎，骨髄炎，扁桃炎，肺炎，肺膿瘍，膿胸，腎盂腎炎，尿道炎，淋菌感染症，軟性下疳，梅毒，子宮内感染，中耳炎，歯周組織炎，猩紅熱，ジフテリア，百日咳，破傷風 ➡ 1日800～1200mgを分4～6（適宜増減）	
ミノサイクリン （ミノマイシン）	錠 力 表在性・深在性皮膚感染症，リンパ管・リンパ節炎，慢性膿皮症，外傷・熱傷・手術創等の二次感染，乳腺炎，骨髄炎，咽頭・喉頭炎，扁桃炎（扁桃周囲炎を含む），急性気管支炎，肺炎，肺膿瘍，慢性呼吸器病変の二次感染，膀胱炎，腎盂腎炎，前立腺炎（急性症，慢性症），精巣上体炎（副睾丸炎），尿道炎，淋菌感染症，梅毒，腹膜炎，感染性腸炎，外陰炎，細菌性腟炎，子宮内感染，涙嚢炎，麦粒腫，外耳炎，中耳炎，副鼻腔炎，化膿性唾液腺炎，歯周組織炎，歯冠周囲炎，上顎洞炎，顎炎，炭疽，つつが虫病，オウム病 ➡ 初回：100～200mg，以後：1回100mgを1日1～2回（適宜増減）	

添付文書上の 1日最高量/ 1回最高量*1	保険適用が認められる 適応外使用*2, *3	理想的な投与量	簡易 懸濁法*5
1200mg/日		1回400mg（2錠）1日3回	×
400mg/日 （適宜増減可）	・好中球性炎症性気道疾患	1回200〜400mg（1〜2錠）1日2回	適1
錠 1000mg/日 シ 2g/日		1回500mg（2錠）1日1回 または 1回2g（ドライシロップ）1日1回	錠 適1
1200mg/日 （適宜増減可）		1回400mg（2錠）1日3回	適2 （酸で失活）
200mg/日 （適宜増減可）	・日本紅斑熱	1回100mg（1Cap）1日2回	錠 適2 カ 適1

一般名(商品名)	添付文書上の適応症と用法・用量
クリンダマイシン (ダラシン)	力 表在性・深在性皮膚感染症，慢性膿皮症，咽頭・喉頭炎，扁桃炎，急性気管支炎，肺炎，慢性呼吸器病変の二次感染，涙嚢炎，麦粒腫，外耳炎，中耳炎，副鼻腔炎，顎骨周辺の蜂巣炎，顎炎，猩紅熱 ➡ 1回150mgを6時間ごと，重症：1回300mgを8時間ごと
シプロフロキサシン (シプロキサン)	錠 症①：表在性・深在性皮膚感染症，リンパ管・リンパ節炎，慢性膿皮症，外傷・熱傷・手術創等の二次感染，乳腺炎，肛門周囲膿瘍，咽頭・喉頭炎，扁桃炎，急性気管支炎，肺炎，慢性呼吸器病変の二次感染，膀胱炎，腎盂腎炎，前立腺炎(急性症，慢性症)，精巣上体炎(副睾丸炎)，尿道炎，胆嚢炎，胆管炎，感染性腸炎，バルトリン腺炎，子宮内感染，子宮付属器炎，涙嚢炎，麦粒腫，瞼板腺炎，中耳炎，副鼻腔炎 ➡ 1回100~200mgを1日2~3回(適宜増減) 症②：炭疽 ➡ 1回400mgを1日2回
レボフロキサシン (クラビット)	錠 細 症①：表在性・深在性皮膚感染症，リンパ管・リンパ節炎，慢性膿皮症，ざ瘡(化膿性炎症を伴うもの)，外傷・熱傷・手術創等の二次感染，乳腺炎，肛門周囲膿瘍，咽頭・喉頭炎，扁桃炎(扁桃周囲炎，扁桃周囲膿瘍を含む)，急性気管支炎，肺炎，慢性呼吸器病変の二次感染，膀胱炎，腎盂腎炎，前立腺炎(急性症，慢性症)，精巣上体炎(副睾丸炎)，尿道炎，子宮頸管炎，胆嚢炎，胆管炎，感染性腸炎，腸チフス，パラチフス，コレラ，バルトリン腺炎，子宮内感染，子宮付属器炎，涙嚢炎，麦粒腫，瞼板腺炎，外耳炎，中耳炎，副鼻腔炎，化膿性唾液腺炎，歯周組織炎，歯冠周囲炎，顎炎，炭疽，ブルセラ症，ペスト，野兎病，Q熱 ➡ 1日1回500mg(適宜減量) 症②：腸チフス，パラチフス ➡ 1日1回500mg 14日間
スルファメトキサゾール・トリメトプリム (バクタ)	錠 顆 症①：肺炎，慢性呼吸器病変の二次感染，複雑性膀胱炎，腎盂腎炎，感染性腸炎，腸チフス，パラチフス ➡ 1日4錠(顆粒4g)を分2(適宜増減) 症②：ニューモシスチス肺炎の治療及び発症抑制 ➡ 治療：1日9~12錠(顆粒9~12g)を分3~4(適宜増減)， 　発症抑制：1日1回1~2錠(顆粒1~2g)を連日または週3日
メトロニダゾール (フラジール)	錠 症①：トリコモナス症(腟トリコモナスによる感染症) ➡ 1クール1回250mgを1日2回 10日間 症②：嫌気性菌感染症(深在性皮膚感染症，外傷・熱傷・手術創等の二次感染，骨髄炎，肺炎，肺膿瘍，骨盤内炎症性疾患，腹膜炎，腹腔内膿瘍，肝膿瘍，脳膿瘍) ➡ 1回500mgを1日3~4回 症③：感染性腸炎(偽膜性大腸炎を含む) ➡ 1回250mgを1日4回または1回500mgを1日3回 10~14日間 症④：細菌性腟症 ➡ 1回250mgを1日3回または1回500mgを1日2回 7日間， 　腟錠：1日1回250mg 7~10日間

添付文書上の 1日最高量/ 1回最高量[*1]	保険適用が認められる 適応外使用[*2, *3]	理想的な投与量	簡易 懸濁法[*5]
900mg/日 300mg/回		1回150〜300mg（1〜2Cap） 1日4回	適1
800mg/日	・日本紅斑熱，サルモネラ（感染）症，髄膜炎菌感染症	1回400mg（2錠）1日2回	適1
500mg/日		1回500mg（1錠）1日1回	錠 適2 細 適1 （分散性は悪い）
錠 12錠/日 （適宜増減可） 顆 12g/日 （適宜増減可）	・ノカルジア症	Pneumocystis jiroveci pneumonia：では，スルファメトキサゾール1回1600mg，トリメトプリム1回320mg（4錠）1日3〜4回 それ以外：スルファメトキサゾール1回800mg，トリメトプリム1回160mg（2錠）1日2回	錠 適1 顆 適1
2000mg/日		1回500mg 1日3回 または 1回250mg 1日4回	×

一般名 (代表的な商品名)	添付文書上の適応症と用法・用量
フルコナゾール (ジフルカン)	**カ ン** 症①：カンジダ属及びクリプトコッカス属による感染症：真菌血症，呼吸器真菌症，消化管真菌症，尿路真菌症，真菌髄膜炎 ➡ **カンジダ症**：1日1回50～100mg，**クリプトコッカス症**：1日1回50～200mg，**難治・重症**：1日400mgまで 症②：造血幹細胞移植患者における深在性真菌症の予防 ➡ 1日1回400mg
イトラコナゾール (イトリゾール)	**カ** 症①：内臓真菌症（深在性真菌症）：真菌血症，呼吸器真菌症，消化管真菌症，尿路真菌症，真菌髄膜炎 ➡ 1日1回100～200mg（適宜増減） 症②：深在性皮膚真菌症：スポロトリコーシス，クロモミコーシス ➡ 1日1回100～200mg（適宜増減），**1日最高**：200mg 症③：表在性皮膚真菌症（爪白癬以外）：白癬（体部白癬，股部白癬，手白癬，足白癬，頭部白癬，ケルスス禿瘡，白癬性毛瘡），カンジダ症（口腔カンジダ症，皮膚カンジダ症，爪カンジダ症，カンジダ性爪囲爪炎，カンジダ性毛瘡，慢性皮膚粘膜カンジダ症），癜風，マラセチア毛包炎 ➡ 1日1回50～100mg（爪カンジダ症・カンジダ性爪囲爪炎は100mg）（適宜増減），**1日最高**：200mg 症④：爪白癬 ➡（パルス療法）1回200mgを1日2回 1週投与し3週休薬を3サイクル（適宜増減）
ボリコナゾール (ブイフェンド)	**錠** 重症または難治性真菌感染症：侵襲性アスペルギルス症，肺アスペルギローマ，慢性壊死性肺アスペルギルス症，カンジダ血症，食道カンジダ症，カンジダ腹膜炎，気管支・肺カンジダ症，クリプトコックス髄膜炎，肺クリプトコックス症，フサリウム症，スケドスポリウム症 ➡ **体重40kg以上**：初日 1回300mgを1日2回（**最高**：1回400mgを1日2回），2日目以降 1回150mgまたは1回200mgを1日2回（**最高**：1回300mgを1日2回） ➡ **体重40kg未満**：初日 1回150mgを1日2回，2日目以降 1回100mgを1日2回（**最高**：1回150mgを1日2回）

*1 添付文書に「適宜増減」と記載されている場合，一般的には承認用量の2倍量までは保険適用が認められるといわれている。実際に使用する際はカルテやレセプトに理由を記載しておくことが重要である。
　参考文献：松本文夫：保険適用と抗菌薬投与法．アボット感染症アワー，2006年11月24日
　　　　　　（http://radio848.rsjp.net/abbott/pdf/061124.pdf）
　　　　　　日本感染症学会：Q24 抗菌薬療法．抗菌薬適正使用．施設内感染対策事業，2011年
　　　　　　10月12日（http://www.kansensho.or.jp/sisetunai/2011_10_pdf/13.pdf）
*2 社会保険診療報酬支払基金が発表している審査情報提供事例のうち，本表に記載されている薬剤の情報を抜粋．
*3 いわゆる"55年通知"として知られる昭和55年9月3日保発第51号厚生省保険局長通知「保険診療における医薬品の取扱いについて」は，適応外使用について，個々の症例ごとに個別に保険適用の可否を判断する（例外的対応）ことを示したものである。同通知により，有効性・安全性が

添付文書上の 1日最高量/ 1回最高量*1	保険適用が認められる 適応外使用*2, *3	理想的な投与量	簡易懸濁法*5
400mg/日		1回400mg 1日1回	カ ×
400mg/日 (適宜増減可)		(治療対象により大きく変わるので割愛)	適1 (16Fr. 以上)
体重40kg以上: 800mg/日(初日), 600mg/日(2日目以降) 体重40kg未満: 300mg/日		体重40kg以上 初日:1回300mg 1日2回 2日目以降:1回150〜200mg 1日2回 体重40kg未満 初日:1回150mg 1日2回 2日目以降:1回100mg 1日2回	—

　確認された医薬品(副作用報告義務期間または再審査の終了した医薬品)が薬理作用に基づき処方された場合には,診療報酬明細書の医薬品の審査にあたり,学術的に正しく,また全国統一的な対応が求められている.これを踏まえ,社会保険診療報酬支払基金に設置されている「審査情報提供検討委員会」では,効能効果などの適応外使用で保険適用が認められる事例を検討しており,支払基金の支部間で取り扱いに差異が生じないよう審査情報を随時発表している.これまで発表された審査情報は支払基金のホームページで閲覧できる(http://www.ssk.or.jp/shinsajoho/teikyojirei/yakuzai.html).

*4 ○1:添付文書に投与速度に関する記載なし,○2:添付文書に「緩徐に投与」と記載
「緩徐に投与」との記載がある場合,一般的に3分以上かけて投与することがいわれている.
*5 適1:10分以内に崩壊・懸濁,適2:錠剤のコーティング破壊あるいは脱カプセルにより崩壊・懸濁
参考文献:倉田なおみ:内服薬経管投与ハンドブック 簡易懸濁法可能医薬品一覧(第2版).じほう,2006

索引

数字

I 型アレルギー　191
55 年通知　137

A

Acinetobacter　19
A-DROP システム　84
Antimicrobial stewardship
　　　　　　　120, 136
A 群溶連菌　73

B

β-D グルカン　98
β ラクタマーゼ
　　　　　33, 176, 259
　──非産生アンピシリン
　　耐性（BLNAR）　33
β ラクタム系　10, 198, 211
Bacillus cereus　258
bacterial translocation　2
bovis　132
Brudzinski sign　31, 165
B 群溶連菌　30

C

catheter-related
　bloodstream infection
　　　　　　3, 42, 255
Charcot の 3 徴　110
Citrobacter　19
clostridium difficile
　infection　54
Coagulase-negative
　staphylococci　5
Common is common　222

Coombs&Gell 分類　191
CRP　88, 129
CURB-65　84

D

de-escalation　32, 164
differential time to
　positivity　4, 51

E

Enterobacter　19
enterotoxin　65

F

fecal transplantation　63
fever of unknown origin
　　　　　　　　227

H

HACEK グループ　127
HIV　16, 22, 128

I

Infectious Diseases Society
　of America, The　3, 50

J

Janeway 斑　45, 127

K

Kernig sign　31, 165
Klebsiella oxytoca　65

M

medical emergency　237

metastatic lesion　275
Modified Duke Criteria　127
MRSA　7, 132, 150, 276
　──腸炎　65
MSSA　7, 132, 150, 276

N

nafcillin　150
necrotizing mucositis　245
neutropenic enterocolitis
　　　　　　　　243
New England Journal of
　Medicine, The
　　　　　34, 63, 65

O

Osler 結節　45, 127
oxacillin　150

P

parapneumonic effusion　99
pH　99
PK-PD　104
polymicrobial infection
　　　73, 100, 116, 175
polymyalgia rheumatica
　　　　　　　　124
Prevotella　176
primary lesion　274
Pseudomonas aeruginosa
　　　　　　　　19

R

Roth 斑　127
Roux-en-Y　177
RS ウイルス　86

S

Serratia	19
SPACE	19, 114, 175, 210
spontaneous bacterial peritonitis	174
Stevens-Johnson 症候群	191

T

TDM	10, 126
Tokyo Guideline	111
toxic megacolon	59, 60
Toxin 検査	59

V

Viridans streptococcus	132

W

wheeze	208

あ

アウトブレイク	258
アエロモナス・ハイドロフィリア	73
握雪感	73
アシクロビル	32
アシネトバクター	19
アスペルギルス	247
圧	31
アミノ酸製剤	256
アミノペニシリン	193
アムホテリシン B	8, 25
アルコール	63, 86
アンピシリン	150
アンピシリン・スルバクタム	112

い

胃・十二指腸潰瘍穿孔	174
意識障害	29, 73, 159
移植	16
医療曝露歴	111, 175
イレウス	5, 59, 60
インスリン	270
院内血流感染症	5
院内下痢症	57
院内細菌性髄膜炎	158
インフルエンザウイルス	86
インフルエンザ桿菌	30, 86
インフルエンザワクチン	196

う

植込み型カテーテル	128

え

液性免疫	225, 239
壊死性筋膜炎	72
エンテロバクター	19
エンピリック治療	32, 149, 164, 237

お

嘔気・嘔吐	17, 159
黄色ブドウ球菌	5, 8, 46, 71, 131, 150, 164, 166, 269, 272
——菌血症	274
黄疸	110
悪寒戦慄	4, 15, 110, 256

か

開頭術後細菌性髄膜炎	158
解剖学的変化	222
開放創	159
化学性髄膜炎	162
喀痰培養	98
カタラーゼ	258
カテーテル	223
——関連血流感染症	3, 42, 56, 160, 244, 255
化膿性炎症	72
化膿性関節炎	274
化膿性脊椎炎	274
可能性の軸	87, 149
下部消化管	175
芽胞	63
カルバペネム系	198
がん	16
——患者の発熱	227
肝機能障害	145
緩下剤	57
カンジダ	8, 44, 78, 247, 272
——尿症	24
——敗血症	24
間質性腎炎	208
感染性血栓性静脈炎	44
感染性心内膜炎	44, 126, 142, 274
感染対策	63
肝膿瘍	116
緩和治療	223

き

基質特異性拡張型 β ラクタマーゼ（ESBL）	20
偽痛風	56
キノロン系	58, 244
胸水	99

303

胸膜　　　　　　　　　116
菌血症　　　3，18，247，255

く

くも膜下出血　　　　　144
クラミドフィラ　　　　 86
グラム陰性桿菌
　　　8，18，46，114，166，
　　　　　　　　　239，272
グラム陽性桿菌
　　　　5，47，241，244，258
グラム陽性双球菌　　　 32
クリプトコッカス　　　 34
クリンダマイシン　　　 58
クレアチニン　　　　　 60
　　──キナーゼ（CPK）73
クレブシエラ　　　 86，114
クロストリジウム・ディ
　フィシル感染症　54，153
　　──の検査の限界　 58

け

経胸壁心エコー　　44，129
憩室炎　　　　　　　　174
経食道心エコー　　44，129
経腸栄養　　　　　　　 57
血液培養　3，18，21，43，
　　　　　91，130，255，269
　　──の検出率　　　 91
　　──の定量培養　　 4
結核　　　　　34，98，143
血管親和性　　　　50，274
嫌気性菌
　　73，86，100，114，175，
　　　　　　　　　210，243
検査前確率　　　　　　148
ゲンタマイシン　　　　168

こ

コアグラーゼ陰性ブドウ球菌
　　5，8，166，180，164，255
抗がん剤　　　　　57，240
抗菌薬関連出血性腸炎　 65
抗菌薬使用歴　　　　　197
抗菌薬適正使用　 148，194
口腔内嫌気性菌　　　　175
口腔内連鎖球菌　　　　100
交差アレルギー　 198，211
好酸球　　　　　　　　208
酵素抗体法　　　　　　 58
好中球減少　　　　16，240
　　──性腸炎　　　　243
項部硬直　　　　　29，159
高齢者　　　　　　　　239
　　──の尿路感染症　 17
呼吸苦　　　　　　　　208
固形がん　　　　 221，237
骨髄炎　　　　　　　　 44
コリネバクテリウム　　180
コロナイゼーション
　　　　　　　　 115，158
コンタミネーション
　　　　5，91，258，272

さ

細菌感染症　　　　　　222
細菌検査室　　　 179，226
細菌尿　　　　　　15，17
細胞性免疫　　　 224，239
サチュレーション　　　 88
酸素化　　　　　　　　 89
残尿感　　　　　　　　 17
サンフォード感染症治療
　ガイド　　　　　　　179

し

糸状菌　　　　　　　　247
自然弁　　　　　 134，151
市中感染症　　　　　　174
市中細菌性髄膜炎　　　 30
　　──の起因菌 Big 5　30
市中肺炎　　　　　96，269
　　──の起因菌　　　 86
シトロバクター　　　　 19
シャント　　　　　　　162
　　──再留置のタイミング
　　　　　　　　　　　166
縦隔炎　　　　　　　　120
重症度の軸　　　　87，149
手術　　　　　　　　　222
腫脹　　　　　　　4，42
術後創部感染症
　　　　　　　56，160，223
腫瘍　　　　　　　16，222
　　──熱　　　　　　228
腫瘍性病変　　　　　　 99
昇圧薬　　　　　　　　 89
上部消化管　　　　　　175
除外診断　　　15，57，194
ショック　　　　　60，73
　　──バイタル　20，85
腎盂腎炎　　　　　16，242
腎機能　　　　　　　　 48
　　──障害 62，131，145，
　　　　　　　　　　　215
真菌性眼内炎　　　8，44
神経因性膀胱　　　　　 16
人工呼吸器　　　　　　258
　　──関連肺炎　　　 56
人工透析　　　128，247，258
人工物感染　　　　11，164
人工弁 130，131，134，151

索引

心雑音	44, 275
浸潤影	248, 269
腎前性腎不全	215
心臓血管外科	144
心臓弁膜症	128
深部静脈血栓症	56, 160
心不全	143
腎不全	247

す

髄液	31
——検査	161
——培養	166
——漏	158
髄注	168
水頭症	34, 158, 166
水疱	73
髄膜炎	29
——菌	30
——の3徴	29
髄膜刺激徴候	31, 159
水様便	58
頭蓋底骨折	159
頭痛	161
ステロイド	34, 224, 239

せ

脊髄麻酔	159
赤沈	129
赤血球	162
セファゾリン	32
セフェピム	20
セフェム系	58, 198
セフタジジム	198, 244
セフトリアキソン	32, 150
セラチア	19
全身管理	110

先天性奇形	22
前立腺炎	16
前立腺肥大症	16

そ

臓器移行性	16, 45, 120
臓器障害	129
総胆管結石	110
創部感染	175
僧帽弁逸脱症	128
ソースコントロール	182
側鎖	212

た

耐性菌	148
大腸菌	18, 114
大動脈弁前尖	130
多核球	242
多臓器不全	73
タゾバクタム・ピペラシリン	112
脱水	62, 215
多発性ボーエン病	237
胆管炎	110, 223
胆汁移行性	121
単純性尿路感染症	16
単純ヘルペスPCR	34
胆道系感染症の起因菌	197
胆道系酵素	117
丹毒	70
蛋白	31

ち

知覚麻痺	73
チャレンジテスト	194
中心静脈栄養	5
虫垂炎	174

中枢神経移行性	150
中枢神経合併症	144
中枢神経感染症	150, 274
中毒性表皮壊死症	191
腸管壊死	59
腸管粘膜の肥厚	243
腸球菌	18, 133
腸内細菌	73, 175, 210
腸閉塞	59
腸腰筋膿瘍	274

つ

椎体の叩打痛	45
通性嫌気性菌	176

て

定型微生物	86
低血糖	270
テイコプラニン	169
低酸素血症	85
デキサメタゾン	35
デブリドメン	74, 159, 180
点状出血	45
伝染性単核球症	193

と

糖	31, 99, 161
疼痛（痛み）	4, 42, 71
糖尿病	16, 22, 128
頭部外傷後細菌性髄膜炎	158
特発性細菌性腹膜炎	174
トライツ靭帯	176
ドレナージ	22, 74, 99, 110, 114, 180

な

ナプロキセンテスト	231
軟部組織	70

に

二次性腹膜炎	116, 174, 207
ニューキノロン系	143
ニューモシスチス肺炎	224
ニューモバックス®NP	37, 195
尿道カテーテル	18
尿バルーン	15, 21, 56
尿路感染症	15
尿路結石	22
尿路閉塞	21
妊娠	16
妊婦	30, 60, 196

ね

熱感	4, 42
粘血便	58
粘膜炎	244
粘膜疹	192

の

膿胸	99, 116
脳室シャント関連感染（脳室炎）	158
膿尿	15
膿瘍	21, 129
膿瘍性病変	130, 143, 279

は

肺炎	84, 242, 244
──球菌	30, 32, 86, 272
──球菌ワクチン	195
──随伴胸水	99
バイオアベイラビリティ	117
バイオフィルム	11, 18, 169
敗血症	129, 145, 215, 244
──性ショック	72
排尿時痛	17
肺膿瘍	99
バクテロイデス・フラジリス	175
播種性血管内凝固症候群	225
バシラス	255
白血球数（WBC）	17, 31, 59, 161, 182
抜歯	128
発熱	4, 17, 29, 56, 110, 159, 221, 255
発熱性好中球減少症	237
──の定義	239
歯の不衛生状態	128
バンコマイシン	32, 63, 168, 214, 244, 259
──の注腸	61
斑状出血	73

ひ

皮疹	71, 207
非定型微生物	86
皮膚軟部組織感染症	69, 244
皮膚粘膜バリア	241
ビブリオ・バルニフィカス	73
びまん性紅斑	193
表皮ブドウ球菌	51
頻尿	17

ふ

フォーリーカテーテル	24
腹腔内感染症	174
腹腔内膿瘍	174
複雑性尿路感染症	16
副作用	48, 57, 126, 190, 207
腹水貯留	174
複数菌感染症	73, 100, 116, 175
腹痛	58
腹部エコー	110
腹部膨満	59
腹膜	116
──炎	208
──刺激徴候	178, 223
不明熱	126, 142, 227
フルコナゾール	8, 25
プレドニゾロン換算	224
プレボテーラ	176
プロトンポンプ阻害薬	58, 160
吻合部縫合不全	175

へ

ペニシリンG（ベンジルペニシリンカリウム）	137
ペニシリンアレルギー	190
ペニシリン感受性肺炎球菌（PSSP）	36

索引

ペニシリン耐性肺炎球菌
　（PRSP）　　34，87，244
ペプトコッカス　　　176
ペプトストレプトコッカス
　　　　　　　101，176
ヘルペス髄膜脳炎　　32
偏性嫌気性菌　　　　176
弁置換術　　　　　　151
便の性状　　　　　　59
弁破壊　　　　　　　143

ほ

蜂窩織炎　　　　69，242
膀胱炎　　　　　　　16
放射線治療　　　57，223
墨汁染色　　　　　　34
発赤　　　　　　　4，42

ま

マイクロバイオロジーラウ
　ンド　　　　　　　262
マイコプラズマ　　　86
マクロライド耐性　　98
末梢塞栓症状　　　　45
マルチプロブレム　　221
慢性閉塞性肺疾患　　86

み

ミエログラフィー　　159
ミカファンギン　　8，25
右季肋部痛　　　　　110

む

無症候性細菌尿　　　17
無痛性紅斑　　　　　45

め

メチシリン感受性黄色ブド
　ウ球菌（MSSA）
　　　　　　7，132，150，276
メチシリン耐性黄色ブドウ
　球菌（MRSA）
　　　　　　7，132，150，276
メトロニダゾール　　58
　――の経直腸投与　62
免疫不全　22，30，63，224
免疫抑制薬　　　　　224
免疫力　　　　　　　63

も

モノバクタム系　　　198
モラクセラ・カタラーリス
　　　　　　　　　　86

や

薬剤アレルギー　190，207
薬剤性過敏症症候群　191
薬剤熱　　　　　56，160
　――を疑う比較三原則
　　　　　　　　　　209
薬疹　　　　　207，211
薬物乱用　　　128，145

ゆ

疣贅　　　　128，130，143
有痛性紅斑　　　　　45

よ

腰椎穿刺後細菌性髄膜炎
　　　　　　　　　　158
腰背部痛　　　　　　17
溶連菌　　　　　71，272

り

リウマチ性多発筋痛症　124
リウマチ熱　　　　　128
リステリア　　　　　30
緑膿菌　18，164，166，175
臨床推論　　　　　　191
リンパ節の腫脹・疼痛　45

れ

レジオネラ　　　　　86
連鎖球菌　　73，131，175

ろ

肋骨脊柱角（CVA）叩打痛
　　　　　　　　　　17

わ

ワクチン接種歴　　　195

感染症非専門医・薬剤師のための
感染症コンサルテーション

定価　本体3,200円（税別）

2014年 6月20日	発　行
2014年10月15日	第2刷発行
2016年 6月30日	第3刷発行
2019年 5月25日	第4刷発行
2023年 8月30日	第5刷発行

著　者　　岸田　直樹
　　　　　きしだ　なおき

発行人　　武田　信

発行所　　株式会社　じ　ほ　う

　　　　　101-8421　東京都千代田区神田猿楽町1-5-15（猿楽町SSビル）
　　　　　振替　00190-0-900481
　　　　　＜大阪支局＞
　　　　　541-0044　大阪市中央区伏見町2-1-1（三井住友銀行高麗橋ビル）
　　　　　お問い合わせ　https://www.jiho.co.jp/contact/

©2014　　　　　　　　　組版　トキア企画（株）　　印刷　シナノ印刷（株）
Printed in Japan

本書の複写にかかる複製，上映，譲渡，公衆送信（送信可能化を含む）の各権利は
株式会社じほうが管理の委託を受けています．

JCOPY ＜出版者著作権管理機構　委託出版物＞
本書の無断複製は著作権法上での例外を除き禁じられています．
複製される場合は，そのつど事前に，出版者著作権管理機構（電話 03-5244-5088,
FAX 03-5244-5089，e-mail：info@jcopy.or.jp）の許諾を得てください．

万一落丁，乱丁の場合は，お取替えいたします．
ISBN 978-4-8407-4602-1